U0388707

守护健康

学会吃！快速调理肠癌

胡维勤◎主编

黑龙江科学技术出版社
HEILONGJIANG SCIENCE AND TECHNOLOGY PRESS

图书在版编目（CIP）数据

学会吃！快速调理肠癌 / 胡维勤主编. -- 哈尔滨：黑龙江科学技术出版社，2018.1
（守护健康）
ISBN 978-7-5388-9437-0

Ⅰ. ①学… Ⅱ. ①胡… Ⅲ. ①肠肿瘤－食物疗法 Ⅳ. ①R247.1

中国版本图书馆CIP数据核字(2017)第304464号

学会吃！快速调理肠癌

XUE HUI CHI ! KUAISU TIAOLI CHANG'AI

主　　编　胡维勤
责任编辑　马远洋
摄影摄像　深圳市金版文化发展股份有限公司
策划编辑　深圳市金版文化发展股份有限公司
封面设计　深圳市金版文化发展股份有限公司
出　　版　黑龙江科学技术出版社
地址：哈尔滨市南岗区公安街70-2号　邮编：150007
电话：（0451）53642106　传真：（0451）53642143
网址：www.lkcbs.cn
发　　行　全国新华书店
印　　刷　深圳市雅佳图印刷有限公司
开　　本　685 mm×920 mm　1/16
印　　张　13
字　　数　200千字
版　　次　2018年1月第1版
印　　次　2018年1月第1次印刷
书　　号　ISBN 978-7-5388-9437-0
定　　价　39.80元

【版权所有，请勿翻印、转载】

目录 CONTENTS

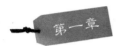

第一章 带您科学认识肠癌

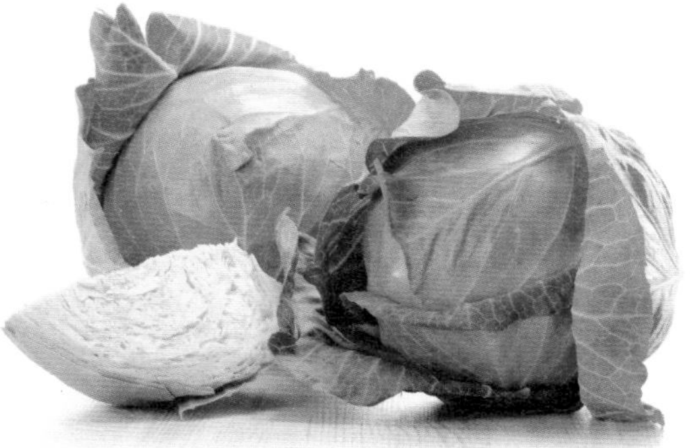

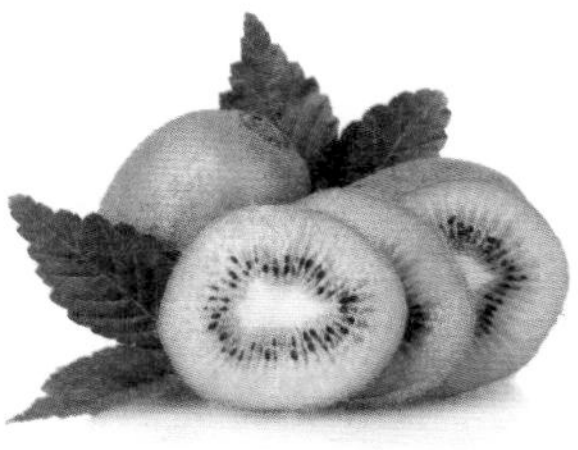

第二章 结肠癌

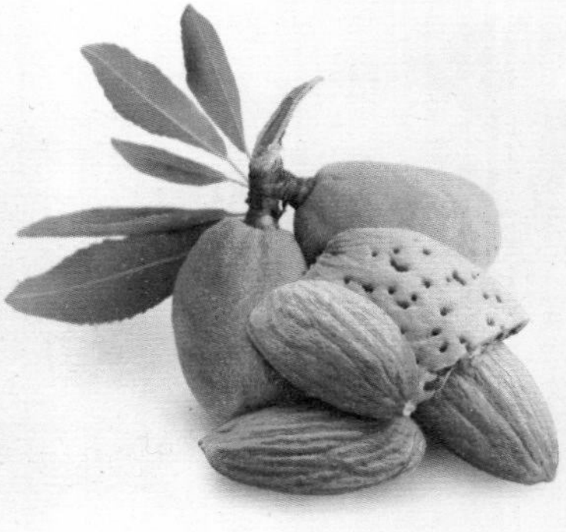

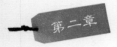

第三章

直肠癌

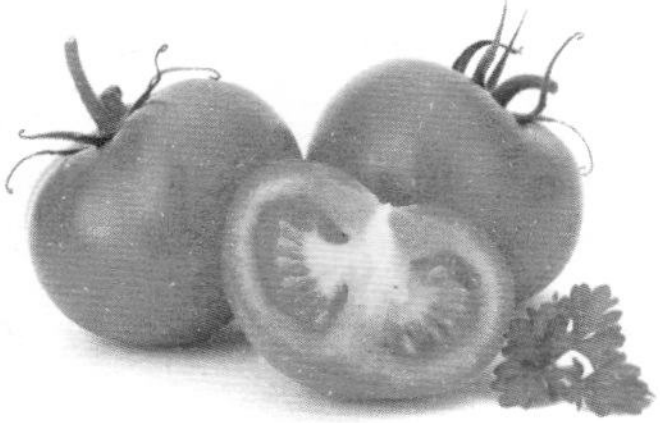

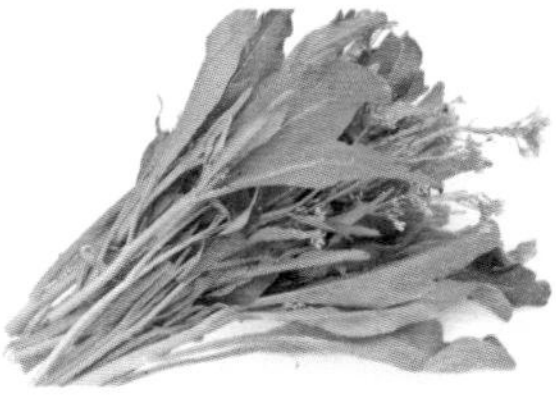

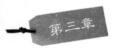

第四章 挑对食材，养肠防癌很轻松

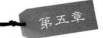

第五章

小小药材，养肠防癌大疗效

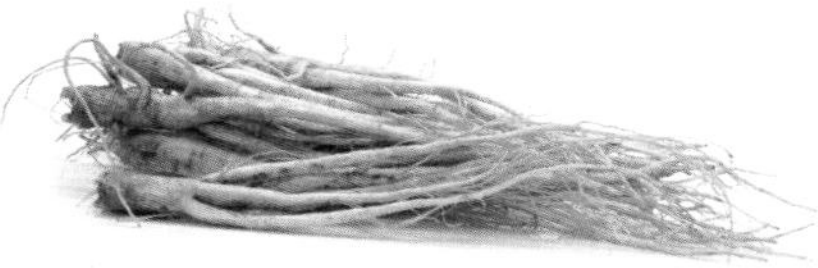

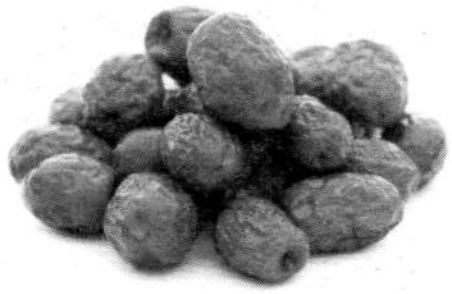

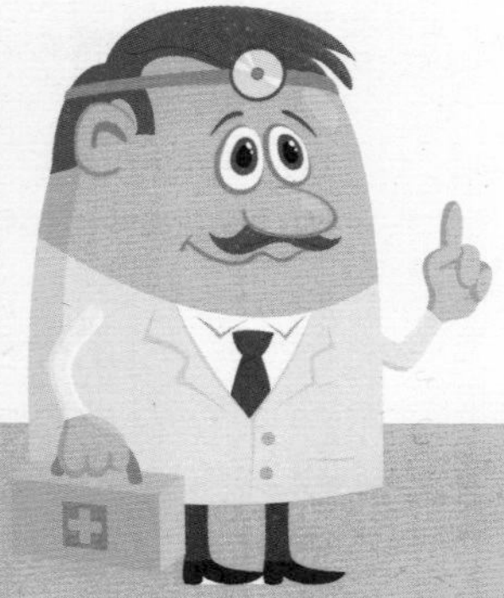
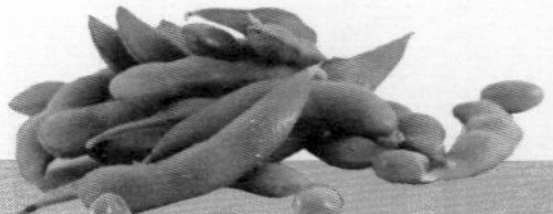
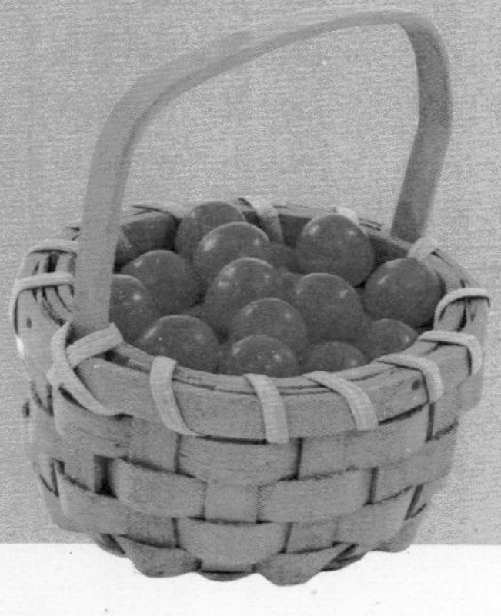

第一章

带您科学认识肠癌

大肠疾病，有我们熟知的便秘、腹泻等，也有老人比较常见的大肠憩室，以及肠息肉、大肠癌等。其中，大肠癌因为患者数量增加迅猛，尤为引人瞩目。在中国，就近年的相关调查来看，大肠癌位居癌症榜的前五位。然而，现在已经和过去不同了，癌症不再是一种不治之症。特别是大肠癌，只要能早期发现，治愈率还是非常高的。本章教您科学认识肠癌，并介绍了如何筛查与诊断肠癌、肠癌的等级分类、肠癌的存活率以及肠癌的治疗和预防等知识。让您进一步认识肠癌，更有信心地对抗肠癌。

一、肠癌知多少

要治疗肠癌，首先我们要认识肠癌。什么是肠癌、肠癌的高危因素是什么、肠癌有哪些类型、肠癌的高发年龄段等都需要我们去了解。科学认识肠癌，是治疗肠癌的第一步。

1. 什么是肠癌

大肠癌是大肠内癌症的泛称，根据发生部位的不同，包括结肠癌和直肠癌。癌症是指来源于上皮组织的恶性肿瘤，所以结肠癌和直肠癌就是大肠黏膜层的恶性肿瘤。大肠癌是最常见的消化道恶性肿瘤之一。

2. 引发肠癌的因素

饮食因素

大肠癌的发病与饮食息息相关，一般认为高脂食谱是其主要发病原因。高脂肪食物，特别是含有饱和脂肪酸的食物，食用后可使肠内的胆酸、胆固醇增加，在肠道细菌的作用下，二者的代谢产物可能为大肠癌的致病物质。

结肠息肉

据统计，有结肠息肉者大肠癌的发病率要远远高于无结肠息肉者。结肠息肉主要为管状腺瘤与乳头状腺瘤。组织病理学证实，结肠息肉可癌变，尤其是后者的癌变率可达 40% ～ 50%。

慢性大肠炎症

溃疡性结肠炎患者的大肠癌发生率高于正常人群 5 ～ 10 倍，慢性细菌痢疾、慢性阿米巴肠病患者发生大肠癌的概率比同龄正常人高。在炎症增生的过程中，常可形成炎性息肉，进而发生癌变，但所需时间较长。

其他因素

亚硝胺类化合物是大肠癌的致病因素之一。女性生殖系癌经放射治疗后，常引起放射性直肠结肠炎，少数可发生癌变。慢性血吸虫病，因肠壁虫卵沉积与毒素刺激，可能导致肠黏膜慢性溃疡，形成炎性息肉，进而引起癌变。

3. 肠癌的分类

早期大肠癌的大体分型

早期大肠癌是指癌病变局限于大肠黏膜及黏膜下层者，一般无淋巴结转移，但有 5% ~ 10% 病例可有局部淋巴结转移。

◆息肉隆起型（Ⅰ型）：又可分为有蒂型（Ⅰp）、亚蒂广基型（Ⅰps）、无蒂广基型（Ⅰs）。此型多为黏膜内癌。

◆扁平隆起型（Ⅱa 型）：大体呈分币状。此型多为黏膜下层癌。

◆扁平隆起伴溃疡型(Ⅱa +Ⅱc 型）：亦称之为Ⅲ型，大体如小盘状，边缘隆起，中心凹陷，此型少见，仅见于黏膜下癌。

中、晚期大肠癌分型

◆隆起型：肿瘤向肠腔突出呈结节状，息肉状或菜花状隆起，边界清楚，有蒂或广基。若肿瘤表面坏死，形成浅表溃疡，形如盘状者，则另立一亚型，称盘状型。其特点为：肿瘤向肠腔做盘状隆起，边界清楚，广基，表面有浅表溃疡，其底部一般高于肠黏膜。此型癌肿一般发展较慢，治疗效果较好。

◆溃疡型：肿瘤表面形成较深的溃疡（一般深达基层或超过之），边缘隆起。此型预后较差。根据溃疡之外形及生长情况又可分为二亚型：

A. 局限溃疡型：肿瘤外观似火山口状，溃疡边缘肿瘤组织呈围堤状明显隆起于黏膜面，溃疡中心坏死，形成不规则形深溃疡。切面可见肿瘤底向肠壁深层浸润，但边界尚清楚。

B. 浸润溃疡型：肿瘤主要向肠壁深层浸润生长，中央形成溃疡。溃疡口边缘多无围堤状隆起之肿物组织，而系正常肠黏膜覆盖之肿瘤组织。切面肿瘤浸润至肠壁深层，边界不清楚。

◆浸润型：癌组织向肠壁各层弥漫浸润，使局部肠壁增厚，但表面无明显溃疡和隆起，肿瘤常累及肠管全周伴纤维组织增生，有时致肠管周径明显缩小，形成环状狭窄。

◆胶样型：肿瘤外形各异，可以呈隆起状、溃疡或弥漫浸润，但外观及切面均呈半透明胶冻状。

4. 肠癌的高危人群有哪些

对大肠癌高危人群进行研究，不仅有助于对大肠癌病因的进一步了解，而且还有利于降低大肠癌的发病率和病死率。以下这些人群需要警惕肠癌的发生：

- ◆大肠癌高发地区的成人；
- ◆过去曾罹患大肠癌，并经手术治疗的患者；
- ◆大肠癌患者的家庭成员；慢性溃疡性结肠炎患者；
- ◆曾患有大肠息肉者，或者父母、兄弟姐妹被发现有家族性结肠多发性息肉病（息肉数在 100 个以上）者；
- ◆家庭成员曾患有腺癌者；
- ◆血吸虫病患者；盆腔接受过放射治疗者。

5. 肠癌的早期症状

腹部不适，隐痛或腹胀

大肠癌患者因肠道功能紊乱，常出现腹胀、腹痛。疼痛一般持续存在，部位多集中在中下腹部，多为隐痛或胀痛，还有逐渐加重的趋势。有的腹部可扪及肿块，多见于右腹部，提示已到中晚期。

粪便带血

由于大肠癌病变部位较深、起病隐匿，一般早期仅见粪便隐血阳性，逐步发展为血便及黏液血便。大肠癌的便血特别需要与痔疮、肛裂、肠息肉及溃疡穿孔等疾病引起的便血进行鉴别，以防误诊、误治。

大便习惯和性状改变

当大肠肿瘤相对较大且有糜烂、溃疡或感染时才可能发生大便习惯、次数的改变，以及便秘或不明原因的腹泻。

原因不明的贫血或体重减轻

由于肿瘤生长的消耗、长期慢性便血，患者可能出现脸色苍白、乏力、头晕、消瘦等贫血症状及低热、进行性消瘦、肝肿大、浮肿、黄疸和腹水等。

6. 肠癌会遗传吗

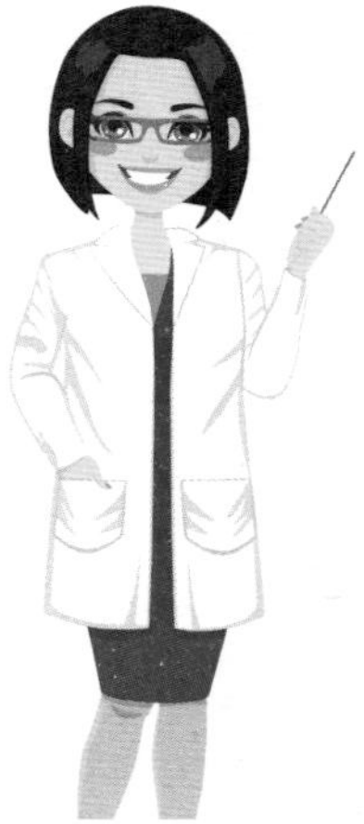

在消化系统恶性肿瘤中，大肠癌的发生与遗传关系最为密切。如果家中有至少两位大肠癌患者，且都是父母与子女或同胞兄弟姐妹关系，那么就需要提高警惕了。

有数字表明：在 20%~30% 的大肠癌患者中，遗传因素扮演着重要的“角色”。其中，1% 为家族性多发性息肉病例，5% 为遗传性非息肉病性大肠癌综合征病例。患者年龄越轻，家族中一级亲属发生大肠癌的风险越高；年龄小于 40 岁的大肠癌患者，一级亲属危险性是 55 岁的 6 倍。因此，对于有大肠癌家族史的家族成员，尤其是发病年龄在 40 岁以下患者的家族成员，应高度重视并定期做健康体检。

7. 肠癌会传染吗

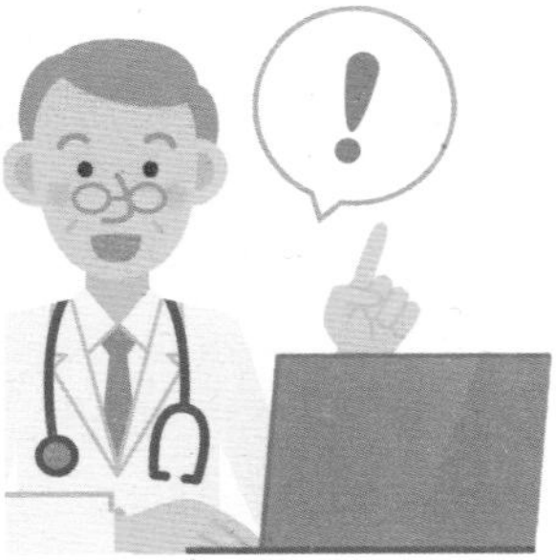

研究表明，大肠癌不具有传染性。癌细胞正常转移一般有四条途径，即直接蔓延、淋巴道转移、血道转移和种植转移，并且一般正常的皮肤接触不会被传染。即便是植入性癌细胞转移，在他人体内照样不能存活，会被异体内强大的免疫排斥力给杀死。此外，国际医学界并没有将大肠癌及其他癌症列入可传染病。很多的肿瘤治疗医院的医护人员罹患癌症的概率并不比一般人群高，相反却很低。因为他们知道相关的医疗和预防知识，在平时就非常注意各种饮食习惯和卫生防护。

8. 肠癌会扩散和转移吗

肠癌会局部直接向周围组织和器官侵犯和扩展。向远方扩展可通过淋巴和血液，淋巴扩散多沿肠系膜脉管到腹膜后和主动脉旁淋巴结。肛门癌则最常转移到腹股沟淋巴结而不是腹膜后淋巴结。血行转移主要在肝，其次是肺和骨。腹膜返折以下的直肠癌易向两侧累犯盆腔组织，尔后扩散至肺。大肠癌浸润肠壁浆膜层时，癌细胞脱落于腹膜腔而发生种植播散。广泛种植时可出现癌性腹水。

9. 痔疮会不会癌变

痔疮是肛门部最常见的一种疾病，一般分为“内痔”和“外痔”。外痔是肛门外的皮赘，患者通常症状不多，一般无需治疗；内痔是直肠与肛门连接部黏膜下静脉扩大曲张所形成的静脉团，发生在肛门内 2 ～ 3 厘米处。

内痔和直肠癌是两种不同的病，内痔发生在肛门或直肠下端的黏膜下的痔静脉，直肠癌发生在直肠的黏膜上。即使有些肛管癌与内痔是相同的部位，但肛管癌来自肛管上皮，也不是发生于痔。

虽然痔疮本身不会癌变，但由于其与直肠癌、炎症性肠病等具有相同的临床症状——便血，故有些直肠癌患者常常会忽视自己的病情，仅当痔疮治疗，因而耽误了病情。还有一种情况需要注意，即痔疮患者伴有肛门直肠癌病变，其早期病变组织小。因此痔疮患者，尤其是有关癌变家族史的痔疮患者，更应仔细检查及时复诊。

10. 肠癌有哪些并发症

肠道梗阻

大肠癌是造成大肠梗阻最常见的原因之一。一般来说，长在右侧大肠的肿瘤多呈息肉状，同时由于粪便在右侧大肠时尚未形成，呈液体状态，故当右侧大肠癌造成大肠梗阻时，肿瘤可能已经长得相当大了。相反，长在左侧的大肠癌，特别是乙状结肠部位的肿瘤，由于这里的肠腔较细，这里的大便多已成固体形态了，加之左侧大肠癌常长成环形导致肠腔狭窄而容易造成左侧大肠梗阻。肠道梗阻的症状发展是有较长过程的，主要根据梗阻肠腔的程度而表现出不同的症状。

肠道出血

大肠癌另一个常见的并发症是肠道出血，若发生出血时，必须与大肠的良性疾病如痔疮、大肠息肉进行鉴别，此时，患者的性别、年龄、家族病史都有助于出血的性质鉴别，但此时进行电子结肠镜检查是最好的选择。

肠道穿孔

肠道穿孔也是大肠癌很常见的并发症。肠道穿孔会出现腹部疼痛、腹部压痛，此时患者常常需要接受外科手术治疗。通常，当患者出现肠道梗阻的症状时，引起穿孔的概率会大大增加。穿孔多数发生在大肠癌原本所在的地方。

二、肠癌的筛查与诊断

认识了肠癌，下一步就是进行肠癌的筛查与诊断。针对出现哪些症状应及时做结肠镜检查，检查前要如何进行肠道准备，哪类人群应该进行肠癌筛查，筛查的方法有哪些，如何早期发现肠癌等问题，本小节将为您一一解答。

1. 出现哪些症状时应及时做结肠镜检查

- ◆原因不明的下消化道出血（黑便、血便）或便潜血阳性；
- ◆慢性腹泻原因未明；
- ◆低位肠梗阻或原因不明的腹部肿块，不能排除肠道病变；
- ◆原因不明的中下腹疼痛；
- ◆结直肠癌病人，为了解肿瘤的类型、病变的范围，在手术前需做肠镜检查，以便决定手术方案；
- ◆慢性肠道炎症性疾病，需要定期做结肠镜检查；
- ◆钡剂灌肠或影像学检查发现异常，怀疑是结肠肿瘤者；
- ◆结肠癌术后、结肠息肉术后复查及疗效随访；
- ◆肠道疾病手术中需内镜协助探查和治疗者。

2. 结肠镜检查前如何进行肠道准备

肠道准备是结肠镜检查不可忽视的环节，准备的好坏直接关系到结肠镜检查是否成功。目前常用的方法有如下几种。

口服硫酸镁

检查前 1 天起进食流质，检查前 4~6 小时口服 25% 硫酸镁 150~200 毫升，随后 2 小时内口服完 2000 毫升温开水，45 分钟后出现腹泻，一般腹泻 5 或 6 次后就完成了肠道准备。这种方法见效快、清洁度好，但会产生剧烈的腹泻，可能因此引起机体脱水和电解质丢失，老年患者应用时要注意。

口服甘露醇

甘露醇为渗透性导泻剂，在肠道中不被吸收，在肠腔内形成高渗性溶液，使肠内保持大量水分，引起蠕动增强而导泻。检查当日需要禁食，检查前 8 小时左右口服 20% 甘露醇 250 毫升，半小时后开始口服温开水，2 小时内服完 2500 毫升水。此后会产生腹泻，从而达到清洁肠道的作用。

3. 肠癌筛查有哪些方法

目前筛查大肠癌最主要的方法是进行粪便隐血试验和肠镜检查。粪便隐血试验是在显微镜下检验粪便中的血，利用与血液中的携氧蛋白 - 血红蛋白的酶促反应，在粪便中检验是否有出血。结肠癌较正常结肠黏膜更容易出血，一周中约三分之二的时间，癌肿都在出血，只是通常不被注意。但是大肠中肿瘤可能是间歇性出血，因此一次粪便隐血检查并不能确认肠道里没有出血，如果反复数次检测都没有隐血，其可靠性就会明显提高。所以不同的时间检查样本量越多，阳性结果的发现率越高。

4. 如何早期发现肠癌

科普宣传

积极地做好大肠癌的科普宣传，使大众能改变不良生活习惯，同时也适当了解大肠癌的早期症状，以便早期发现大肠癌。

普查普治

开展大肠肛门疾病的普查普治，以便早期发现大肠癌及癌前病变并及时治疗。切除腺瘤可大大降低大肠癌的发病率。

仔细探查

在进行肠道疾病手术时，若发现症状、体征与手术所见不符时要仔细探查大肠，以免漏诊大肠癌。手术后仍有腹痛、腹胀、长期低热、贫血、消瘦的患者，应警惕大肠癌的存在。

积极随访

充分利用辅助检查，如肠镜或钡剂灌肠等，建立合理有效的诊治程序和良好的随访机制。对有肠道症状的人群、大肠腺瘤、有大肠癌患病史、克罗恩病和溃疡性结肠炎等患者应积极随访。

三、肠癌的等级分类与存活率

除了分型，肠癌还有等级分类，等级表示癌的恶性程度，同时有助于判断预后。此外，本小节还会给患者讲述往年肠癌的存活率，让其对自身病情更把握有度。

1. 肠癌的等级分类

肠癌的等级根据细胞学型态、分化程度和有丝分裂形式分为三类，即腺癌、黏液癌以及未分化癌。

腺癌

癌细胞排列呈腺管状或腺泡状。根据其分化程度，可分为高分化腺癌、中分化腺癌、低分化腺癌。本型较多见。

◆高分化腺癌：癌一般为腺管型。

◆中分化腺癌：部分腺管型，部分实性。

◆低分化腺癌：腺管、腺泡结构基本消失，呈实性团块或者为黏液腺癌、印戒细胞癌等。

黏液癌

癌细胞分泌较多黏液，黏液可在细胞外间质中或集聚在细胞内将细胞核挤向边缘，细胞内黏液多者预后差。

未分化癌

癌细胞比较小，且呈圆形或不规则形，呈不整齐的片状排列，浸润明显，易侵入小血管及淋巴管，预后差。

2. 肠癌的存活率

我国著名肠外科医生吴学士指出，大肠癌的10年存活率，与20年前比提高了不止一倍。吴医生引述发表在新加坡《医学年报》的一篇癌症存活率长期趋势报告时强调，大肠癌的治愈率已有显著提高。

根据1978至1982年的统计，男性大肠癌的10年存活率是19.4%；到了1998至2002年，其10年存活率已提高至41.2%。女性大肠癌存活率也从20.6%提高至39.2%。可见，大肠癌的存活率是在不断提升的，患者要有信心。

四、肠癌的治疗

大肠癌的治疗仍将依赖手术，而不同阶段的肠癌又要用不同的手术方法。早期肠癌首选结肠镜切除手术以及腹腔镜手术，进展期则需要进行开腹手术。

1. 根据肠癌的阶段选择治疗方法

确诊为癌症后，需要做一系列检查确认是否有转移，把结果综合起来就能知道大肠癌所处阶段，由此来选择合适的治疗方法。最近几年开始使用结肠镜和腹腔镜等器械来进行手术。早期大肠癌不需要进行开腹手术，无需开腹就可以将癌细胞切除干净。进展期大肠癌的第一选择是开腹手术。如果同时伴有淋巴结转移，可以辅助性地使用抗癌药物，这样效果会比较好。尤其对复发率比较高的直肠癌，不仅要使用抗癌药物，同时还要使用放射线疗法。

2. 早期肠癌的治疗首选——结肠镜切除手术

如果癌症停留在黏膜或黏膜下层的一部分，也就是处于早期阶段（0~1期），这时结肠镜切除手术就是第一选择。使用结肠镜切除癌症的方法有两种：

◆结肠镜高频电凝切除：早期大肠癌从形态上来说有像息肉一样凸出的、平坦的、凹陷的三种。对于息肉状凸出的癌肿，即可以使用此方法切除。结绳镜上有一个钳子孔，从中伸出一个套绳一样的绳索，拴住癌变组织的根部，抽紧。绳索中会通过电频电流，将癌变组织从根部烧断。黏膜上没有感觉神经，所以切除时不会感觉到痛苦。然后，将切除的病变部位作为标本拿出体外，进行病理检查。

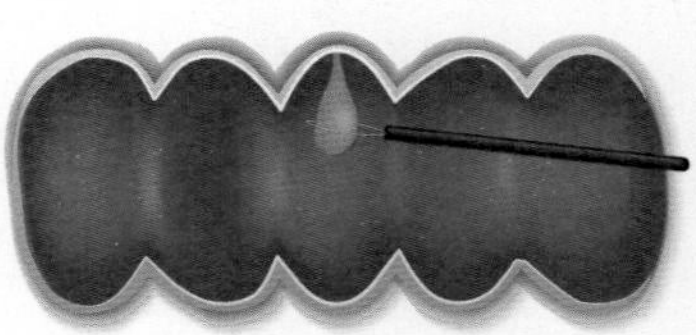

◆结肠镜黏膜切除术：比较平坦的癌肿用套索没办法套紧，这时就要使用结肠镜黏膜切除手术了。在内窥镜的钳子孔端安装特殊的注射针，在病灶黏膜下方注射生理盐水，使病灶鼓起来。然后再套上绳索，使用与前面一样的方法通过高频电流烧断癌肿。在手术中可以安全地完全切除的病变组织有小大限制。癌肿的直径超过了2厘米，原则上就要采用腹腔镜手术或开腹手术了。

3. 早期肠癌的新型治疗方法——腹腔镜手术

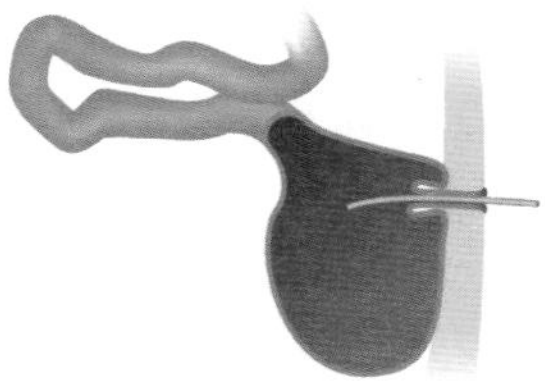

腹腔镜手术是20世纪90年代登场的新型治疗方法。从癌症的阶段来说，该方法原则上针对1期以下的早期癌症。对于0期阶段，如果实行结肠镜黏膜手术比较困难，也可以使用这种方法。

腹腔指的就是肚子里面。在腹部开几个小孔，插入管子，将二氧化碳充入里面，腹腔将会像气球一样鼓起来。然后通过管子送入腹腔镜与手术用具，通过屏幕一边观察影像，一边切除体内的癌组织。切下来的癌组织可以从小孔取出来。

开腹手术需要在腹部开一个20厘米以上的伤口，但腹腔镜手术只需要在几个地方开几个小小的孔就可以了，伤口仅有3～5厘米。由于伤口较小，疼痛感较轻，手术后的恢复也会比较快。另外，与开腹手术相比，腹腔镜手术的并发症少，这也是一大优点。由于这种腹腔镜下手术需要一边在监视屏上确认二维画面一边来进行手术，因此需要很高的技术水平，所以能做这种手术的医院不是很多。

4. 进展期肠癌的标准治疗方法——开腹手术

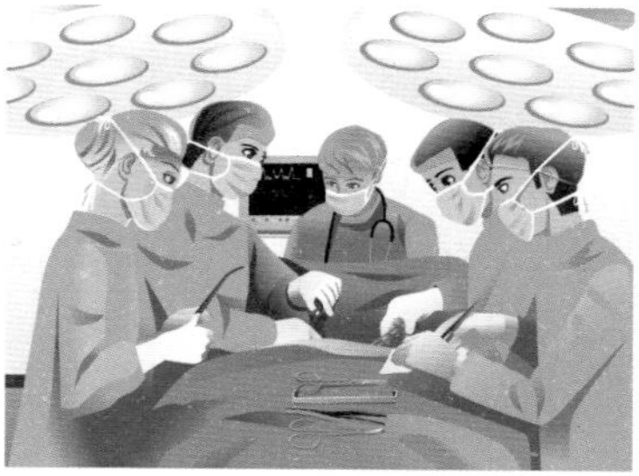

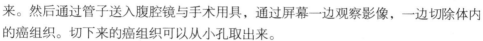

对那些癌细胞已经渗透到大肠壁深处的2期以后的进展期大肠癌患者而言，开腹手术是标准的治疗方式。如有必要，早期大肠癌也可能需要开腹手术。

开腹手术就是切开腹腔，将癌变的20～30厘米的大肠切除（针对结肠癌）。由于绝大部分大肠癌都会转移到附近淋巴结，因此也要将周边的淋巴结尽可能地清除干净。如果没有转移，这些方法就可以完全治愈大肠癌了。这叫作治愈性切除。

若癌症发生了转移，因为不能把所有癌细胞转移到的内脏器官都切除，所以只能在术前术后使用抗癌药物治疗，并将大肠处的原发病灶尽可能地清除干净（非治愈性切除）。但抗癌药物也不能完全清除转移的病灶。

对癌细胞已经扩散到全身的患者来说，与其说要治愈癌症，不如说要尽可能地防止大肠癌所引起的并发症，进行确保排泄管路通畅的手术治疗。

五、肠癌的预防

大肠癌的预防可分为三级，分别为一级预防、二级预防及三级预防。另外，适量服用维生素、戒酒、适量运动及饮用牛奶、酸奶等均对预防肠癌有帮助。

1. 肠癌的三级预防

一级预防

大肠癌的一级预防是指病因预防，其目的主要是降低大肠癌发病率。我们可以用“合理的饮食结构，良好的生活习惯”这两句最简单的话来概括大肠癌和许多其他疾病的一级预防。

二级预防

俗话说：“人食五谷杂粮，难免生病”。“早发现、早治疗”是大肠癌二级预防的主要内容，而“早发现”又是“早治疗”的基础。随着医学科学的不断进步，从技术上发现早期大肠癌已经不再是困难的事情，但更重要的是人们需要有足够的防范意识，这样才能使早期发现疾病成为可能。

三级预防

三级预防是对肿瘤患者积极治疗，以提高患者生活质量，延长生存期。目前对大肠癌患者采取手术治疗为主，辅以适当的放化疗、中医药治疗、免疫治疗，以提高大肠癌的治疗效果。

2. 适量服用维生素可预防肠癌

维生素是人体必需的复杂有机化合物，参与机体的重要生理功能，是生命活动不可缺少的营养素。

多吃富含维生素的食物确实具有预防大肠癌发生的作用。在日常生活中，注意补充新鲜蔬菜和水果；适量食用核桃、花生、奶制品、瘦肉及海产品等；注意摄取鱼类及蘑菇等。如果因各种原因难以保证上述食物的摄入时，可适量补充维生素合剂。

3. 适量运动

生命在于运动，体育运动和我们的健康息息相关。适当的体育锻炼有助于预防大肠癌。

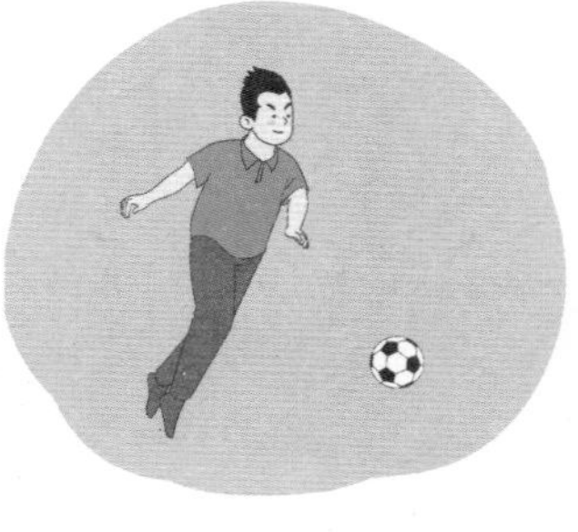

因为正常人在绝大部分时间里大肠内均存有粪便，适当的活动有助于粪便快速通过大肠。粪便中的致癌物在大肠内停留时间越长，致癌物接触肠壁的机会就越多，患大肠癌的可能性就越大。增加活动量可以减少肠内致癌物的含量，从而减少患大肠癌的可能性。

4. 多喝牛奶或酸奶

流行病学调查发现，高脂肪、高蛋白饮食是大肠癌的重要致病因素。然而，以肉类为主食的土耳其人，其大肠癌的发病率并不高，原因在于他们经常食用牛奶、酸奶及奶酪制品等，因而常饮牛奶和酸奶可能有助于预防大肠癌。

英国的研究人员发现：在两组实验大鼠身上注入致癌剂，未食用牛奶一组，大肠癌细胞生长速度为食用牛奶一组的2倍，说明牛奶可抑制大肠癌细胞生长。而酸奶中含有大量对人体有益的乳酸菌和双歧杆菌，它们是人体大肠内益生菌的主要成分，有调节肠道菌群、防止便秘的功能，所以酸奶也是一种对肠道有益的保健品。

5. 适量摄入微量元素

近年来，结肠癌、直肠癌与微量元素之间的关系越来越被重视。例如，硒对结肠癌的发生具有预防作用。硒是体内谷胱甘肽过氧化物酶的活性成分，它具有抗过氧化的功能，可防止脂质过氧化，保护细胞膜不受有害的活性氧自由基的破坏，从而维持细胞结构和功能的完整性。硒能增强机体的免疫能力，清除发生恶变的细胞，防止肿瘤的发生。同时，硒还是一些肿瘤相关基因表达的调控因子，对肿瘤细胞有促进分化、抑制增殖的作用。食物中含硒量较高的有芝麻、蛋类、虾等。

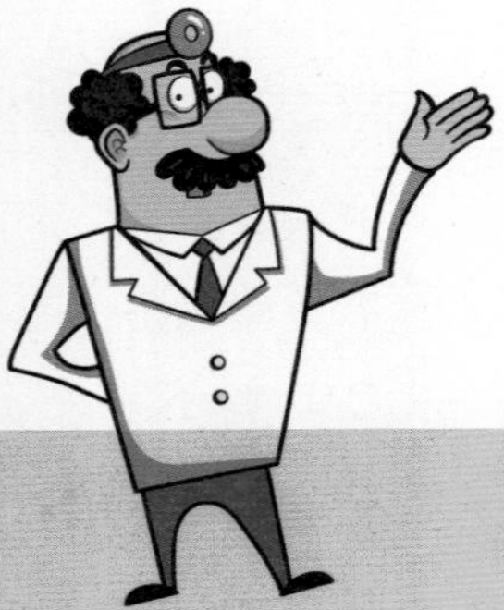
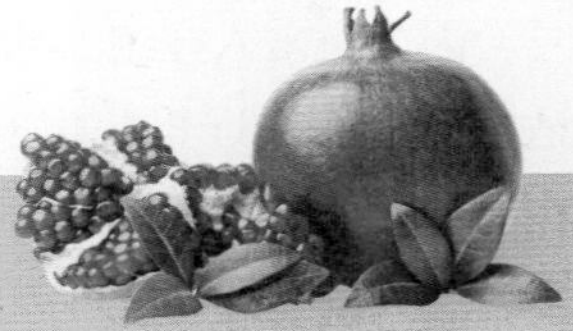
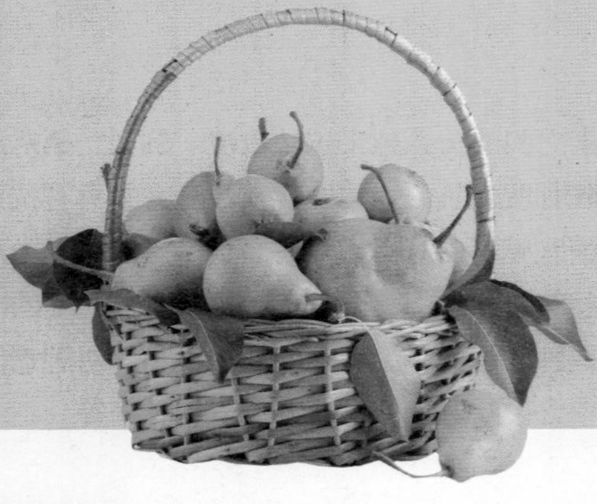

第二章

结肠癌

结肠癌多见于中老年人，早期症状多不明显，中晚期病人常见的症状有腹痛及消化道激惹症状，腹部肿块，排便习惯及粪便性状改变，贫血及慢性毒素吸收所致症状及肠梗阻、肠穿孔等。结肠癌如果早发现、早治疗，对患者的康复是非常有好处的。在本章中，我们首先为您详细介绍关于结肠和结肠癌的相关知识，以及结肠癌患者在术前和术后的护理要点。接下来，根据结肠癌患者在术前和术后的不同饮食要求，我们列出多款对应的调理食谱。

结肠的位置

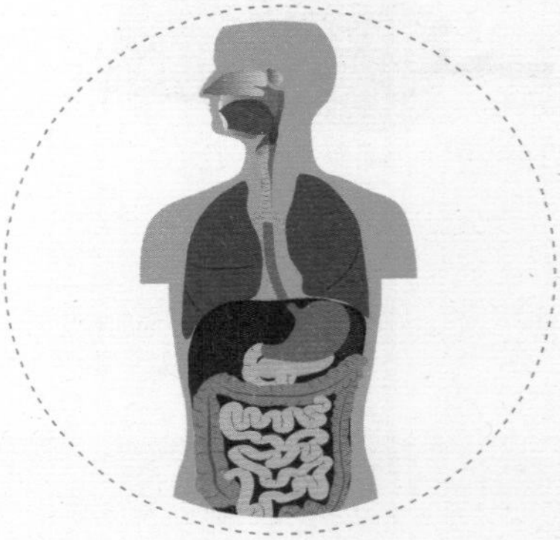

结肠位于整个消化管的下半段，从盲肠开始，到乙状结肠结束，是一根全长 1.23 ~ 1.48 米的粗大肠管。结肠与小肠的外观有明显区别。结肠表面分布有很多囊状膨隆，结肠管径的大小与肠内容物的充盈程度有关。结肠通常围绕在空肠和回肠的周围，形状像一个方框，或者大写的英文字母 M。结肠一般由右髂窝开始，右侧由盲肠向上的部分称为升结肠，上面横向的为横结肠，左侧下行的为降结肠，最后连接直肠的为乙状结肠。升结肠与降结肠被固定在腹腔壁上，但是横结肠和乙状结肠没有固定。

结肠的功能

结肠的主要功能是负责最后阶段的消化吸收，并协助排便。其吸收功能以后半结肠最强，主要吸收水分和钠，也吸收少量钾、氯、碳酸氢盐、钾和脂类等物质。

适量运动

人体每天有 10 升以上的水分在肠道内移动，其中 95% 被小肠吸收，4% 左右被结肠吸收，最后剩余 1% 混在粪便中排泄出去。钠和氯主要来自于每日摄取的 6 ~ 15 克食盐。钠离子和氯离子是构成细胞外液的主要电解质，其主要功能是维持细胞外液的晶体渗透压，从而维持水的平衡。钠离子是结肠吸收的最主要的离子。钾和钙主要在小肠吸收，结肠吸收一部分。铁的吸收部位主要在十二指肠和空肠，胃、小肠下段和结肠仅能吸收微量铁。

消化吸收功能

当食物经小肠消化后，进入结肠的时候还是液态，水分含量很高。结肠吸收掉其中大部分的水，使液态食物残渣变成固态粪便。通过结肠的运动功能，如同挤牙膏一般将粪便运送到直肠。

结肠癌的症状

结肠癌按发病部位可分为右半结肠癌和左半结肠癌。由于右半结肠和左半结肠位置和功能有区别，其中所经过的物质形态也不同，所以右半结肠癌和左半结肠癌的具体症状也就有所不同。

右半结肠癌的症状：

肿块

肿块是右半结肠癌最常见的症状。肿块产生的原因主要有两个：一是肿瘤本身形成肿块，因此形状规则，活动度较好，界限较清；二是肿瘤穿透肠壁导致肠周继发感染，或局部脓肿形成或侵及邻近肠曲，这种肿块多数形态不规则，界限模糊，活动度差，继发感染时肿块有压痛。

贫血

大约一半以上的右半结肠癌患者都有不同程度的贫血。右半结肠癌患者的贫血主要是不易察觉的长期慢性失血所导致的。由于右半结肠内粪便稀软，对肿瘤的摩擦损伤较小，不易引起大量的出血；同时右半结肠蠕动幅度小而频繁，少量出血能够与粪便混合均匀，不易发现。

腹痛

大约有 70% 以上的右半结肠癌患者有腹痛或腹部不适。病初发时多为偶发或间歇性隐痛，以后疼痛逐渐转为持续性并可伴有阵发性绞痛。当肿瘤穿透肠壁引起局部炎症或与其他脏器粘连时，疼痛加重，活动时加剧。

其他症状

右半结肠具有比较强的吸收功能，所以，由于肿瘤继发感染、毒素吸收所致的全身症状，如乏力、疲劳、消瘦、低热、食欲减退等，明显多于左侧。

左半结肠癌的症状：

便血或黏液血便

大约 70% 的左半结肠癌患者会出现便血或黏液血便。便血是由于粪便与病灶表面摩擦或肿瘤表面坏死，溃疡出血而引起的。便血多为暗红色或鲜红色，间歇性出现，一般量不大。绒毛状腺癌和继发性感染的溃疡型癌黏液分泌明显增多，所以此类患者多数有明显的黏液血便。

排便习惯改变

排便习惯改变是左半结肠癌的早期症状。肿瘤表面继发炎症导致分泌物增多，刺激肠蠕动，排便次数增多且通常为不成形粪便或稀便。排便前常有腹痛，排便后缓解，临床上容易误诊为肠炎。当出现不全性肠梗阻时，可表现为便秘，或腹泻与便秘交替。

便血或黏液血便

肠梗阻多发生在左半结肠癌的后期。随着病情的发展，肠腔狭窄日益严重，患者出现进行性便秘、排便困难和腹胀，直至最后发生完全梗阻。左半结肠癌发生梗阻的概率明显大于右侧。

诱发结肠癌的因素

作为一个相对比较敏感的人体器官，大肠很容易受到各种因素的影响而出现异常。因此，结肠癌的诱发因素是多方面的，既包括饮食方面，也包括生活习惯方面。

饮食方面

饮食不规律

规律的饮食对于结肠健康非常重要。不吃早餐、过饥过饱、暴饮暴食、深夜食用高热量食物等不规律的饮食习惯都是非常不好的，不仅对身体健康不利，容易诱发结肠疾病，长此以往还很容易导致结肠癌。

高脂肪饮食

高脂肪饮食对肠胃健康非常不利。以肉类和奶制品为主的高脂肪食物摄入过多会加重肠胃负担，增加胆汁酸的分泌。胆汁酸在肠道细菌的作用下会产生次级胆汁酸，次级胆汁酸中含有致癌物质，很容易引起肠道癌症。

烟酒过度

过度饮酒和抽烟会增加大肠癌的发病风险。研究表明，每天喝 2 杯以上白酒的人患病率是不饮酒人群的 2.1 倍。抽烟对大肠也有害处。如果经常饮酒的人还有抽烟的习惯，那么结肠癌的发病率会提高到 3 倍。

生活习惯和其他方面

睡眠不规律

促进大肠活动的副交感神经在人体睡眠的时候状态最好。如果长期睡眠不足、熬夜、甚至黑白颠倒，就会打破自主神经系统的平衡，引起便秘等肠道问题，时间长、情况严重者便容易引起结肠癌。

运动不足

运动不足会造成肌肉乏力。结肠前面有腹部肌肉，后面有腰部肌肉，如果运动不足，造成这些肌肉乏力，就会使大肠运动变缓，引起排便困难等肠道问题。长此以往，有可能诱发结肠癌。

结肠癌的类型

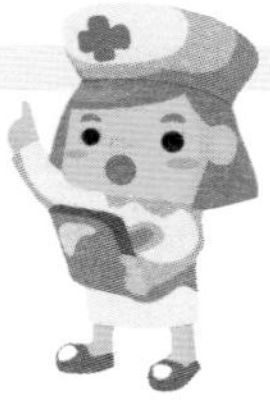

结肠癌按形态可将其分为肿块型、溃疡型和浸润型三种类型，下面分别进行介绍。

肿块型

肿瘤的主体向肠腔内突起者，属于肿块型结肠癌。肿块型结肠癌瘤体较大，主要有结节状、息肉状和菜花状隆起，易溃烂出血并继发感染、坏死。肿块型结肠癌多数生长较慢，好发于右半结肠。

溃疡型

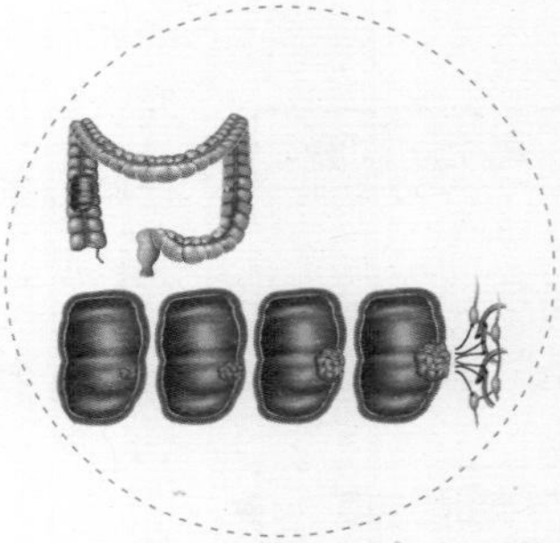

溃疡性肿瘤是结肠癌中最常见的类型。溃疡性肿瘤在肿瘤中央形成比较深的溃疡，肿瘤向肠壁深层生长并向肠壁外浸润。溃疡性肿瘤的细胞分化程度比较低，转移也比较早，好发于左半结肠。

浸润型

浸润型肿瘤以向肠壁各层呈浸润生长为特点。病灶处肠壁增厚，表面的黏膜皱襞增粗、不规则或者消失变平；有显著的纤维组织反应，沿黏膜下生长，质地较硬，易引起肠腔狭窄和梗阻；早期多无溃疡，后期出现浅表溃疡。浸润型肿瘤细胞分化程度较低，恶性程度高，出现转移早，好发于右半结肠。

结肠癌患者手术前的准备工作

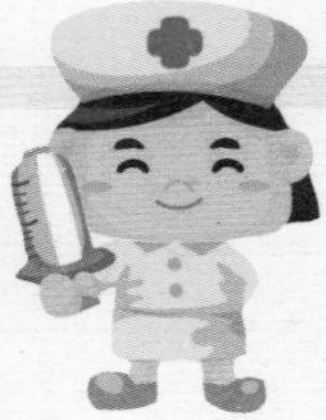

结肠癌患者在手术前也要做好相关的准备，调整好心态，保持良好的睡眠，为手术顺利进行以及术后的康复打下良好的基础。

结肠癌患者术前要调整心态

结肠癌患者在手术前要调整好心态，保持情绪平稳、积极乐观，防止情绪波动、精神紧张等状况引起身体机能下降，甚至病情恶化。另外，患者要对于手术后使用暂时性或永久性造口的情况能够接受，以免术后产生消极心理，影响术后恢复。

结肠癌患者术前要保持良好睡眠

结肠癌患者在手术前要保持良好的睡眠。一方面，良好的睡眠能够保证结肠癌患者有足够且高质量的休息，放松精神，保持尽量轻松的心态面对手术；另一方面，良好的睡眠能够保证结肠癌患者的身体得到充分休息，为顺利手术做好准备。

结肠癌患者手术后的护理工作

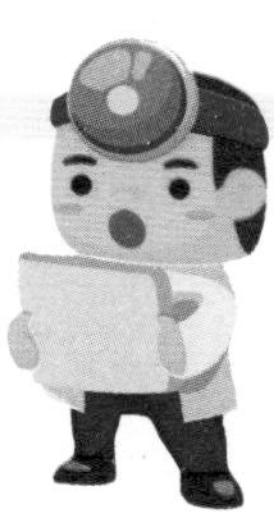

结肠癌患者术后需要细心、细致的护理，只有这样才能使患者尽快恢复。手术后不能立即下床，需静躺一段时间后，才能进行适当的运动；同时还要勤换衣物，保持干净，减少感染的概率。

适量活动

结肠癌患者手术3天以后，切口疼痛减轻，患者应该开始在床上做一些力所能及的活动，如活动四肢、起卧等动作。手术4~5天以后，即可下床适量活动。在切口不疼、不疲劳的前提下逐渐加大活动量。切口拆线后，活动应暂停，待切口愈合牢固再恢复活动。结肠癌患者术后适量活动有以下好处：

◆有利于恢复和提高患者的自信心；

◆促进肠蠕动，减轻术后腹胀，预防肠粘连的发生；

◆促进排痰，防止肺部感染；

◆避免形成下肢深静脉血栓，进而避免肺梗死等严重并发症；

◆促进排尿功能恢复，预防泌尿系统感染；

◆有利于恢复患者的食欲。

适量服用抗肿瘤中药

中医文献中并没有“结肠癌”的病名，但是有“积聚”“肠覃”“肠风”“脏毒”等类似肠道肿瘤的记载。中医将结肠癌的病因归为两类：一是外因，多为毒邪损伤肠络，痰淤凝聚在肠道所致；二是内因，多为正气不足，外邪内侵所致。中药抗肿瘤以扶正祛邪为主，临床实践证明，结肠癌患者术后适量服用抗肿瘤中药具有可靠的疗效。

勤换衣物，避免感染

很多结肠癌患者手术后需要使用造口。造口周围的皮肤非常容易受液体粪便的浸泡而出现糜烂和疼痛。所以，要特别注意保护好造口周围的皮肤，除了避免食用刺激性食物和酒类，尽量保持固体状大便外，还要勤换衣物，避免感染。

结肠癌患者手术前的饮食调理

小炒木耳丝

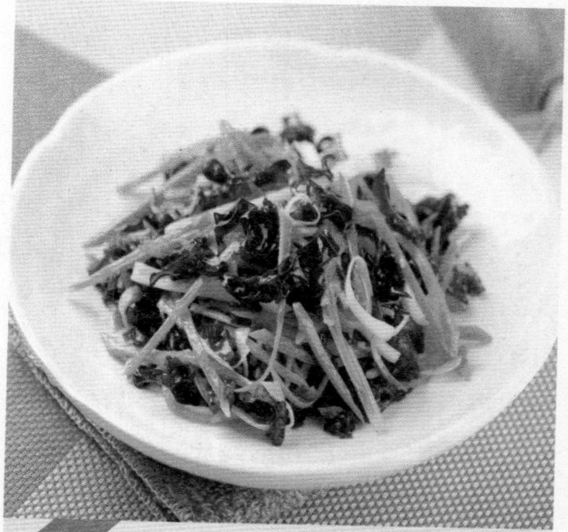

原料

水发黑木耳150克，红椒15克，姜片、蒜末、葱白各少许，豆瓣酱10克，盐3克，鸡粉2克，料酒5毫升，水淀粉、食用油各适量

制作

1 黑木耳、红椒切成丝。将黑木耳丝焯煮约1分钟，去除杂质，捞出。

2 油爆蒜末、姜片、葱白、红椒，放木耳丝炒匀，加料酒、盐、鸡粉、豆瓣酱、水淀粉即成。

功效

本品有补血活血、益气强身的功效，适合结肠癌患者手术前食用。

冬瓜蒸鸡

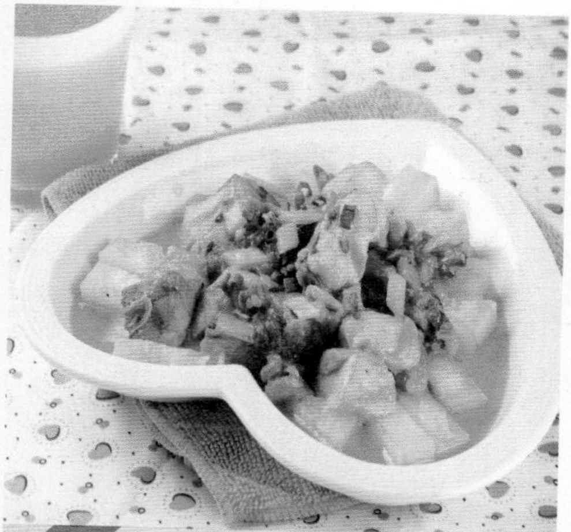

功效

本品润肺生津、解毒排脓，适合结肠癌患者手术前食用。

原料

鸡肉块300克，冬瓜200克，姜片、葱花各少许，盐2克，鸡粉2克，生粉、生抽、料酒各适量

制作

1 将洗净的冬瓜切成小块，装盘。

2 洗好的鸡肉块中加姜片、盐、鸡粉、生抽、料酒、生粉，抓匀。

3 将冬瓜装入盘中，再铺上鸡肉块，放入烧开的蒸锅中蒸熟，撒上少许葱花即成。

马齿苋炒鸡蛋

原料

马齿苋 100 克，鸡蛋 2 个，葱花少许，盐 2 克，水淀粉 5 毫升，食用油适量

制作

1 洗净的马齿苋切段；鸡蛋放葱花、盐、水淀粉，搅匀，备用。

2 锅中注入适量食用油烧热，倒入马齿苋，炒至熟软，倒入备好的蛋液翻炒至熟。

3 关火后盛出炒好的食材，装入盘中即可。

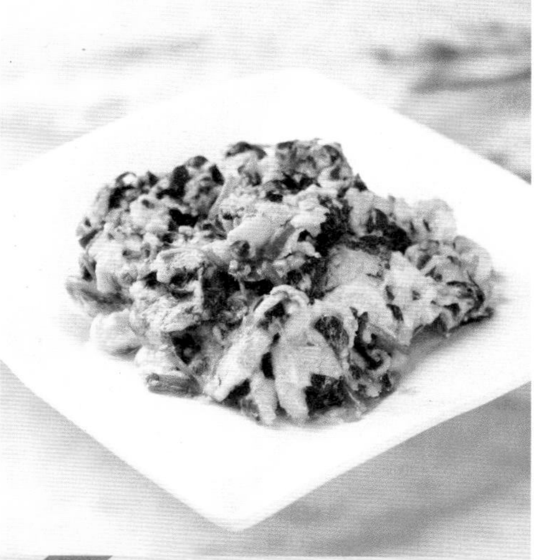

功效 本品能健脾胃、利水消肿，适合结肠癌患者手术前食用。

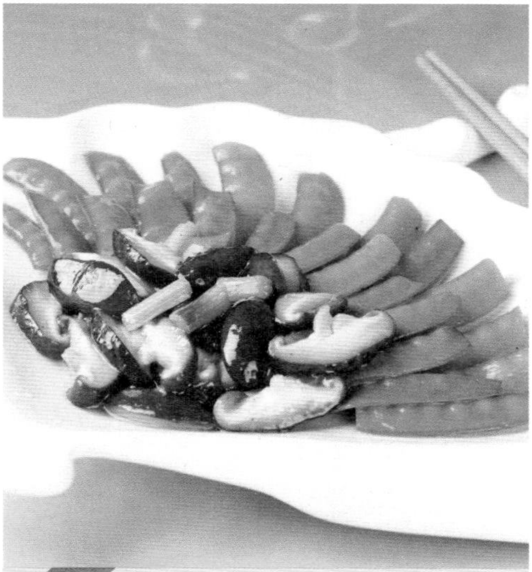

功效 本品口感柔软，易于消化，适合结肠癌患者手术前食用。

荷兰豆炒香菇

原料

荷兰豆 250 克，香菇 100 克，食用油 3 毫升，生抽 3 毫升，盐适量

制作

1 将荷兰豆和香菇洗净。

2 香菇切片，把水分挤干。

3 锅中注油烧热，放入香菇煸软，放入荷兰豆，倒入生抽翻炒，放适量盐，翻炒至熟。

4 关火后将炒好的食材盛出即可。

猕猴桃炒虾球

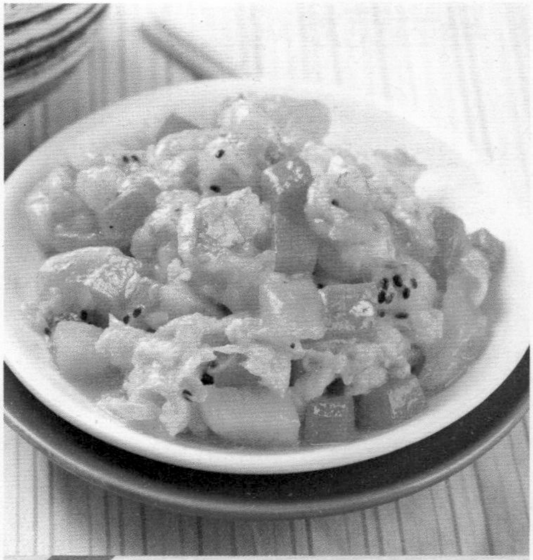

原料

猕猴桃60克，鸡蛋1个，胡萝卜70克，虾仁75克，盐4克，水淀粉、食用油各适量

制作

1 猕猴桃切块；胡萝卜切丁；虾仁去除虾线，加盐、水淀粉腌渍；鸡蛋加盐、水淀粉打散，炒熟；胡萝卜焯水；虾仁炸至转色。

2 用油起锅，放胡萝卜、虾仁、鸡蛋炒匀，加盐炒匀；放猕猴桃炒匀；倒入水淀粉炒至入味。

3 把炒好的材料盛出装盘即可。

功效 本品对食欲不振有改善作用，适合结肠癌患者手术前食用。

芦笋鲜蘑菇炒肉丝

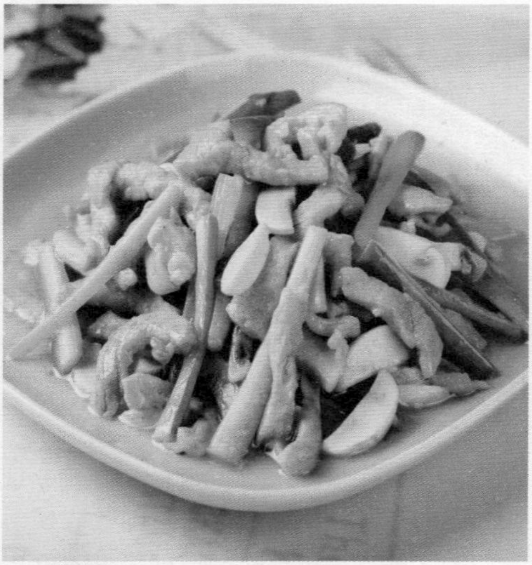

功效 本品柔软好消化，适合结肠癌患者手术前食用。

原料

芦笋75克，口蘑60克，猪肉110克，蒜末少许，盐2克，鸡粉2克，料酒5毫升，水淀粉、食用油各适量

制作

1 口蘑、芦笋切条，焯水。猪肉切丝，加调味料腌渍，滑油至变色，捞出备用。

2 油爆蒜末，倒入焯过水的食材，放猪肉丝、料酒、盐、鸡粉炒匀；倒入水淀粉，续炒至食材入味。

3 关火后盛入碗中即可。

木耳炒鱼片

原料

草鱼肉 120 克，水发木耳 50 克，彩椒 40 克，姜片、葱段、蒜末少许，盐 3 克，鸡粉 2 克，生抽 3 毫升，料酒 5 毫升，水淀粉、食用油各适量

制作

1 洗净的木耳、彩椒切块；草鱼肉切片，加调味料腌渍，炸至断生。

2 锅底留油，放葱姜蒜爆香；倒入彩椒块、木耳炒匀；倒入草鱼片，淋入料酒，加鸡粉、盐、生抽、水淀粉，快速翻炒至食材熟透。

3 关火后盛出炒好的菜肴即成。

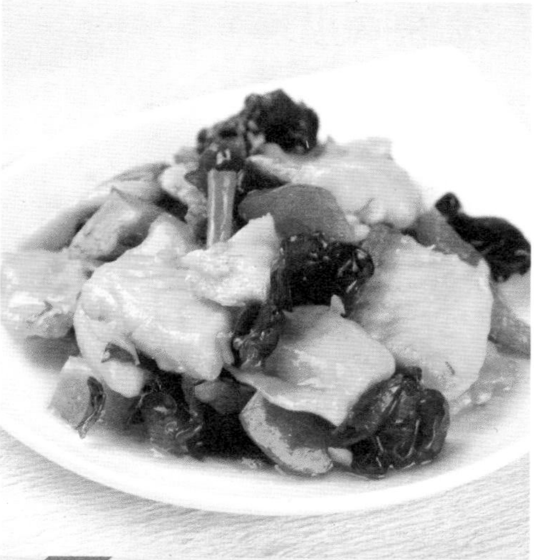

功效

本品口感软糯，好消化，适合结肠癌患者手术前食用。

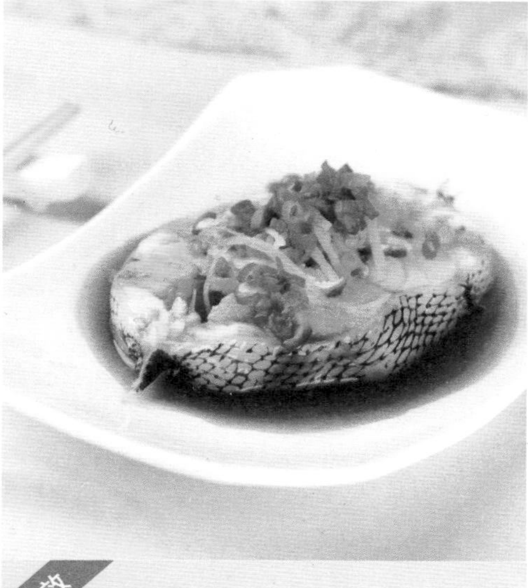

功效

本品能养肠道、增强体质，适合结肠癌患者手术前食用。

香菇蒸鳕鱼

原料

鳕鱼肉 200 克，香菇 40 克，泡小米椒 15 克，姜丝、葱花各少许，料酒 4 毫升，盐、蒸鱼豉油各适量

制作

1 泡小米椒切碎；洗净的香菇切条；鳕鱼肉放入料酒、盐，拌匀。

2 将鳕鱼装入盘中，加入香菇、小米椒碎、姜丝，放入烧开的蒸锅中，中火蒸 8 分钟，至食材熟透。

3 将蒸好的鳕鱼取出，浇上少许蒸鱼豉油，撒上葱花即可。

葱油南瓜

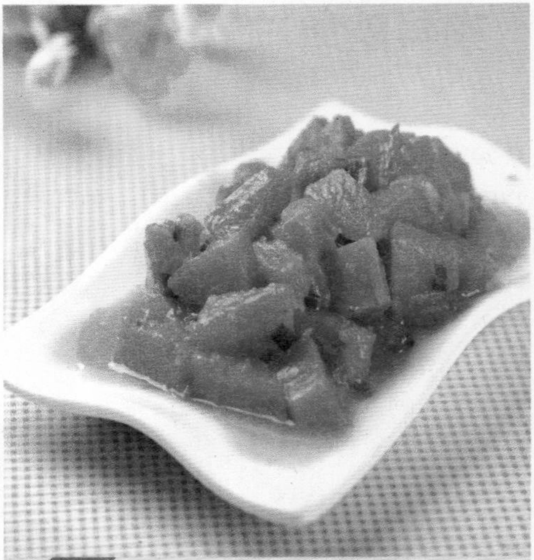

原料

南瓜 350 克，红葱头 35 克，葱花少许，盐、鸡粉、食用油各适量

制作

1 将洗净的红葱头切成薄片，洗净去皮的南瓜切成丁。

2 用油起锅，放入红葱头，煎至散出香味，盛出部分葱油，备用。

3 锅底留油烧热，倒入南瓜丁，翻炒匀，加入盐、鸡粉，炒匀调味；再注入适量清水，略微翻炒几下，用小火焖煮至食材熟透。关火后盛出炒好的食材，撒上葱花即成。

功效

本品口感软糯，还能增强体质，适合结肠癌患者手术前食用。

白萝卜粉丝汤

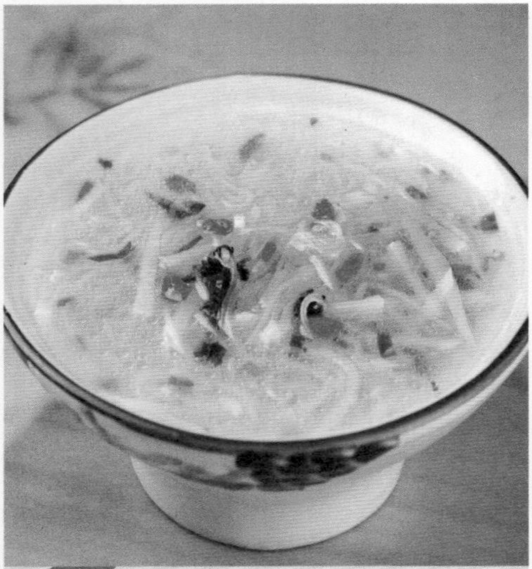

原料

白萝卜 400 克，水发粉丝 180 克，香菜、枸杞、葱花各少许，盐 3 克，鸡粉、油各适量

制作

1 将洗净的香菜切末，发好的粉丝切段，洗净的白萝卜切成细丝。

2 起油锅，倒入白萝卜丝炒软，注入清水，撒上枸杞，加入盐、鸡粉调味，续煮至食材七成熟。

3 放入粉丝，轻轻搅拌匀，转大火煮至汤汁沸腾，再放入香菜，撒上葱花，续煮至其散出香味即可。

功效

本品有消食开胃的功效，适合结肠癌患者手术前食用。

猴头菇煲鸡汤

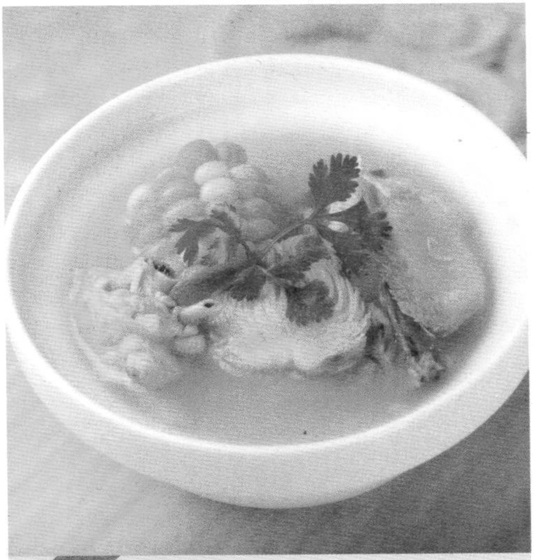

原料

水发猴头菇 50 克，玉米块 120 克，鸡肉块 350 克，姜片少许，鸡粉 2 克，盐 2 克，料酒 8 毫升

制作

1 洗净的猴头菇切块；鸡块焯去血水，捞出，沥干水分，待用。

2 砂锅中注水烧开，放入玉米块、猴头菇、鸡肉块、姜片，淋入料酒拌匀，烧开后用小火煮 30 分钟至食材熟透；放鸡粉、盐调味。

3 关火后盛出煲好的鸡汤，装入汤碗中即可。

功效

本品对消化不良有显著的食疗作用，是肠胃病患者的优选食材。

海藻海带瘦肉汤

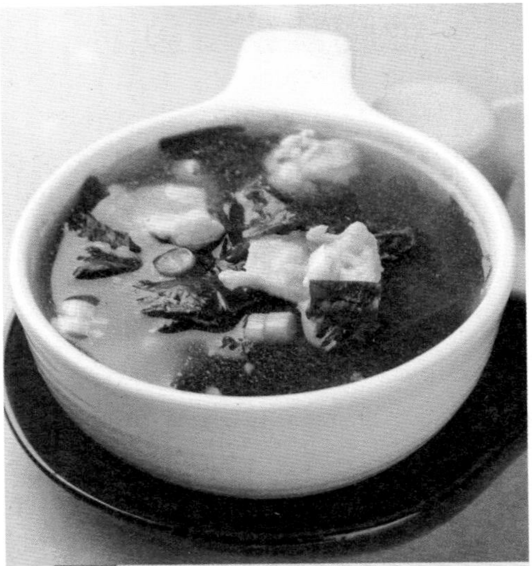

原料

海带 50 克，海藻 100 克，猪瘦肉 200 克，蜜枣 3 颗，葱、姜、料酒、盐、鸡粉各适量

制作

1 将海带、海藻清洗干净备用；将猪瘦肉切块，焯水。

2 将海带、海藻、猪瘦肉、蜜枣、姜片、葱段一起放入盛有 1500 毫升水的炖盅里，隔水蒸 3 小时。

3 蒸好后放入盐、料酒、鸡粉调味，再蒸 15 分钟即可。

功效

本品富含营养，还能增强体质，适合结肠癌患者手术前食用。

香菇炖竹荪

原料

鲜香菇 70 克，菜心 100 克，水发竹荪 40 克，高汤 200 毫升，盐 3 克

制作

1 竹荪切段，香菇切上十字花刀，菜心、香菇、竹荪分别焯水。

2 将高汤倒入锅中，煮沸，放入盐搅拌匀。

3 把高汤倒入装有香菇和竹荪的碗中，放入烧开的蒸锅中，隔水蒸 30 分钟，至食材熟软。

4 取出蒸碗，放入焯好的菜心即可。

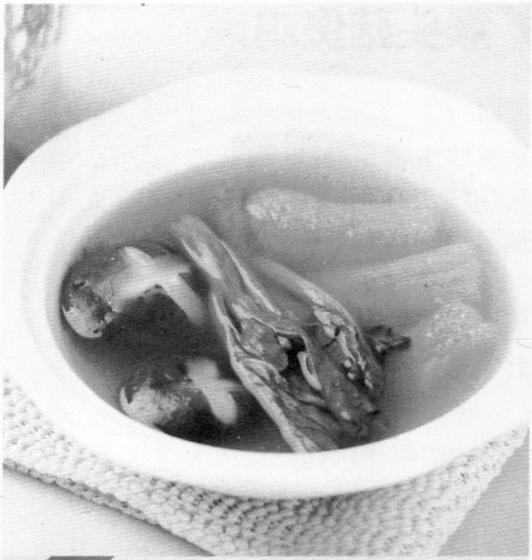

功效

本品能增强体质，适合结肠癌患者手术前食用。

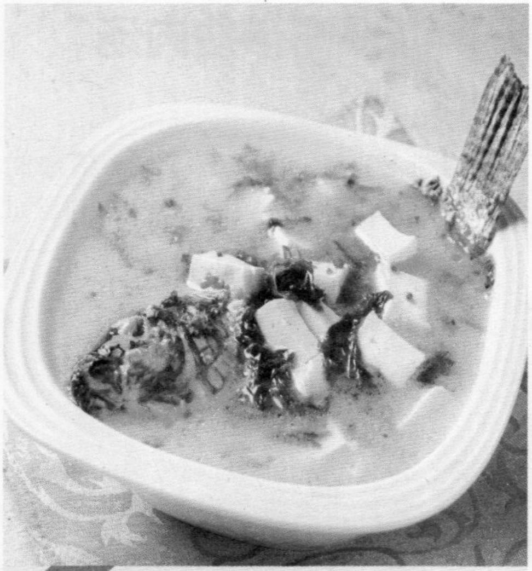

功效

本品能益气健脾、清热解毒，适合结肠癌患者手术前食用。

豆腐紫菜鲫鱼汤

原料

鲫鱼 300 克，豆腐 90 克，水发紫菜 70 克，姜片、葱花各少许，盐 3 克，鸡粉 2 克，料酒、胡椒粉、食用油各适量

制作

1 豆腐切块，待用。

2 油爆姜片，放入鲫鱼，煎至两面焦黄，淋入料酒、水，加盐、鸡粉拌匀，煮熟；倒入豆腐、紫菜，加胡椒粉拌匀，煮至熟透。

3 把鲫鱼盛入碗中，倒入余下的汤，撒上葱花即可。

木瓜草鱼汤

原料

草鱼肉 300 克，木瓜 230 克，姜片、葱花各少许，盐、鸡粉各 3 克，炼乳、胡椒粉、食用油各适量

制作

1 洗净的木瓜切片；草鱼切片，加盐、鸡粉腌渍至入味。

2 用油起锅，倒入姜片、木瓜炒匀；倒入清水，煮沸；加炼乳，煮至入味；加入胡椒粉，拌匀；倒入鱼片，搅散，煮沸。

3 关火后盛出煮好的汤料，装入碗中，撒入葱花即可。

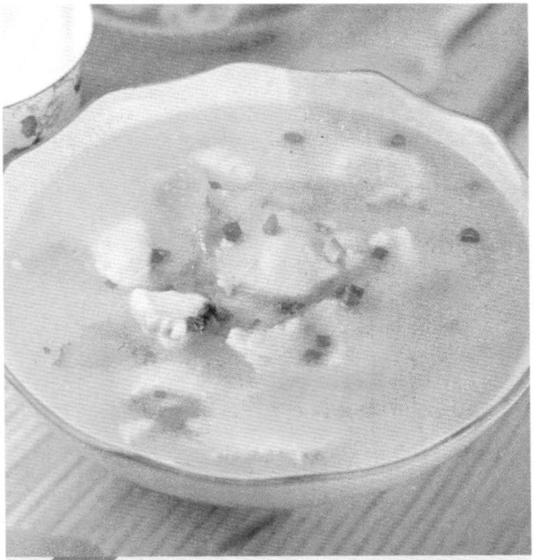

功效 本品对消化不良有一定作用，适合结肠癌患者术前食用。

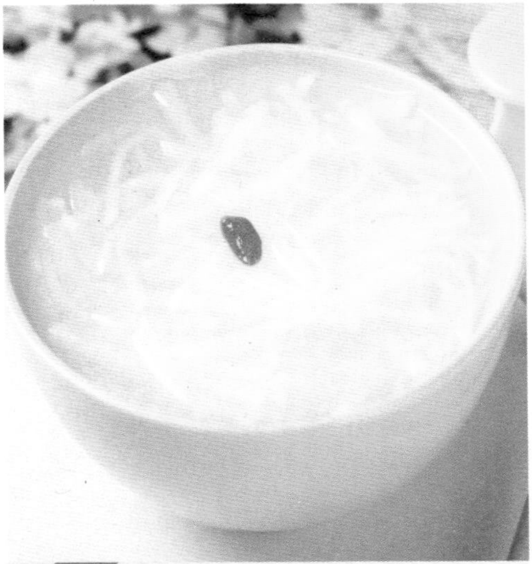

功效 本品清热生津、消食化滞，适合结肠癌患者手术前食用。

白萝卜汤

原料

白萝卜 300 克，冰糖 20 克

制作

1 将洗净去皮的白萝卜切片，改切成丝，备用。

2 砂锅中注入适量清水烧开，倒入萝卜丝，搅散，盖上盖，煮 10 分钟至食材熟透。

3 揭开盖，放入适量冰糖，搅拌均匀，煮至冰糖溶化。

4 关火后盛出煮好的萝卜汤，装入碗中即可。

蚕豆西葫芦鸡蛋汤

原料

蚕豆 90 克，西葫芦 100 克，西红柿 100 克，鸡蛋 1 个，葱花少许，盐 2 克，鸡粉 2 克，食用油少许

制作

1 蚕豆焯水去壳，洗净的西葫芦、西红柿切片，鸡蛋打散调匀。

2 锅中注水烧开，放盐、食用油、鸡粉、西红柿、西葫芦、蚕豆，搅匀，煮 2 分钟；倒入蛋液搅匀，至液面浮起蛋花；撒上葱花搅拌均匀，至葱花断生。

3 将煮好的汤料盛入汤碗中即可。

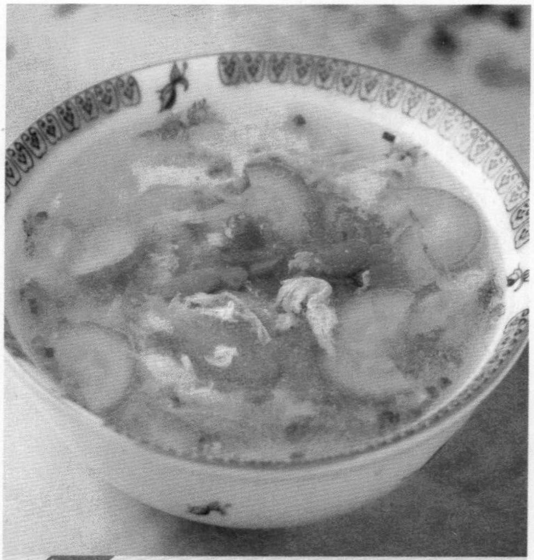

功效　本品润肺止咳、消肿散结，适合结肠癌患者手术前食用。

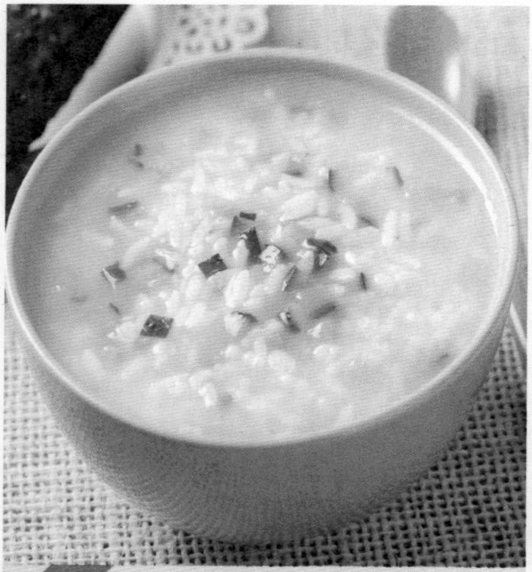

功效　本品柔软好消化，能增强免疫力，适合结肠癌患者手术前食用。

黄瓜粥

原料

黄瓜 85 克，水发大米 110 克，盐 1 克，芝麻油适量

制作

1 洗净的黄瓜切成小丁块，备用。

2 砂锅注水烧开，倒入洗净的大米，拌匀；盖上锅盖，煮开后用小火煮 30 分钟，倒入黄瓜，煮沸。

3 加入少许盐，淋入适量芝麻油，搅拌均匀，至食材入味。

4 关火后盛出煮好的粥即可。

鸡肉花生汤饭

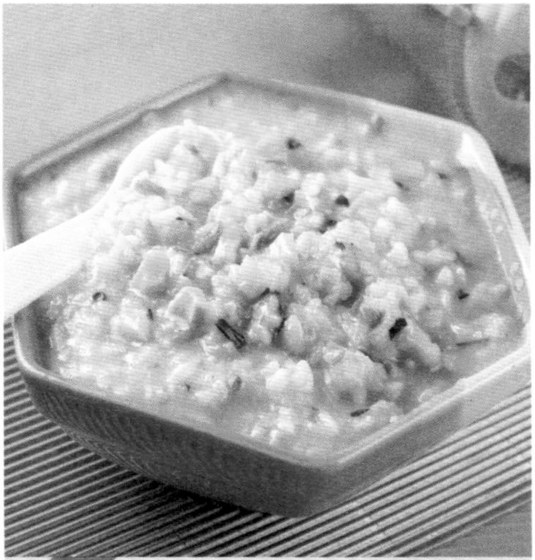

原料

鸡胸肉 50 克，油菜、秀珍菇各少许，软饭 190 克，鸡汤 200 毫升，花生粉 35 克，盐 2 克，食用油少许

制作

1 洗净的鸡胸肉切丁，洗净的秀珍菇切粒，洗净的油菜切成小块。

2 用油起锅，倒入鸡肉丁翻炒至变色；放油菜、秀珍菇，炒至断生；倒入鸡汤，加盐拌匀，煮至沸腾后倒入软饭，拌匀煮沸；撒上花生粉拌匀，续煮至其溶化。

3 关火后盛入碗中即成。

功效

本品口感爽滑，好消化，适合结肠癌患者手术前食用。

鸡肉口蘑稀饭

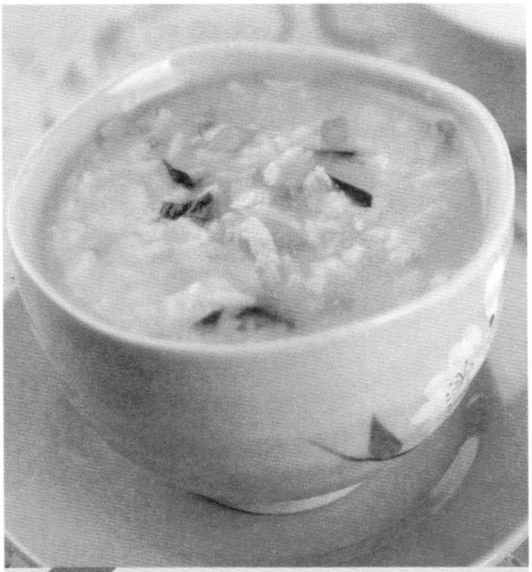

原料

鸡胸肉 90 克，口蘑 30 克，油菜 35 克，奶油 15 克，米饭 160 克，鸡汤 200 毫升

制作

1 洗净的口蘑切成小丁块；洗净的油菜切成丁；鸡胸肉切成丁，备用。

2 砂锅置于火上，倒入奶油炒熔化，倒入鸡胸肉、口蘑，炒匀，加入鸡汤拌匀，倒入米饭，炒匀、炒散，煮约 20 分钟，放入油菜拌匀，煮至食材熟透。

3 关火后盛出煮好的稀饭即可。

功效

本品口感柔软，能健脾养胃，适合结肠癌患者手术前食用。

小米南瓜粥

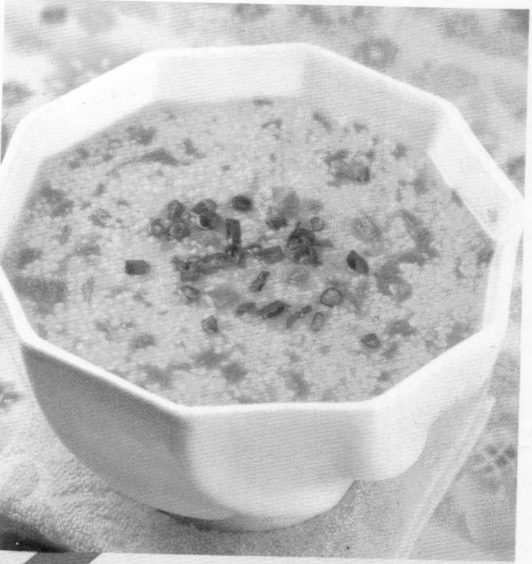

原料

水发小米 90 克，南瓜 110 克，葱花少许，盐 2 克，鸡粉 2 克

制作

1 将洗净去皮的南瓜切成粒，装入盘中，待用。

2 锅中注水烧开，倒入小米搅匀，烧开后用小火煮 30 分钟，至小米熟软；倒入南瓜拌匀，用小火煮 15 分钟，至食材熟烂；放入适量鸡粉、盐，用勺搅匀调味。

3 盛出煮好的粥，装入碗中，再撒上葱花即可。

功效

本品柔软易于消化，能健脾养胃，适合结肠癌患者手术前食用。

香菇蛋花油菜粥

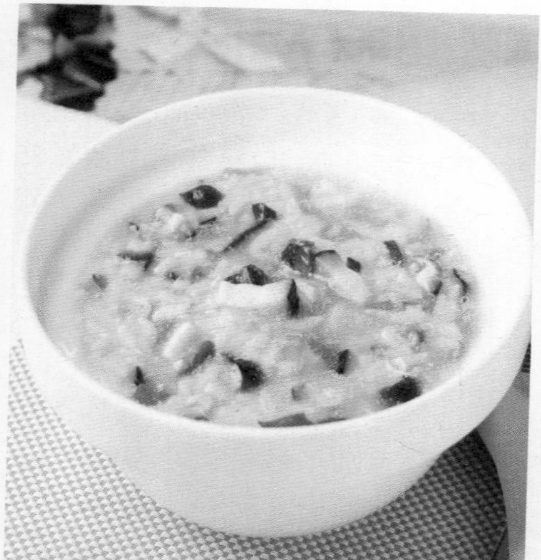

原料

水发香菇 45 克，油菜 100 克，水发大米 150 克，鸡蛋 1 个，盐 3 克，鸡粉 2 克，食用油适量

制作

1 洗净的油菜、香菇切粒；鸡蛋打开，取蛋清，待用。

2 砂锅中注水烧开，倒入大米煮熟；放入香菇粒、油菜，淋入适量食用油，加盐、鸡粉，拌匀调味；倒入蛋清，搅拌均匀，略煮片刻。

3 关火后盛入碗中即可。

功效

本品柔软好消化，能增强免疫力，适合结肠癌患者手术前食用。

小米黄豆粥

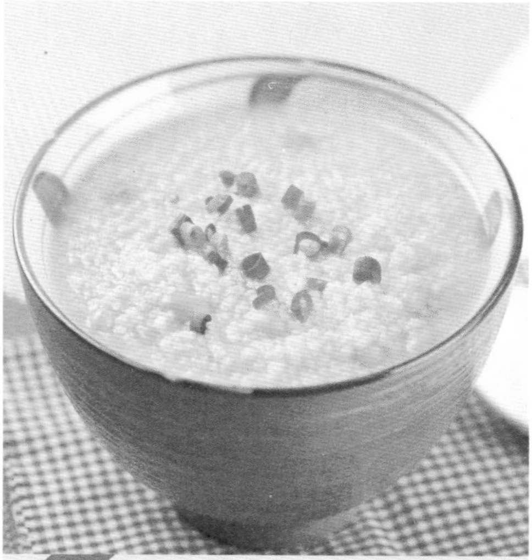

原料

小米 50 克，水发黄豆 80 克，葱花少许，盐 2 克

制作

1 砂锅中注入适量清水烧开，倒入黄豆，加入小米，用锅勺将锅中食材搅拌均匀。

2 盖上盖，转大火烧开，调小火煮30分钟至小米熟软，搅拌一会儿，以免粘锅。

3 加入适量盐，快速拌匀至入味；关火，盛出做好的小米黄豆粥，装入碗中，再放上适量葱花即可。

功效 本品能养胃润肠、增强体质，适合结肠癌患者手术前食用。

花生银耳牛奶

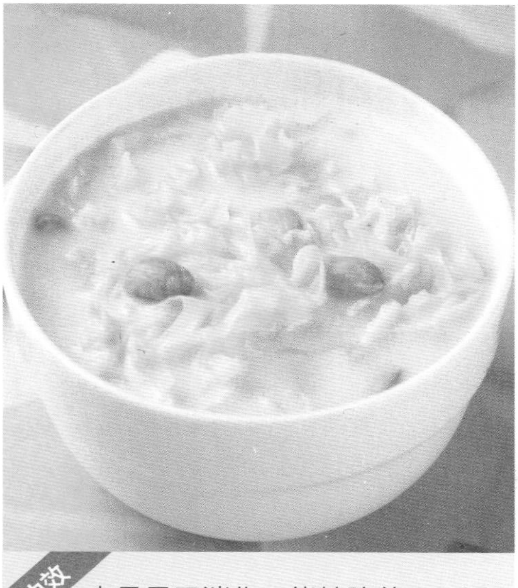

原料

花生米 80 克，水发银耳 150 克，牛奶 100 毫升

制作

1 洗净的银耳切小块，备用。

2 砂锅中注入适量清水烧开，放入洗净的花生米，加入切好的银耳，搅拌匀，大火烧开后转小火煮 20 分钟；倒入备好的牛奶用勺拌匀，煮沸。

3 关火后将煮好的花生银耳牛奶盛出，装入碗中即可。

功效 本品易于消化，能健脾养胃，适合结肠癌患者手术前食用。

结肠癌患者手术后的饮食调理

清淡米汤

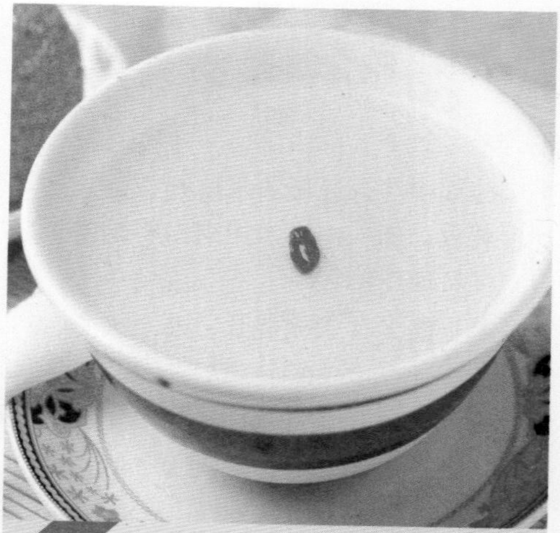

功效 本品益气润燥、能增强免疫力，适合结肠癌患者手术后食用。

原料

水发大米 90 克

制作

1 砂锅中注入适量清水烧开，倒入洗净的大米，搅拌均匀。

2 盖上盖，大火烧开后转小火煮 20 分钟，至米粒熟软，搅拌均匀。

3 将煮好的粥滤入碗中，待米汤稍微冷却后即可饮用。

西红柿米汤

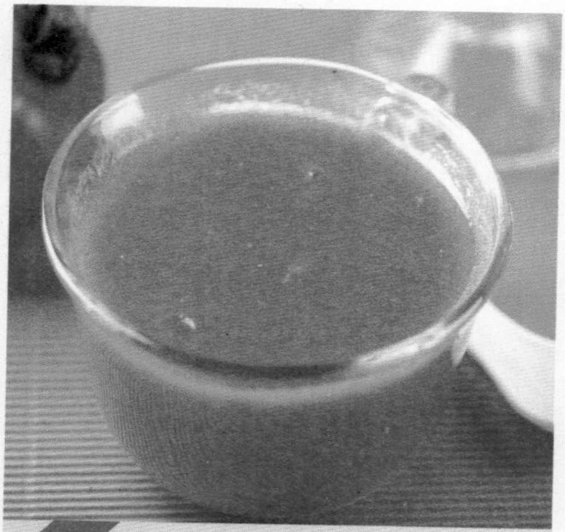

功效 本品易于消化，又能滋补肠胃，适合结肠癌患者手术后食用。

原料

西红柿 90 克，大米 50 克，白糖 4 克

制作

1 西红柿焯水后凉凉，去皮，切丁，榨汁。汤锅中注水烧开，倒入大米煮 20 分钟，倒出米汤。

2 另起汤锅烧热，倒入米汤，放入西红柿汁，用小火煮至沸腾，调入适量的白糖，续煮至白糖溶化。

3 关火后盛出煮好的米汤，盛入小碗中即成。

藕粉糊

原料

藕粉 120 克

制作

1 将藕粉倒入碗中，倒入少许清水搅拌均匀，调成藕粉汁，待用。

2 砂锅中注入适量清水，用大火烧开，倒入藕粉汁，边倒边搅拌，至其呈糊状。

3 用中火略煮片刻，关火后盛出煮好的藕粉糊即可。

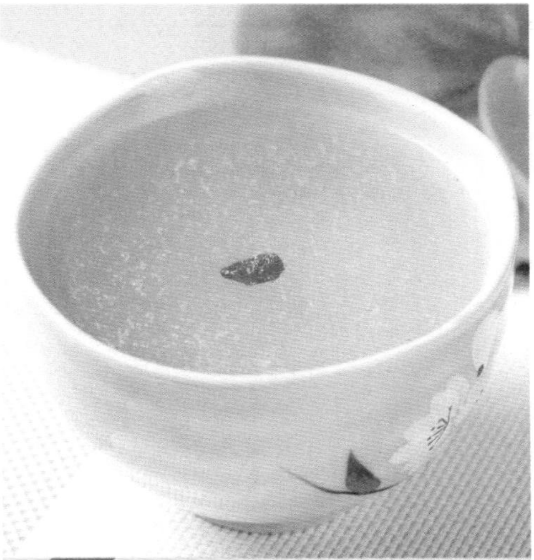

功效

本品易于消化，有补益气血等功效，适合结肠癌患者手术后食用。

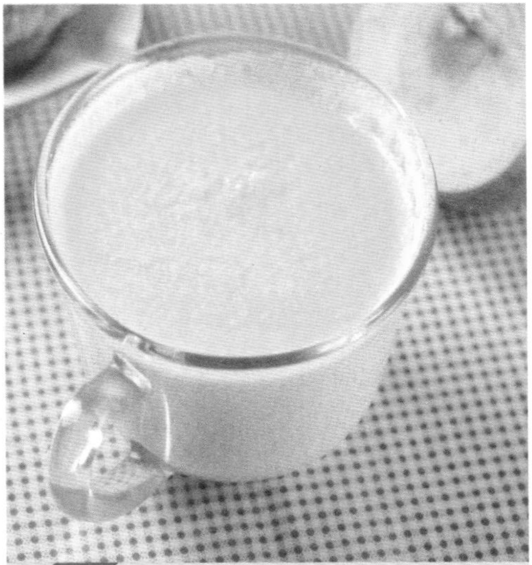

功效

本品富含多种营养成分，适合结肠癌患者手术后食用。

苹果奶昔

原料

苹果 1 个，酸奶 200 毫升

制作

1 将洗净的苹果对半切开，去皮，切成小块。

2 取榨汁机，选搅拌刀座组合，放入苹果，倒入适量酸奶，选择“搅拌”功能，将苹果榨成汁。

3 把苹果酸奶汁倒入玻璃杯即可。

橘子蔬菜果汁

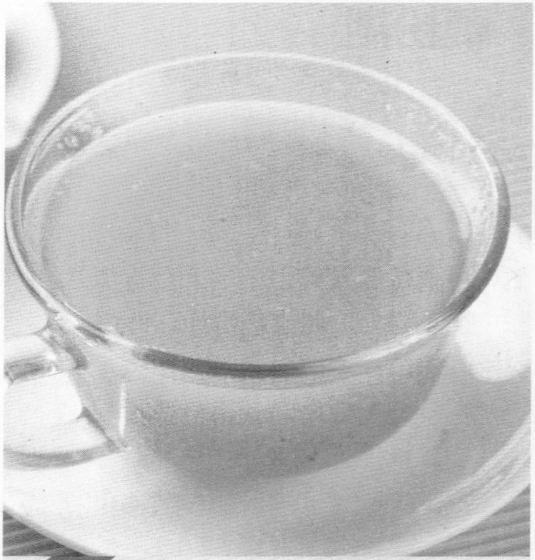

原料

橘子 90 克，大白菜 100 克，胡萝卜 70 克，香菜少量

制作

1 洗净的胡萝卜、大白菜切成粒，洗净的香菜切段，橘子掰成瓣。

2 取榨汁机，倒入准备好的材料，加入适量清水，选择“搅拌”功能，榨成蔬果汁。

3 将蔬果汁倒入汤锅中，用小火煮约 1 分钟，烧开，搅拌均匀。

4 将煮好的蔬果汁盛出，装入碗中即可。

功效

本品能健脾胃、养肠道，适合结肠癌患者手术后食用。

萝卜莲藕牛奶汁

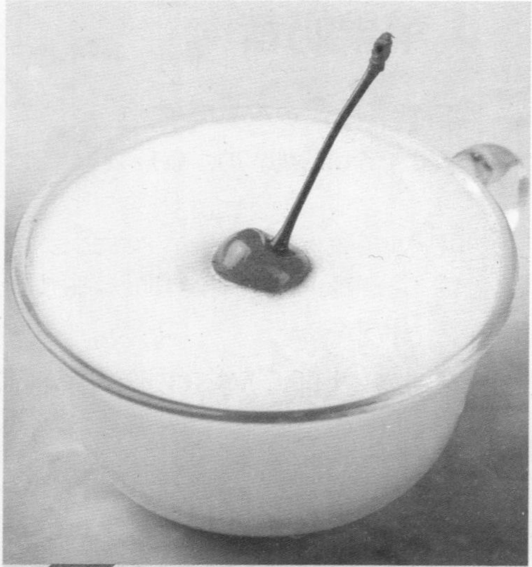

原料

白萝卜 120 克，莲藕 120 克，牛奶、樱桃各适量

制作

1 洗净的莲藕、白萝卜切成丁。

2 取榨汁机，倒入切好的白萝卜、莲藕，加入适量纯净水，选择“榨汁”功能，榨出蔬菜汁，加入牛奶，搅拌均匀。

3 将榨好的蔬菜汁倒入杯中，放上樱桃点缀即可。

功效

本品富含纤维素，可促进胃肠蠕动，适合结肠癌患者手术后食用。

酸甜莲藕橙子汁

原料

莲藕100克，橙子1个，白糖10克

制作

1 洗净的莲藕切成小块；橙子切小块，备用。莲藕入沸锅中焯水，捞出，沥干水分。

2 取榨汁机，将备好的食材倒入搅拌杯中，加入适量纯净水，选择定“榨汁”功能，榨取蔬果汁，加入适量白糖，搅拌均匀。

3 将榨搅拌好的锅中蔬果汁倒入装入杯中即可。

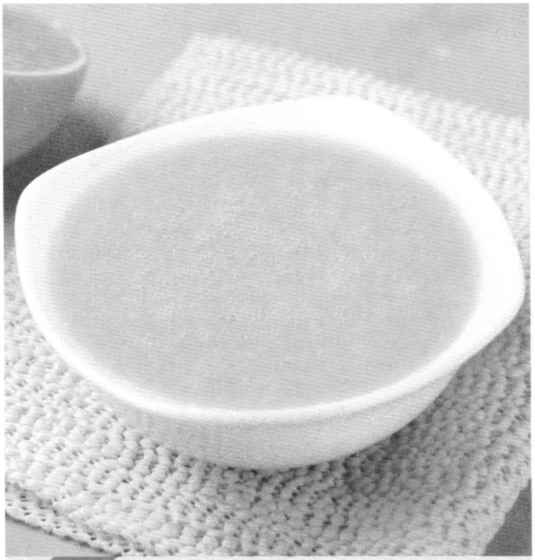

功效 本品有健脾开胃的功效作用，适合结肠癌患者手术后食用。

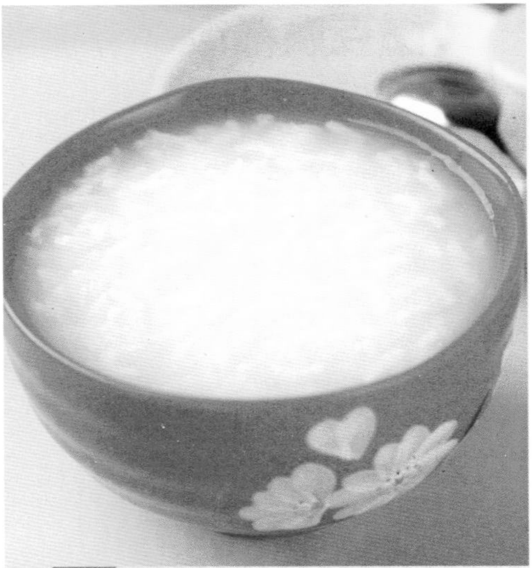

功效 本品易于消化，能健脾和胃，适合结肠癌患者手术后食用。

糯米稀粥

原料

水发糯米 90 克

制作

1 砂锅中注入适量清水，用大火烧开，倒入洗净的糯米，搅拌均匀。

2 盖上盖，大火烧开后转小火煮 20 分钟，至米粒熟软。

3 搅拌均匀，关火后盛出即可。

卷心菜稀粥

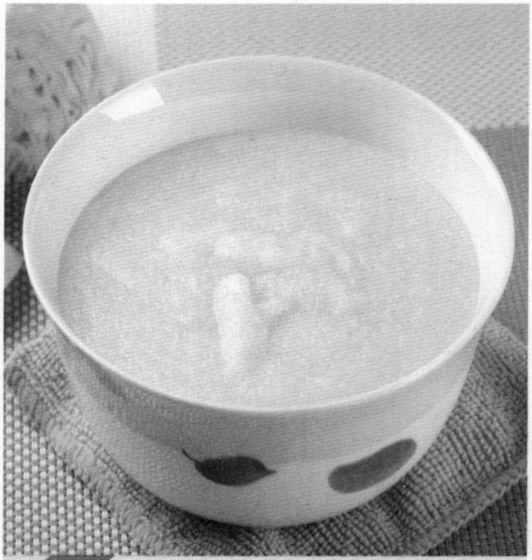

原料

卷心菜 120 克，水发大米 180 克，盐 2 克，鸡粉 2 克，芝麻油 3 毫升，食用油适量

制作

1 洗净的卷心菜切成段。

2 砂锅中注入适量清水烧开，倒入洗净的大米，用小火煮 30 分钟至大米熟软；倒入适量食用油和卷心菜，搅拌匀；放入盐、鸡粉，拌匀；淋入芝麻油，搅拌均匀。

3 把煮好的粥盛入碗中即可。

功效 本品口感柔软，好消化，适合结肠癌患者手术后食用。

嫩豆腐稀饭

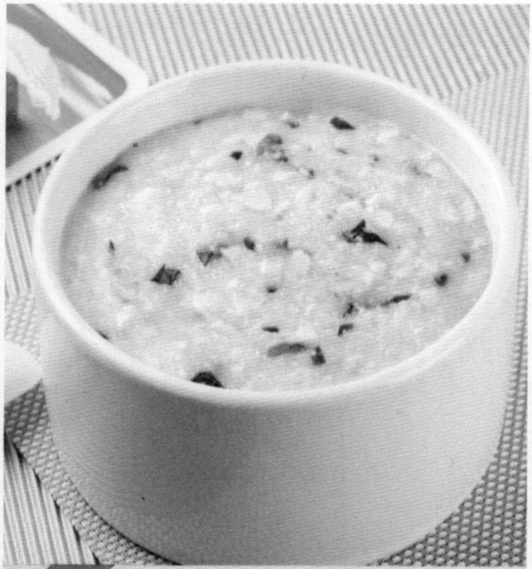

原料

豆腐 90 克，菠菜 60 克，秀珍菇 30 克，软饭 170 克，盐 2 克

制作

1 豆腐、秀珍菇、菠菜放入沸水锅中，烫煮至断生，分别切碎，剁成末。

2 汤锅中注水烧开，倒入软饭，搅散，煮 20 分钟至软烂；倒入菠菜，拌匀；放入豆腐，拌煮 30 秒钟；加入适量盐，快速拌匀调味。

3 把煮好的稀饭盛入碗中即可。

功效 本品营养丰富又容易消化，适合结肠癌患者手术后食用。

土豆稀粥

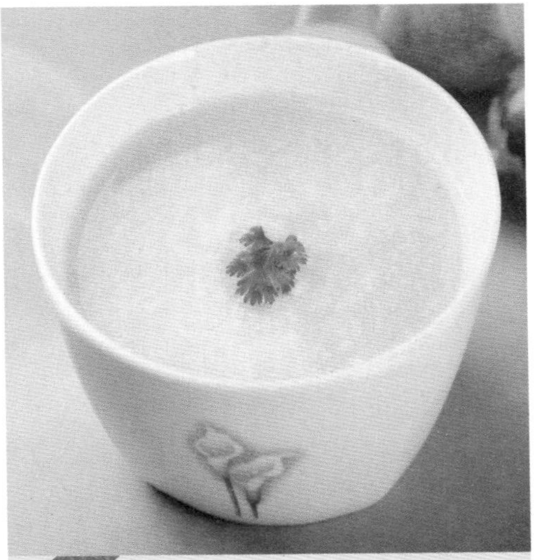

原料

土豆120克,水发大米180克,盐2克,鸡粉2克,芝麻油3毫升,食用油适量

制作

1 将洗净的土豆蒸熟,压成泥。

2 砂锅中注水烧开,倒入洗净的大米,用小火煮30分钟至大米熟软;倒入适量食用油,倒入土豆泥,搅拌匀;放入适量盐、鸡粉,拌匀;淋入少许芝麻油,拌匀。

3 把煮好的粥盛入碗中即可。

功效 本品柔软好消化,适合结肠癌患者手术后食用。

蛋黄豆腐碎米粥

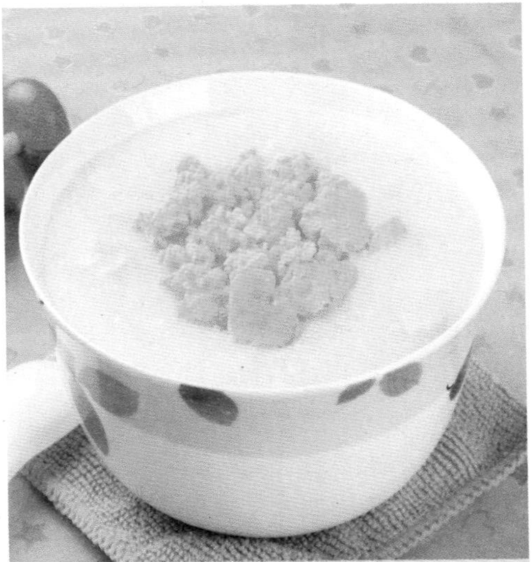

原料

鸡蛋1个,豆腐95克,大米65克,盐少许

制作

1 汤锅注水,放入鸡蛋煮熟,取出蛋黄,压烂;豆腐切成丁。

2 取榨汁机,选干磨刀座组合,将大米放入杯中,磨成米碎。

3 汤锅中加水,倒入米碎拌煮成米糊;加盐、豆腐,煮至豆腐熟透。

4 关火,把煮好的米糊倒入碗中,放入蛋黄即可。

功效 本品营养丰富,能健脾润肠,适合结肠癌患者手术后食用。

鸡汁土豆泥

原料

土豆 200 克，鸡汁 100 毫升，盐 2 克

制作

1 将去皮洗好的土豆切成小块，装入大碗中，放入烧开的蒸锅中用中火蒸 10 分钟至土豆熟透，取出剁成泥状，装入碗中，待用。

2 汤锅中注入适量清水烧开，倒入鸡汁，放入盐拌匀，大火煮至沸腾；倒入土豆泥，拌煮 1 分 30 秒至熟透。

3 关火后将煮好的土豆泥盛出，装入碗中即可。

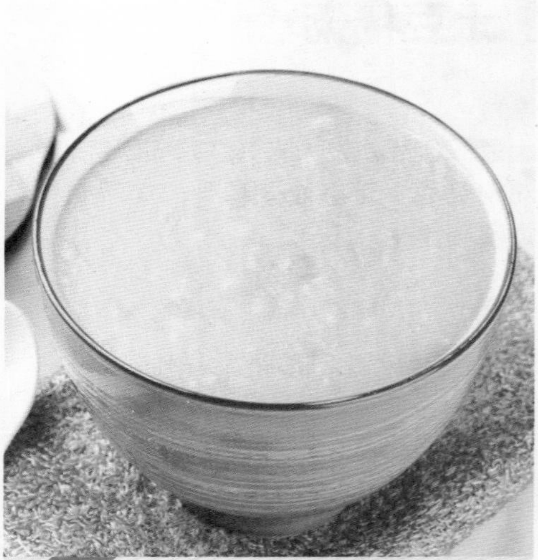

功效 本品易于消化，能润肠养胃，适合结肠癌患者手术后食用。

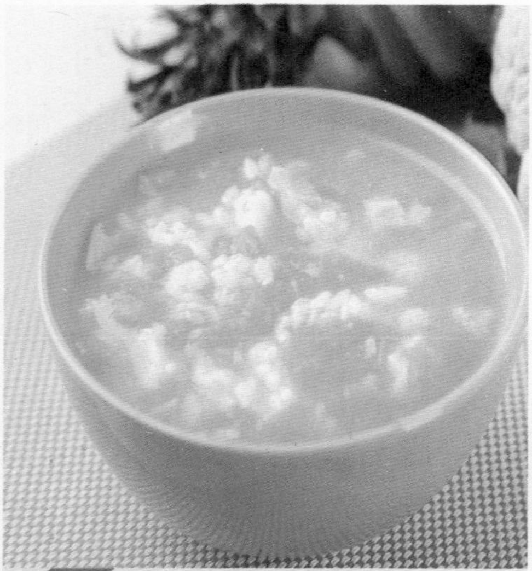

功效 本品柔软好消化，还能增进食欲，适合结肠癌患者手术后食用。

花菜菠萝稀粥

原料

花菜 100 克，菠萝 50 克，水发大米 180 克，盐 2 克，鸡粉 2 克，芝麻油 3 毫升，食用油适量

制作

1 洗净的花菜切瓣，洗净的菠萝切块。

2 砂锅中注水烧开，倒入大米，用小火煮 30 分钟至大米熟软；倒入食用油、花菜和菠萝，拌匀；放盐、鸡粉、芝麻油，搅拌均匀。

3 关火后把煮好的粥盛出，装入碗中即可。

鸡丝干贝小米粥

原料

鸡胸肉 100 克，干贝 50 克，小米 150 克，葱花适量，盐 4 克，鸡粉 3 克，胡椒粉少许，芝麻油 2 毫升

制作

1 鸡胸肉煮熟，撕成细丝；干贝洗净。

2 砂锅中倒入清水烧开，放入小米，烧开后用小火煲 40 分钟；放鸡丝和干贝，拌匀煮沸；加盐、鸡粉、胡椒粉、芝麻油，搅拌均匀。

3 关火后盛出装碗，撒上葱花即可。

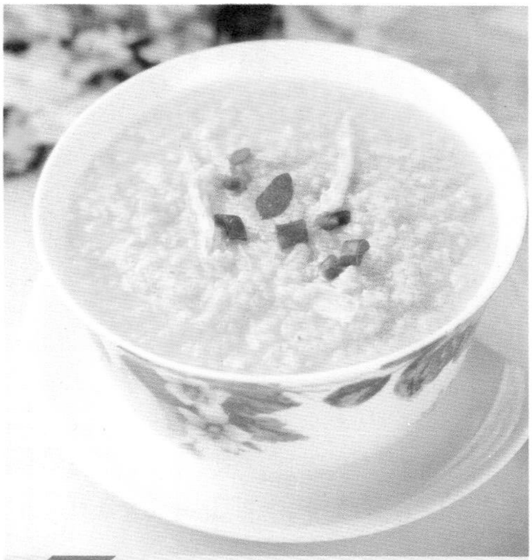

功效 本品能健脾胃、养肠道，适合结肠癌患者手术后食用。

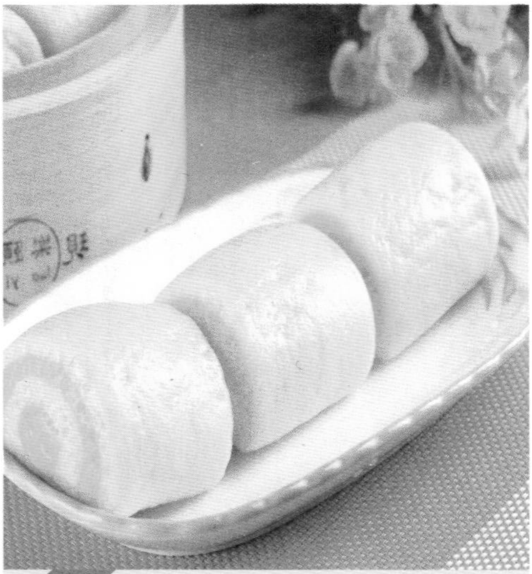

功效 本品柔软好消化，能健脾胃，适合结肠癌患者手术后食用。

双色馒头

原料

低筋面粉 1000 克，酵母 10 克，白糖 100 克，熟南瓜 200 克

制作

1 取一半低筋面粉、酵母和白糖揉至白色面团纯滑，静置。

2 取余下的低筋面粉、酵母和白糖和熟南瓜，制成南瓜面团，静置。

3 取适量白色面团和南瓜面团分别擀平，南瓜面团叠在白色面团上，揉搓成面卷，切成馒头生坯。

4 放入蒸盘，静置 1 小时，蒸熟即成。

结肠癌的药茶调养法

桂圆人参茶

原料

人参片10克，五味子8克，桂圆肉15克，绿茶叶6克

制作

1 砂锅中注水烧开，放入洗净的人参片、五味子、桂圆肉，煮至其析出有效成分。

2 盛出少许药汁，倒入装有茶叶的杯中，清洗一遍茶叶，倒出药汁。

3 再次倒入药汁，泡约5分钟即可饮用。

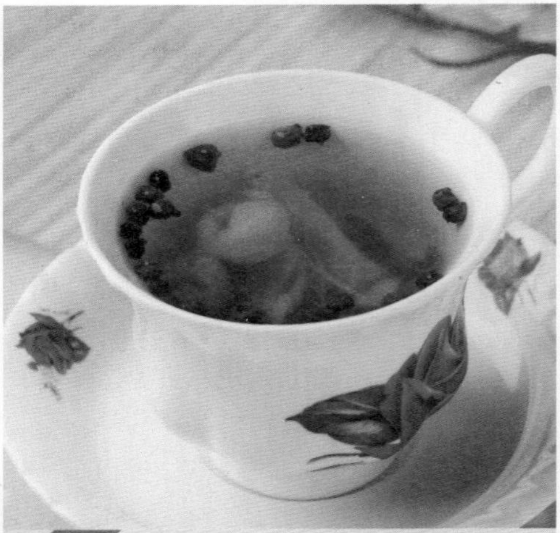

功效 本品益气补虚，适合结肠癌患者饮用。

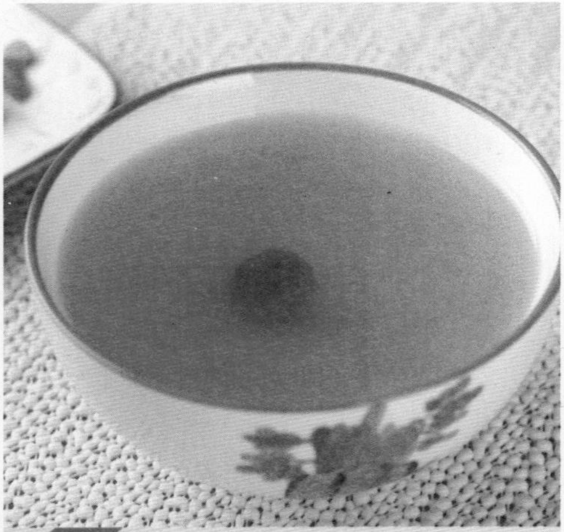

功效 本品既能益气补虚，还能保护血管，适合结肠癌患者饮用。

丹参黄芪枸杞茶

原料

红枣20克，黄芪10克，丹参、枸杞各5克

制作

1 砂锅中注水烧开，放入洗好的红枣、黄芪、丹参、枸杞。

2 盖上盖，煮沸后用小火续煮约10分钟，至其析出有效成分。

3 取下盖，搅拌几下，再盛出煮好的枸杞茶，滤取茶汁，装入茶杯中即成。

黄芪黄连茶

原料

黄连 20 克，黄芪 10 克

制作

1 砂锅中注入清水，用大火烧开。

2 放入洗好的黄连、黄芪。

3 盖上盖，煮沸后用小火续煮约10 分钟，至其析出有效成分。

4 搅拌几下，再盛出煮好的茶，滤取茶汁，装入茶杯中即成。

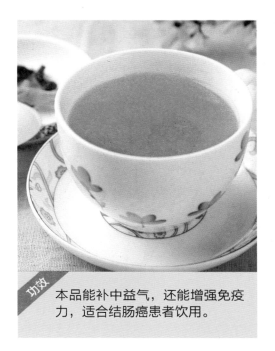

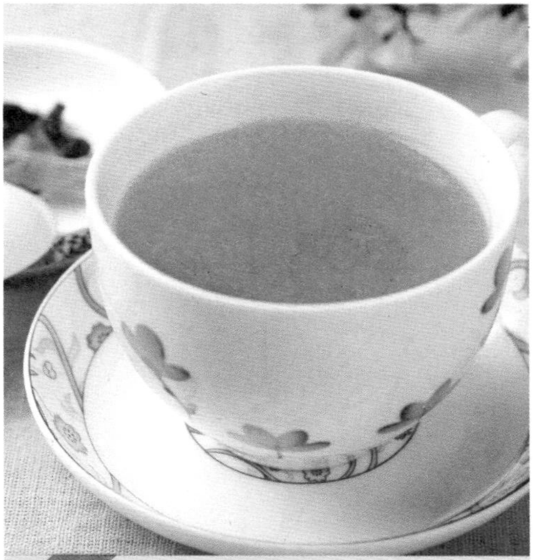

功效 本品能补中益气，还能增强免疫力，适合结肠癌患者饮用。

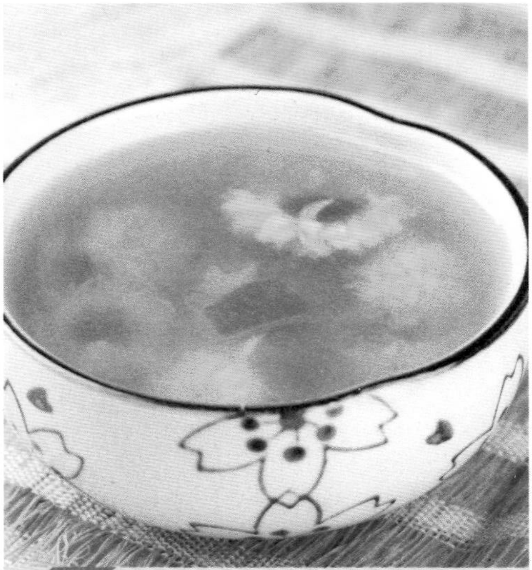

功效 本品能补益气血，适合结肠癌患者饮用。

山楂菊花茶

原料

鲜山楂 90 克，干菊花 15 克

制作

1 砂锅中注入清水，用大火烧开。

2 放入洗好的山楂、菊花。

3 盖上盖，煮沸后用小火续煮约10 分钟，至其析出有效成分。

4 取下盖，搅拌几下，再盛出煮好的茶，装入茶杯中即成。

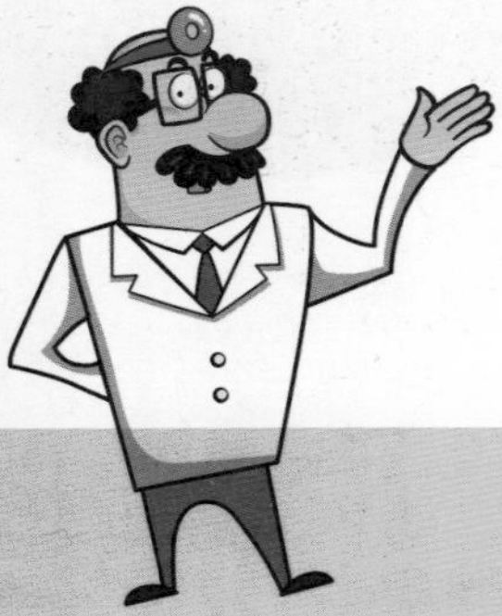

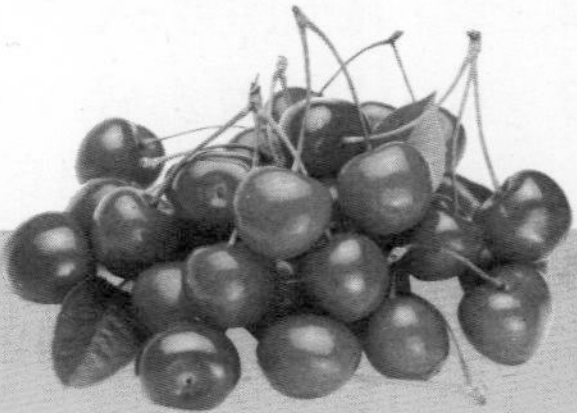

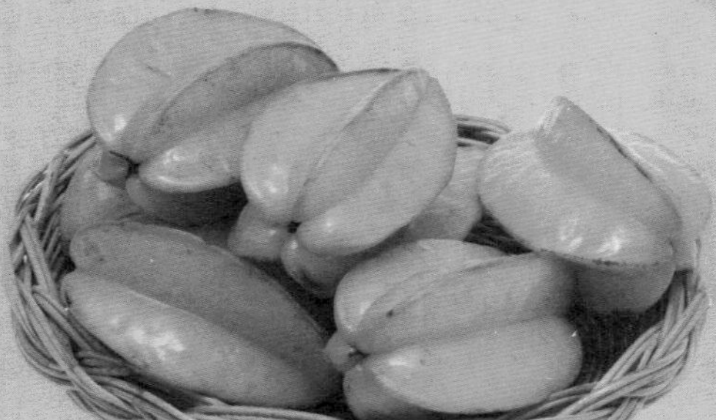

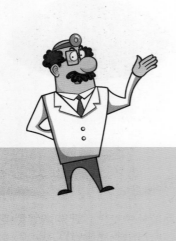

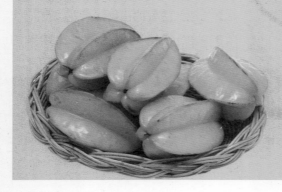

第三章

直肠癌

直肠癌在我国是一种越来越高发的疾病。直肠癌早期有排便习惯改变和便血等症状，呈现便频、排便不尽感。便血量不多，颜色鲜红，常被误当做痔而忽视。当癌肿发展增大，浸润肠腔一周时出现便秘、排便困难、粪便变细，并伴有下腹胀痛不适等慢性梗阻症状，部分患者在此之前有腹泻与便秘交替的症状。在本章中，我们首先为您详细介绍关于直肠和直肠癌的相关知识，以及直肠癌患者在术前和术后的护理要点。接下来，根据直肠癌患者在术前和术后的不同饮食要求，我们列出了多道对应调理食谱。

直肠的位置

直肠位于结肠的下方，长 12 ~ 15 厘米，上端与乙状结肠相连，下端连接肛管，直肠下端扩大成直肠壶腹，在直肠壶腹部有上、中、下 3 个半月形皱襞，内含环行肌纤维，称直肠瓣。直肠瓣有组织粪便排出的作用。直肠壶腹的最下端变细，与肛管相连。在直肠中下段有侧韧带将直肠固定于骨盆侧壁。

直肠与结肠的区别

结肠从盲肠开始，到乙状结肠结束，是一根全长 1.23 ~ 1.48 米的粗大肠管，形状像一个方框。而直肠是位于结肠下方的只有长 12 ~ 15 厘米长的肠管，有 3 个皱襞，下端与肛管连接部位较细一些。

结肠的主要功能是吸收剩余的水分和钠、氯、钾、碳酸氢盐、钙、铁等物质，将液态食物残余转变为固态的粪便，并排入直肠。而直肠对固态化的粪便起到暂留的作用。粪便经乙状结肠进入直肠后，粪便对直肠造成刺激，这种刺激传送到大脑，便会产生“想要排便”的感觉。

直肠癌的症状

直肠癌和其他疾病一样，也有分期，在不同的分期（早期、进展期、晚期），主要的症状也是有所不同的，下面就来逐一介绍。

早期

早期直肠癌大多没有明显的症状，因此容易错过诊疗。但是也并不是说一点症状都没有，比较多见的是肛门出血。出血量并不多，也不频繁，有时候沾在粪便旁边，有时候沾在厕纸上，不易发觉，很多人会误以为是痔疮而忽视。

进展期

进展期的直肠癌患者会出现排便习惯改变、血便、脓血便、便秘与腹泻交替等。便秘之后的肠道蠕动变得活跃，肠道内容物移动加快，导致水分没有被充分吸收而形成腹泻，腹泻以后又导致便秘，形成腹泻与便秘交替的现象。

晚期

直肠癌晚期会有排便梗阻、消瘦甚至恶病质。便血和营养不良都会导致贫血。癌症侵犯膀胱、尿道、阴道等周围脏器时会出现尿路刺激症状、阴道流出粪液、骶部及会阴部疼痛、下肢水肿等症状。

诱发直肠癌的因素

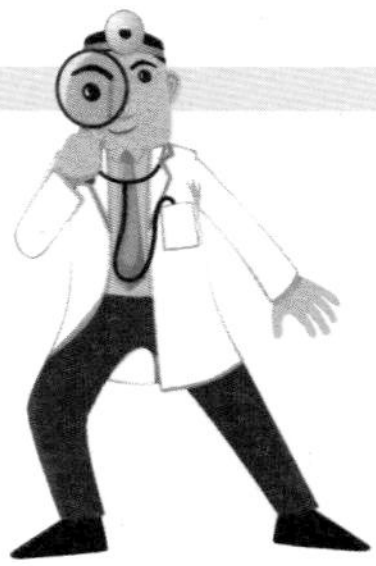

任何一种疾病，都有一定的诱因，诱发直肠癌的因素有很多，既包括饮食方面，也包括生活习惯以及遗传因素。

低膳食纤维饮食

膳食纤维对于直肠癌的预防有重要作用。膳食纤维主要存在于蔬菜、水果和谷物中。纤维质既能使粪量增多，降低肠癌的发病率，又能吸附大肠癌促进剂胆汁酸盐，还能降低 pH 值，制造不利于癌细胞生长的环境。

微量元素和维生素缺乏

微量元素硒具有防癌作用。硒是谷胱甘肽过氧化酶必不可少的构成成分，这种酶能使活性氧失去毒性，抑制细胞增殖。镁既能抑制癌细胞的形成和发展，又能促进体内废物排出体外。钙可以抑制脂肪酸和胆碱，对肠道上皮有保护作用。

高脂、高蛋白饮食

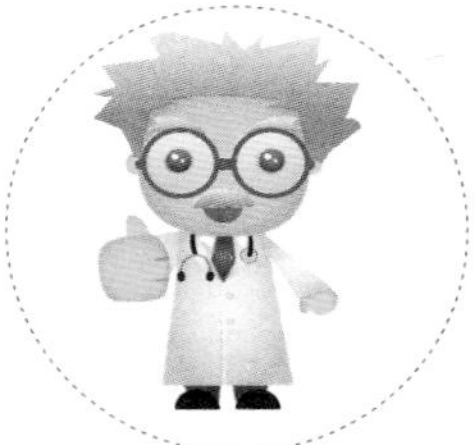

高脂、高蛋白饮食对于肠胃健康有很大的危害。以肉类和奶制品为主的高脂、高蛋白食物摄入过多会增加胆汁酸的分泌，并产生致癌物质次级胆汁酸，很容易引起肠道癌症。

饮酒、抽烟

过度饮酒和抽烟对大肠健康非常不利。抽烟和饮酒不仅对肺部、胃部有很大损害，对大肠也有害处。既饮酒又抽烟的人直肠癌的发病率会提高很多。

睡眠不足

人体在正常情况下，功能相反的交感神经和副交感神经处于相互制约平衡中。促进大肠活动的副交感神经在人体睡眠的时候状态最好。如果长期睡眠不足，就会打破自主神经系统的平衡，引起便秘等肠道问题，长此以往便容易引起直肠癌。

遗传因素

直肠癌虽然不是遗传病，但是，直肠部分的基因容易发生变异的体质是可以遗传的。致癌物质和病毒能使正常细胞的基因发生改变，然后向癌变的方向发展。所以，有直肠癌家族病史的人相对患病概率要高一些。

哪些人易患直肠癌

直肠癌是仅次于胃癌的人体消化道常见的恶性肿瘤疾病。近年来，直肠癌的发病率明显上升，几乎成了肿瘤家族的“新宠”。那么，哪些人群会与这一“新宠”有缘呢？

有家族病史者

直肠癌虽然不是遗传性疾病，但是由于饮食、生活习惯以及基因等因素，直肠癌患者血缘亲属中该病的患病率高于一般人。所以，有直肠癌家族病史的人，比没有家族病史的人更易患直肠癌。

生活在大肠癌高发地区者

由于气候、饮食、生活习惯等因素，大肠癌的发病具有明显的地域性。有些地区发病率低，有些地区发病率高。生活在大肠癌高达地区的人比较易患直肠癌。

有相关疾病者

直肠腺瘤患者、血吸虫病性直肠炎患者、盆腔接受过放射治疗者和长期不愈的溃疡性直肠炎或克隆病患者都是直肠癌高发人群。此外，曾患过直肠癌的人，虽经手术切除病灶或经内科抗癌治疗，但仍可能再次发生直肠癌。

直肠癌的类型

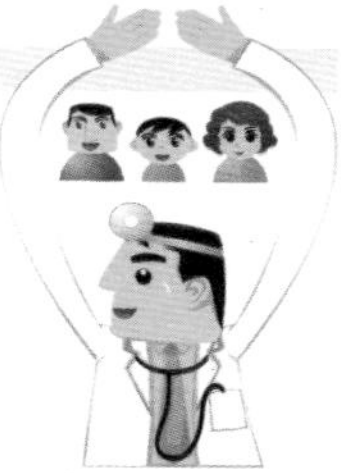

直肠癌的类型和预后有很大的关联。近年来，直肠癌在诊断和治疗方面已取得了较大的进展，直肠癌根治术后5年生存率由过去的30%提高到50%左右。那么，直肠癌的类型有哪些呢？

乳头状腺癌

乳头状腺癌的癌细胞构成很多乳头状结构，向癌组织表面或向癌组织内扩张的腺腔内呈分枝的乳头状突起。乳头的形态不一，可呈细长、粗短、逐级分枝状。乳头状腺癌的典型结构常常见于癌组织的浅表部，越向深部浸润其分化越低。

管状腺癌

管状腺癌根据癌细胞的分化程度，可以分为三类：

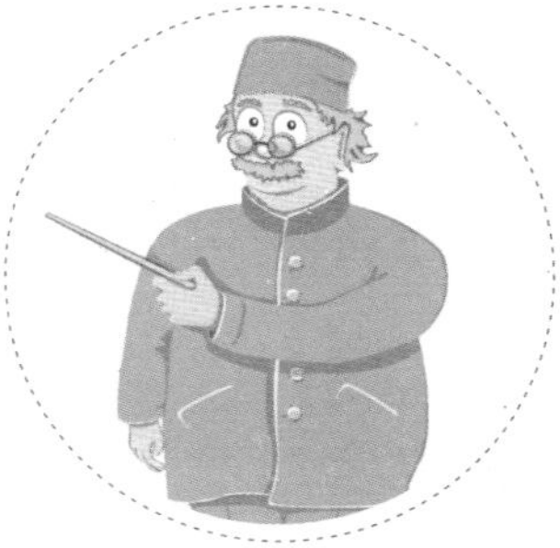

◆高分化腺癌：**较大而明显，排列比较规则，癌细胞呈高柱状或立方形，排列整齐。**

◆中分化腺癌：**较小而排列不太规则，癌细胞多为立方形或矮柱状。**

◆低分化腺癌：**癌细胞形成不明显的腺管，形状很不规则，数量较少。**

黏液腺癌

黏液腺癌的癌细胞形成管腔，能够分泌大量黏液排出胞浆外到腺腔内，黏液物质堆积，许多腺腔扩张或破裂，黏液物质浸润间质，即形成黏液湖。

印戒细胞癌

印戒细胞癌的癌细胞多呈分散性浸润，不形成明显的癌巢，能分泌黏液但多不排出到细胞外。胞浆内黏液增多，细胞核被挤压到细胞的一侧周边，使整个癌细胞呈印戒状。此种直肠癌预后不良，多见于年轻女性。

未分化癌

未分化癌的癌细胞体积较小，呈圆形、卵圆形或不整齐形，排列成片或团块状浸润性生长，不形成腺管或其他组织结构。

特殊型癌

◆**腺鳞癌**：也称腺棘癌，这类肿瘤细胞中的腺癌与鳞癌成分混杂相间存在。
◆**鳞状细胞癌**：是指原发于大肠黏膜的鳞状细胞癌，癌中以鳞状细胞为主。
◆**类癌**：是指来自消化管腺体底部嗜银细胞的一种低度恶性肿瘤。

直肠癌患者手术前的准备工作

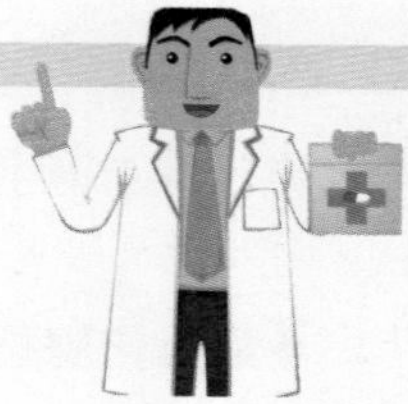

直肠癌患者在手术前要做好各方面的准备，需要适度调整心理状态，对手术有信心，注意休息，这些对手术顺利进行很有帮助。

调整心态

直肠癌患者在手术前要调整心态，积极乐观，防止情绪波动。保持积极、平稳的情绪有助于手术的顺利进行。有的患者需要进行腹部会阴联合切除术，使用永久性人工肛门。患者要对这个情况能够接受，以免术后产生消极心理，影响术后恢复。

控制饮食

直肠癌患者在手术前 3 天需要低渣饮食，不能食用高纤维蔬菜和水果。手术前 2 天改为流质饮食，如米汤、果汁等，但忌食牛奶和奶制品。如果患者有肠梗阻应禁食。由于术前患者为流质饮食加上服用抗生素，导致维生素 K 的合成和吸收减少，所以，术前要适当的补充维生素 K。

保持足够的休息

直肠癌患者在手术前保持足够的休息有很多好处。一方面，足够的休息能够保证直肠癌患者放松精神，保持尽量轻松的心态面对手术；另一方面，足够的休息能够保证直肠癌患者的身体状况良好，为顺利手术做好准备。

直肠癌患者手术后的护理工作

治疗是直肠癌发生后想要恢复健康必须经历的过程，不论是直肠癌手术治疗还是药物治疗，单纯的治疗都不能最大程度的治愈直肠癌。那么直肠癌手术后应该注意怎样的饮食护理呢？下面我们学习直肠癌手术后的护理。

心理护理

家属要加强对术后患者的心理护理，帮助患者建立积极的情绪，消除其不安、焦虑甚至恐惧的心理。在对患者的护理中，尤其是对使用人工肛门的患者，不能流露出厌烦的情绪。

饮食护理

直肠癌患者在手术后要加强营养，多食用能够促进肠胃蠕动的新鲜水果和蔬菜；粗粮一定要细加工；尽量少食用或不食用油腻、辛辣、刺激的食物；使用人工肛门的患者可以少吃一些产气的食物，如黄豆、韭菜、豌豆、扁豆、西瓜等；容易产生异味的洋葱、玉米和鱼类最好也少吃。

卫生护理

由于直肠癌患者术后需要卧床休息，要尤其注意防止产生褥疮。患者的床铺要清洁，经常更换。使用人工肛门的患者还需要注意保持人工肛门附近的皮肤清洁，以免引起感染。

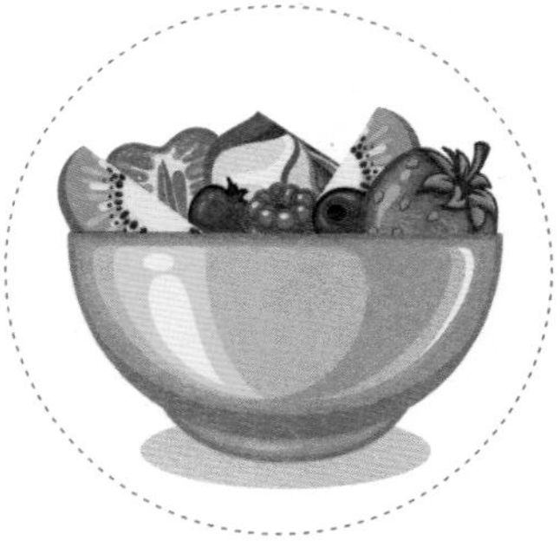

直肠癌患者手术前的饮食调理

玉子虾仁

原料

日本豆腐110克，虾仁60克，豌豆50克，盐、鸡粉、生粉、老抽、生抽、水淀粉、食用油各适量

制作

1 虾仁放生粉、老抽拌至入味。

2 将日本豆腐切成小块，摆入盘中，撒上生粉，放虾仁、豌豆、盐，制成玉子虾仁，入蒸锅大火蒸熟。

3 油锅烧热加水、生抽、老抽、盐、鸡粉、水淀粉制成味汁，浇在蒸好的食材上即成。

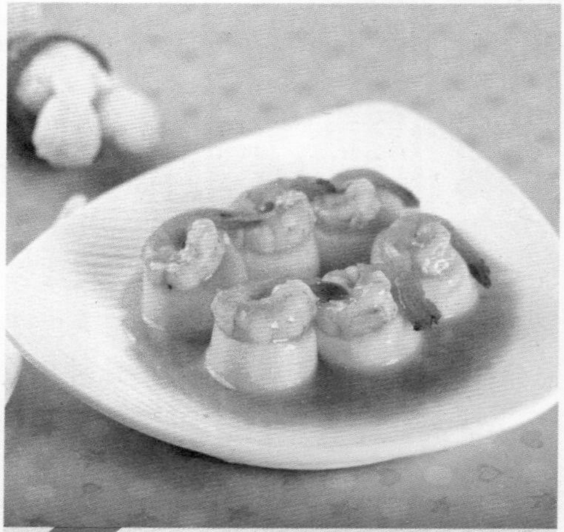

功效 本品口感柔软，能健胃养肠，适合直肠癌患者手术前食用。

清炒时蔬鲜虾

原料

西葫芦100克，鲜百合25克，虾仁40克，姜末、葱末、盐、鸡粉、料酒、水淀粉、食用油各适量

制作

1 洗净的西葫芦切片，虾仁加调味料腌渍，将西葫芦片、百合焯水。

2 油爆姜末、葱末，倒入虾肉丁炒至淡红色；淋入料酒炒匀，放入焯煮过的食材，翻炒至食材熟透。

3 加盐、鸡粉、水淀粉炒至入味即成。

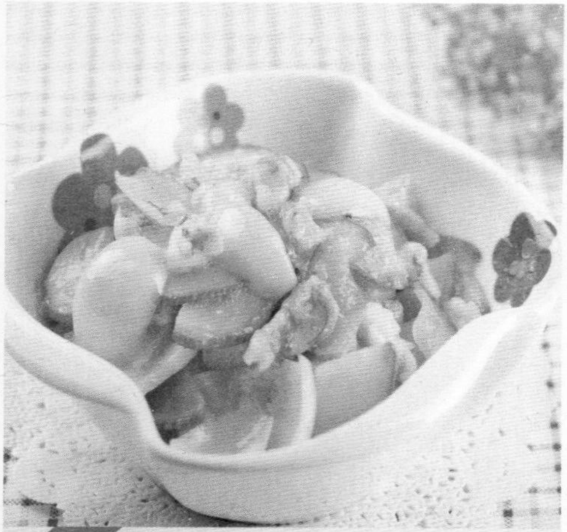

功效 本品口感柔软又好消化，营养丰富，适合直肠癌患者手术前食用。

滑蛋牛肉

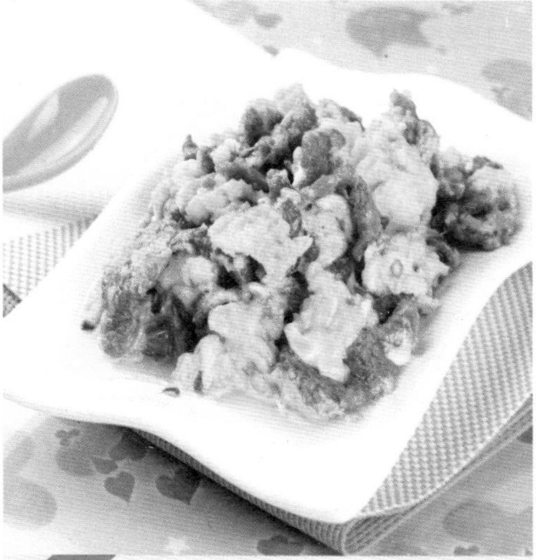

原料

牛肉 100 克，鸡蛋 2 个，葱花少许，盐 4 克，水淀粉 10 毫升，鸡粉、食粉、生抽、味精、食用油各适量

制作

1 洗净的牛肉切片，加入食粉、生抽、味精腌渍；鸡蛋加盐、鸡粉、水淀粉搅匀。

2 热锅注油烧热，倒入腌渍好的牛肉，滑油至转色，捞出备用。

3 牛肉倒入蛋液中，加葱花搅匀；锅底留油烧热，倒入蛋液炒熟。

4 将炒好的食材盛出装盘即成。

功效

本品容易消化，还能增强免疫，适合直肠癌患者手术前食用。

浇汁草鱼片

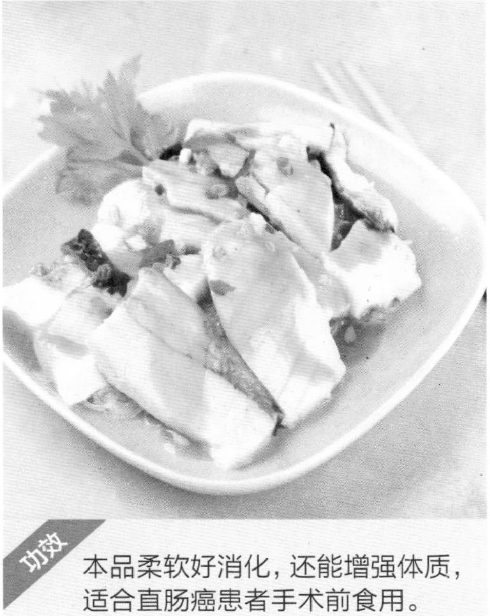

原料

草鱼片 400 克，葱花、姜末各适量，盐 4 克，鸡粉 2 克，料酒 3 毫升，水淀粉、食用油各适量

制作

1 草鱼片放适量盐、料酒、姜末腌渍 10 分钟至入味。

2 将腌好的草鱼片入开水锅中蒸熟。

3 起锅热油，放入姜末、葱花爆香，调入水淀粉、鸡粉，将芡汁浇到蒸好的鱼片上即可。

功效

本品柔软好消化，还能增强体质，适合直肠癌患者手术前食用。

鳕鱼蒸鸡蛋

原料

鳕鱼 100 克，鸡蛋 2 个，南瓜 150 克，盐 1 克

制作

1 南瓜切片，鸡蛋打散调匀。烧开蒸锅，放南瓜、鳕鱼，中火蒸 15 分钟至熟，分别剁成泥状。

2 在蛋液中加入南瓜、部分鳕鱼，放入少许盐拌匀。将拌好的材料装入另一个碗中，放在烧开的蒸锅内，用小火蒸 8 分钟。

3 取出，放上剩余的鳕鱼肉即可。

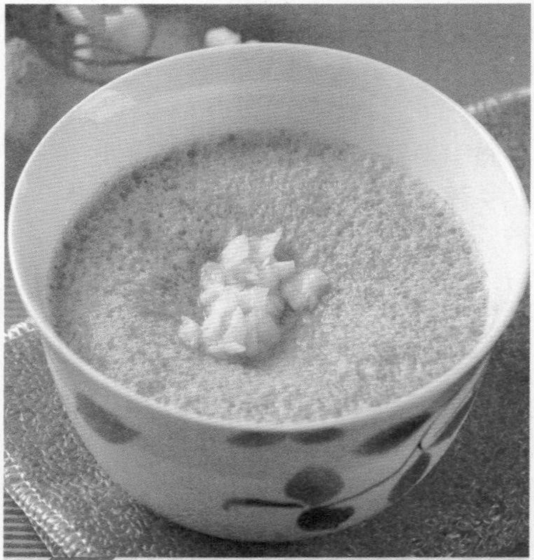

功效

本品能开胃消食，还能增强体质，适合直肠癌患者手术前食用。

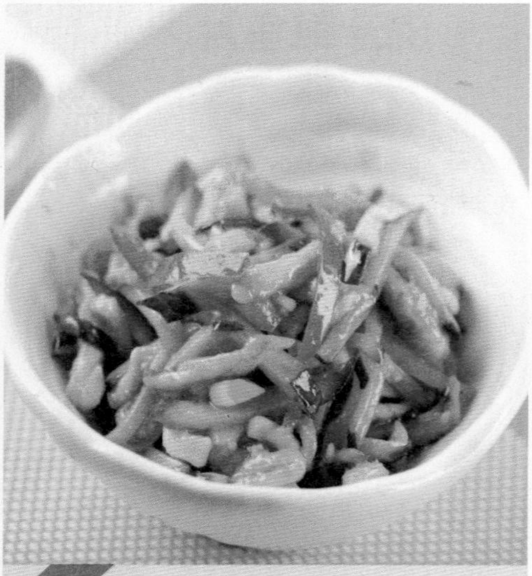

功效

本品富含营养，易于消化吸收，适合直肠癌患者手术前食用。

黄瓜肉丝

原料

黄瓜 120 克，瘦肉 80 克，彩椒 20 克，蒜末、葱末各少许，盐 2 克，鸡粉少许，生抽 3 毫升，料酒 4 毫升，水淀粉、食用油各适量

制作

1 黄瓜、彩椒切丝；瘦肉切丝，加调味料腌渍约 10 分钟。

2 用油起锅，倒入瘦肉丝炒匀；淋入料酒炒香；放生抽、葱末、蒜末、黄瓜、彩椒，炒至食材熟透。

3 加盐、鸡粉、水淀粉炒匀至入味即成。

豆腐蒸鹌鹑蛋

原料

豆腐 200 克，熟鹌鹑蛋 45 克，肉汤 100 毫升，鸡粉 2 克，盐少许，生抽 4 毫升，水淀粉、食用油各适量

制作

1 豆腐切条；熟鹌鹑蛋去皮，对半切开；豆腐装入蒸盘，挖孔，放入鹌鹑蛋，撒盐，放入烧开的蒸锅中蒸约 5 分钟至熟。

2 用油起锅，倒入肉汤、生抽，加鸡粉、盐、水淀粉，制成味汁；盛出味汁，浇在豆腐上即可。

功效 本品柔软好消化，能益气补血，适合直肠癌患者手术前食用。

核桃瘦肉汤

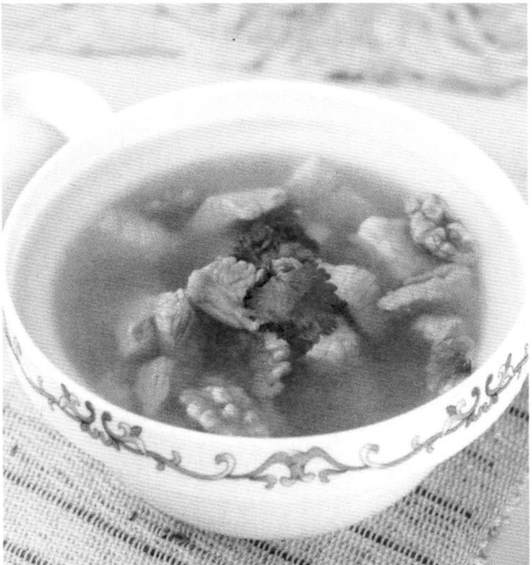

原料

茯苓 15 克，核桃仁 50 克，猪瘦肉 300 克，盐 2 克，鸡粉 2 克，料酒 10 毫升

制作

1 猪瘦肉切成丁。

2 砂锅中注入适量清水烧开；倒入茯苓、核桃仁，放入瘦肉丁，搅拌均匀；淋入料酒，大火烧开后转小火炖 1 小时，至食材熟透。

3 放入少许盐、鸡粉搅拌片刻，至食材入味；关火后盛出煮好的汤料，装入碗中即可。

功效 本品能补血安神，还能增强免疫力，适合直肠癌患者手术前食用。

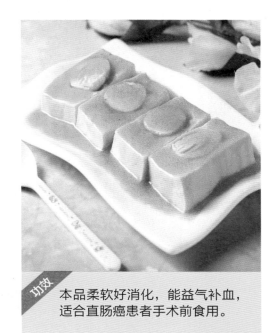

香菇大米粥

原料

水发大米 120 克，鲜香菇 30 克，盐、食用油各适量

制作

1 洗好的香菇切粒。

2 砂锅中注水烧开，倒入大米，搅拌均匀，烧开后用小火煮约 30 分钟至大米熟软。

3 揭开锅盖，倒入香菇粒，搅拌匀，煮至断生；加入少许盐、食用油，搅拌片刻至食材入味。

4 关火后盛出煮好的粥，装入碗中，待稍微放凉即可食用。

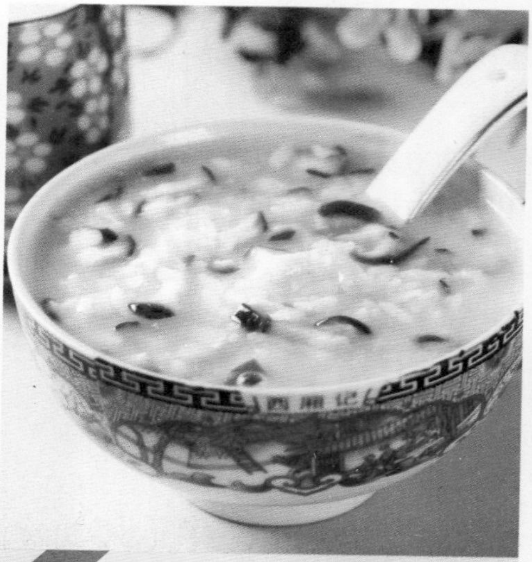

功效

本品柔软好消化，能健脾胃，适合直肠癌患者手术前食用。

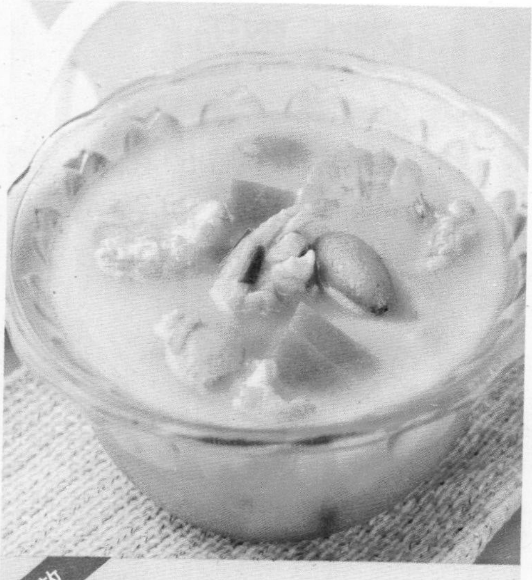

功效

本品增强免疫力、温中益气，适合直肠癌患者手术前食用。

青橄榄鸡汤

原料

鸡肉 350 克，玉米棒 150 克，胡萝卜 70 克，青橄榄 40 克，姜片、葱花、鸡粉、胡椒粉、盐、料酒各适量

制作

1 将洗净的胡萝卜、玉米棒切块；鸡肉斩成小块，焯去血水。

2 锅中注水烧开，倒入鸡块、青橄榄、姜片、玉米、胡萝卜，淋入料酒，煮至熟透，撇去浮沫。

3 加盐、鸡粉、胡椒粉拌匀，煮至汤汁入味，盛入碗中，放入葱花即可。

虾米白菜豆腐汤

原料

虾米20克，豆腐90克，白菜200克，枸杞15克，葱花少许，盐2克，鸡粉2克，料酒10毫升，食用油适量

制作

1　洗净的豆腐切块，洗净的白菜切丝。

2　用油起锅，倒入虾米炒香；放入白菜炒匀；淋入料酒炒匀；加水、枸杞，煮至沸腾；放入豆腐块，煮沸；加入适量盐、鸡粉搅拌均匀，使食材入味。

3　关火，将煮好的豆腐汤盛入碗中，撒上葱花即可。

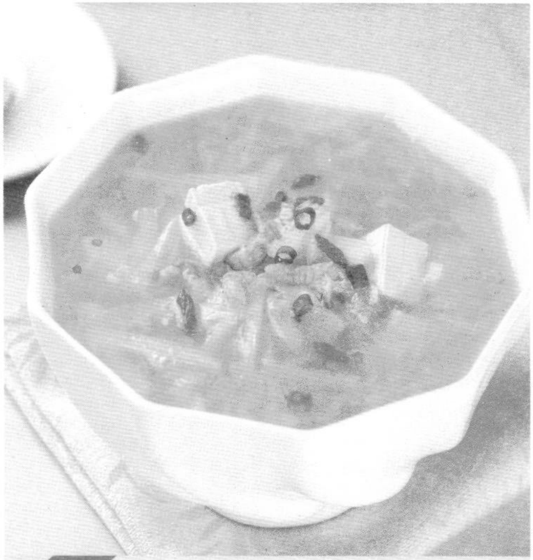

功效　本品补中益气、生津止渴，适合直肠癌患者手术前食用。

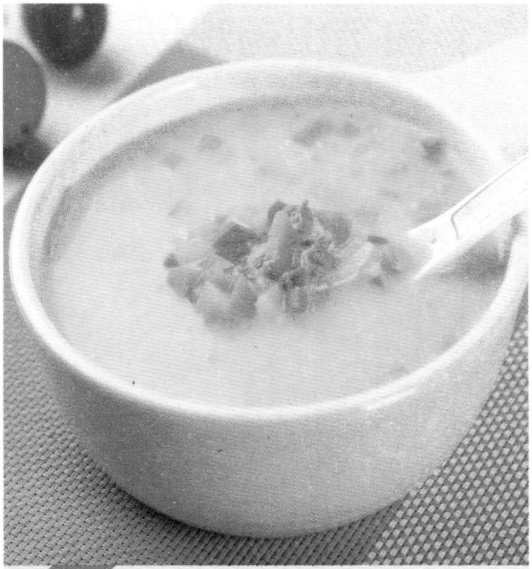

功效　本品容易消化，还能增强体质，适合直肠癌患者手术前食用。

牛肉南瓜汤

原料

牛肉120克，南瓜95克，胡萝卜70克，洋葱50克，牛奶100毫升，高汤800毫升，黄油少许

制作

1　洗净的洋葱、胡萝卜、牛肉切粒，洗净的南瓜切丁。

2　煎锅置于火上，倒入黄油，拌至其熔化；倒入牛肉炒匀；放入洋葱、南瓜、胡萝卜，炒至变软；加入牛奶、高汤，煮至食材入味。

3　关火后盛出煮好的南瓜汤即可。

木瓜银耳炖鹌鹑蛋

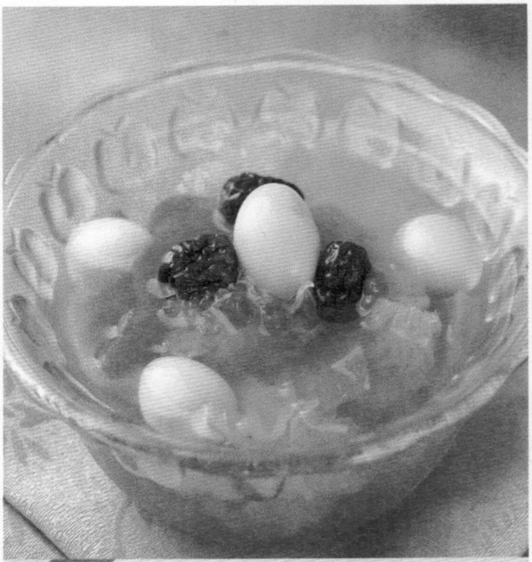

原料

木瓜 200 克，水发银耳 100 克，鹌鹑蛋 90 克，红枣 20 克，枸杞 10 克，冰糖 40 克

制作

1 洗净的木瓜、银耳切小块。

2 砂锅中注水烧开，放红枣、木瓜、银耳搅匀，用小火炖 20 分钟，至食材熟软；放入鹌鹑蛋、冰糖，煮 5 分钟，至冰糖熔化；加枸杞，略煮片刻，继续搅拌使其更入味。

3 关火后盛出煮好的食材，装入碗中即可。

功效

本品健脾养胃、益气清肠，适合直肠癌患者手术前食用。

白芍山药鸡汤

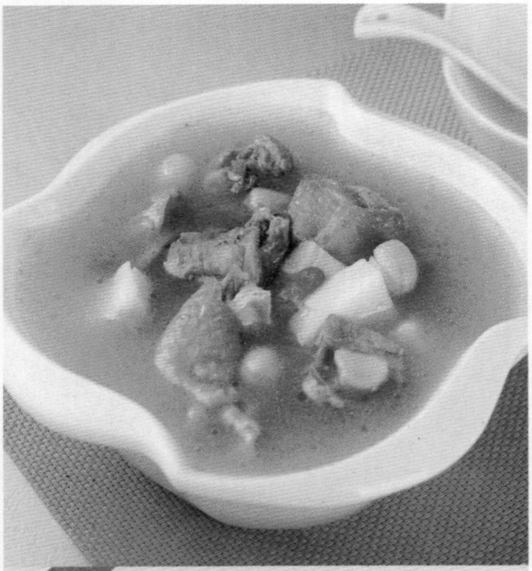

原料

白芍 12 克，水发莲子 50 克，枸杞 10 克，山药 100 克，鸡肉 400 克，料酒 8 毫升，盐 2 克，鸡粉 2 克

制作

1 山药去皮切丁，鸡肉切块，焯水。

2 砂锅中注水烧开，倒入白芍、莲子、枸杞、山药丁、鸡块，淋入适量料酒，搅匀，用小火煮 40 分钟，至鸡块熟透；放入少许盐、鸡粉搅拌片刻，至食材入味。

3 关火后盛入碗中即可。

功效

本品营养丰富，还能增强免疫力，适合直肠癌患者手术前食用。

鸭血鲫鱼汤

原料

鲫鱼 400 克，鸭血 150 克，姜末、葱花各少许，盐 2 克，鸡粉 2 克，水淀粉 4 毫升，食用油适量

制作

1 鲫鱼片下鱼肉，加入盐 1 克、鸡粉、水淀粉腌渍；鸭血切成片。

2 锅中注入适量清水烧开，加入 1 克盐，倒入姜末，放入鸭血，拌匀；加入适量食用油，搅拌匀；放入鱼肉，煮至熟透，撇去浮沫。

3 关火后把煮好的汤料盛出，装入碗中，撒上葱花即可。

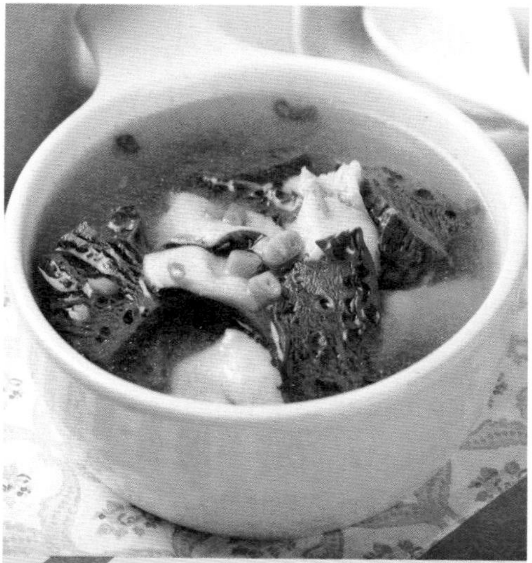

功效 本品能健脾开胃、增强免疫力，适合直肠癌患者手术前食用。

芸豆平菇牛肉汤

原料

牛肉 120 克，水发芸豆 100 克，平菇 90 克，姜丝、葱花、盐、鸡粉、食粉、生抽、水淀粉、食用油各适量

制作

1 洗净的平菇切块；洗净的牛肉切片，加入盐、鸡粉、食粉、生抽、水淀粉腌渍至入味。

2 锅中注水烧开，倒入芸豆、姜丝，煮沸后用小火煮 20 分钟；加盐、鸡粉、食用油、平菇，拌匀，煮沸；放入牛肉片搅匀，煮至食材熟透。

3 将汤盛入汤碗中，撒上葱花即成。

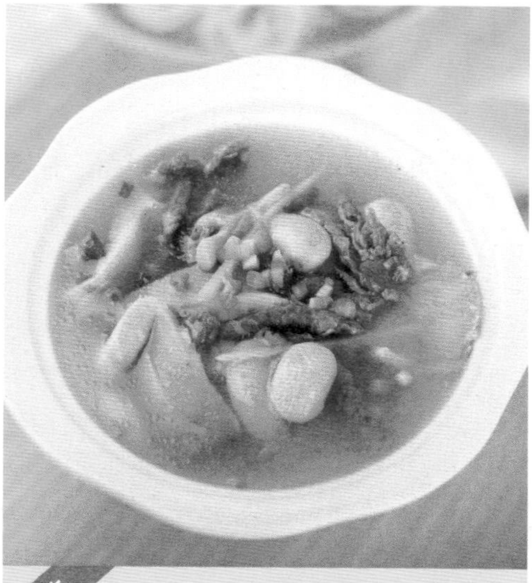

功效 本品易于消化，营养丰富，适合直肠癌患者手术前食用。

菊花枸杞瘦肉粥

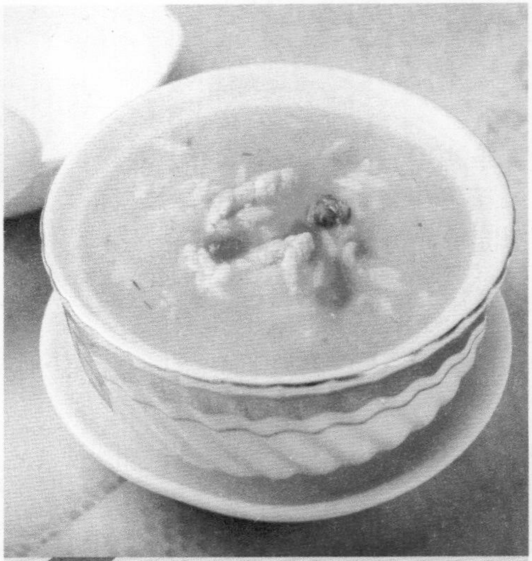

原料

菊花5克,枸杞10克,猪瘦肉100克,水发大米120克,盐3克,鸡粉3克,胡椒粉少许,水淀粉5毫升

制作

1 洗净的猪瘦肉切片,放胡椒粉、水淀粉腌渍10分钟。

2 砂锅中注水烧开,倒入大米,搅散;加菊花、枸杞拌匀,煮至米粒熟透;倒入瘦肉片拌匀,煮1分钟;放盐、鸡粉拌至食材入味。

3 关火后盛入汤碗中即可。

功效 本品柔软好消化,又能补虚益气,适合直肠癌患者手术前食用。

奶香燕麦粥

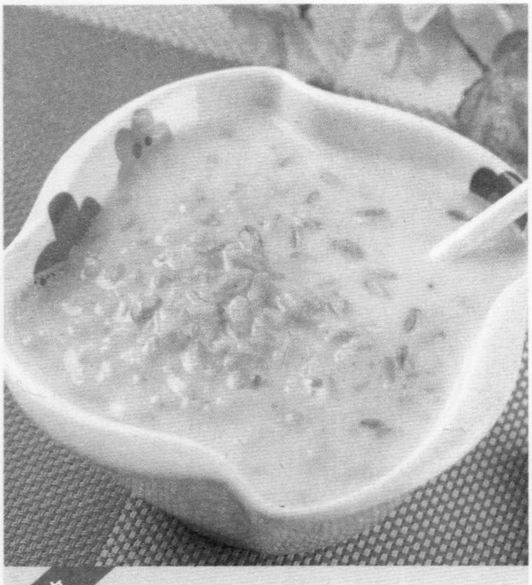

原料

燕麦片75克,松仁20克,牛奶100克

制作

1 汤锅中注入适量的清水,用大火烧开。

2 倒入准备好的燕麦片,再放入适量松仁,用锅勺搅拌均匀。

3 盖上盖,用小火煮30分钟至食材熟烂;放入牛奶搅拌均匀,用大火煮开;把煮好的粥盛出,装入碗中即可。

功效 本品柔软好消化,能健脾胃,适合直肠癌患者手术前食用。

虾仁蔬菜稀饭

原料

虾仁、秀珍菇各 40 克，胡萝卜 50 克，洋葱 30 克，软饭 120 克，盐少许

制作

1 将洗净的洋葱、秀珍菇、胡萝卜切成粒；虾仁去除虾线，切丁。

2 汤锅中注水烧开，倒入软饭，拌匀；放入胡萝卜、秀珍菇，搅拌一会，转小火煮 20 分钟至熟软。

3 放入洋葱粒，加入虾仁，搅匀煮沸；加入少许盐，拌匀调味。

4 把煮好的稀饭盛入碗中即可。

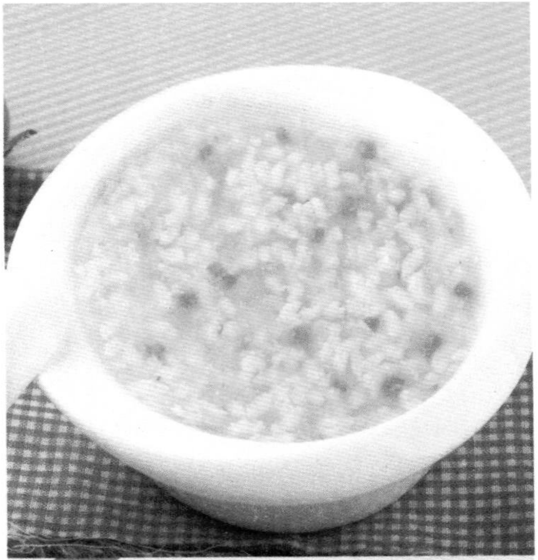

功效 本品口感软嫩，易于消化，适合直肠癌患者手术前食用。

鲜虾木耳芹菜粥

原料

水发大米 100 克，芹菜梗 50 克，虾仁 45 克，水发木耳 35 克，姜片少许，盐 3 克，鸡粉 2 克，芝麻油各适量

制作

1 虾仁去除虾线，加入盐、鸡粉腌渍；芹菜梗切粒；木耳切块。

2 砂锅注水烧开，倒入大米搅匀，煮沸后用小火煮 30 分钟；放姜片、虾仁、木耳，小火煮 5 分钟；加芹菜、盐、鸡粉、芝麻油煮至入味。

3 关火后将粥盛入汤碗中即成。

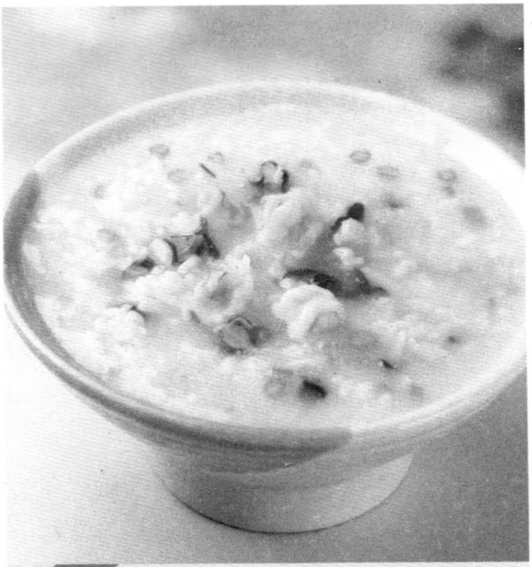

功效 本品能健脾胃、养肠道，还能益气，适合直肠癌患者手术前食用。

直肠癌患者手术后的饮食调理

三色米汤

原料

粳米、红米、糙米各 50 克

制作

1 锅中注入适量清水，用大火烧开。

2 放入洗净泡好的粳米、红米、糙米搅拌均匀，使米粒散开，用大火煮沸。

3 转用小火，继续煮约 30 分钟，至米粒熟透。

4 关火后取下盖子，搅拌几下，盛出煮好的米汤，放在碗中即成。

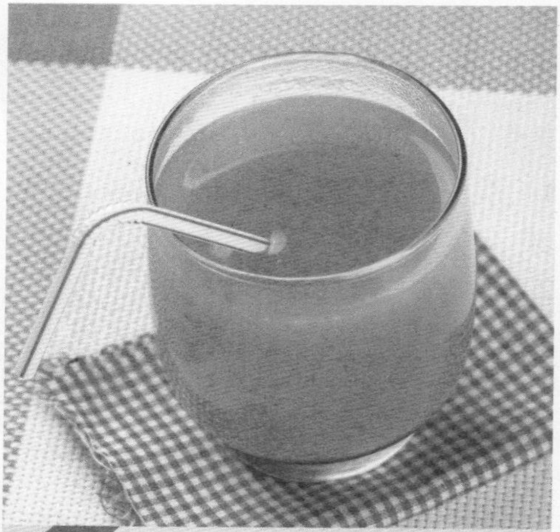

功效 本品能健脾养胃、益气补血，适合直肠癌患者手术后食用。

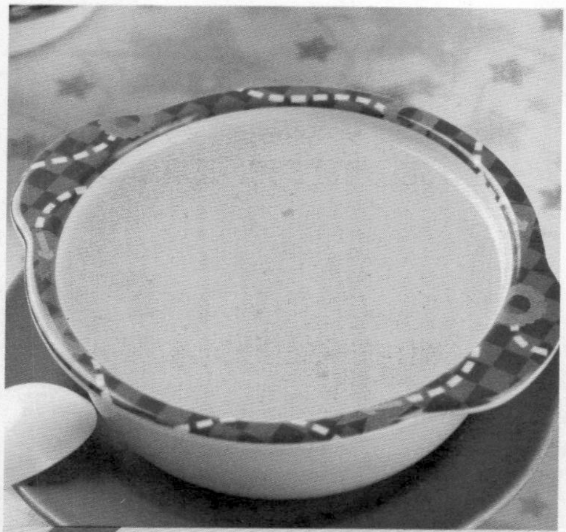

功效 本品和胃调中、益气健脾，适合直肠癌患者手术后食用。

蔬菜米汤

原料

土豆 100 克，胡萝卜 60 克，水发大米 90 克，白糖 4 克

制作

1 土豆洗净去皮切粒，胡萝卜洗净切粒。

2 汤锅中注入清水烧开；倒入水发大米，加入土豆、胡萝卜，搅拌匀，用小火煮 30 分钟至食材熟透。

3 把锅中材料盛在滤网中，滤出米汤，放在碗中，待凉后饮用即成。

西红柿稀粥

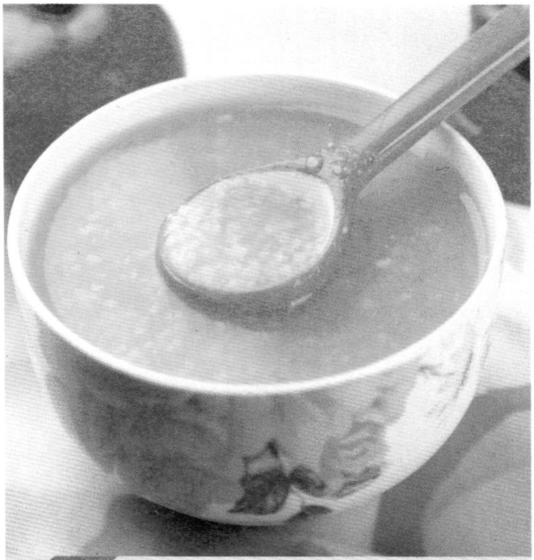

原料

西红柿 200 克，水发大米 150 克，冰糖 10 克

制作

1 洗净的西红柿切成小块。

2 砂锅中注水，倒入大米，拌匀，煲煮至米粒熟软；倒入西红柿，用小火续煮至材料熟透；加入适量冰糖，快速搅匀，转中火略煮一会儿，至糖分熔化。

3 关火后盛出煮好的粥，装入汤碗中即成。

功效

本品容易消化，能健脾养胃，适合直肠癌患者手术后食用。

白萝卜稀粥

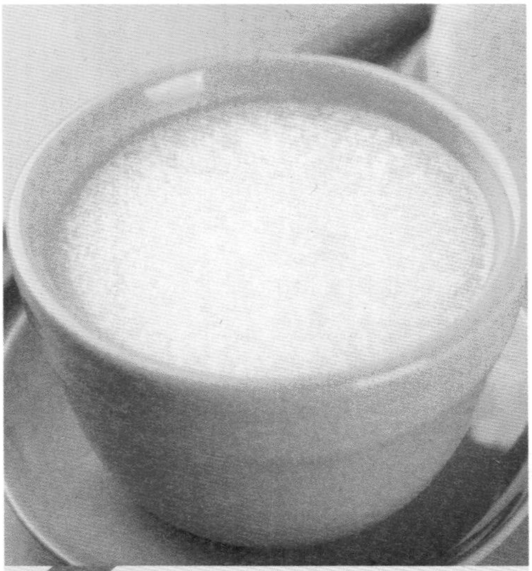

原料

白萝卜 200 克，水发大米 150 克，冰糖 5 克

制作

1 洗净的白萝卜切成小块。

2 砂锅中注入清水，倒入大米，拌匀，煲煮至米粒熟软；倒入白萝卜，用小火续煮至材料熟透；加入适量冰糖，快速搅匀，转中火略煮一会儿，至糖分熔化。

3 关火后盛入汤碗中即成。

功效

本品能健脾胃、养肠道，适合直肠癌患者手术后食用。

苹果柳橙稀粥

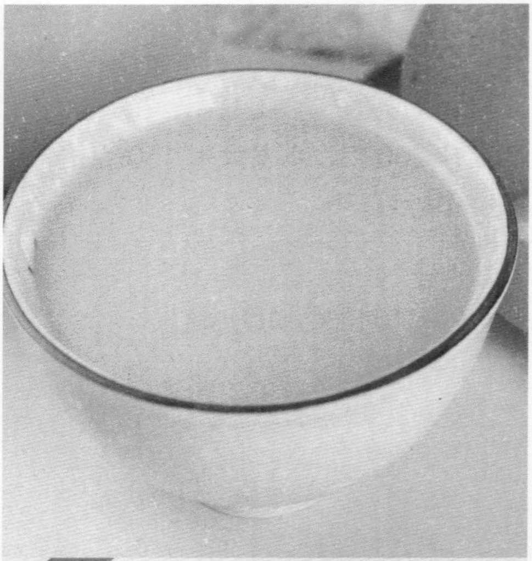

原料

苹果 100 克，柳橙 50 克，水发大米 150 克，冰糖 30 克

制作

1 洗净的苹果和柳橙切块。

2 砂锅中注水，倒入大米，拌匀，煮沸后转小火煲煮至米粒熟软；倒入苹果块和柳橙块，用小火续煮至材料熟透；加入适量冰糖，快速搅拌匀，转中火略煮一会儿，至糖分熔化。

3 关火后盛出煮好的粥，装入汤碗中即成。

功效 本品能健脾胃、养肠道，适合直肠癌患者手术后食用。

土豆碎米糊

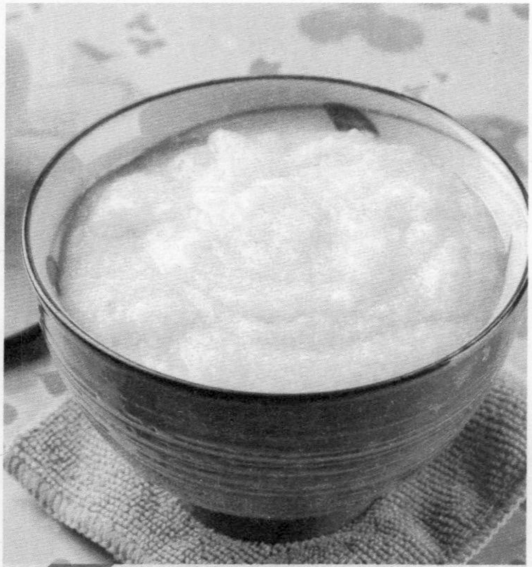

原料

土豆 85 克，大米 65 克

制作

1 将洗净的土豆切成丁，放入榨汁机中榨成汁；大米磨成米碎。

2 将奶锅置于旺火上，倒入备好的土豆汁，煮开后调成中火，加入备好的米碎。

3 用汤勺持续搅拌，煮 1 分 30 秒至成黏稠的米糊。

4 关火，将煮好的米糊盛出，装入碗中即可。

功效 本品营养价值高、易消化，适合直肠癌患者手术后食用。

哈密瓜南瓜稀粥

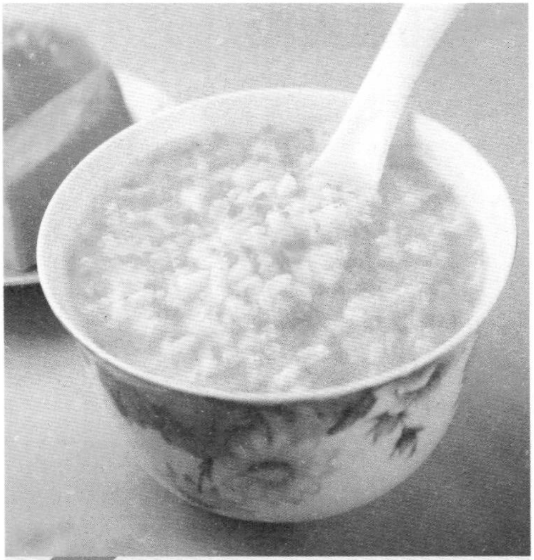

原料

水发大米 110 克，南瓜 40 克，哈密瓜 35 克

制作

1 南瓜洗净切成粒；哈密瓜切成丁，备用。

2 砂锅中注水烧开，倒入大米，搅拌匀，烧开后用小火续煮约 20 分钟；倒入南瓜、哈密瓜，搅匀，用小火续煮约 20 分钟至食材熟透，搅拌至粥浓稠。

3 关火后盛出煮好的粥即可。

功效 本品能润肠养胃、增强体质，适合直肠癌患者手术后食用。

鸡肉卷心菜米粥

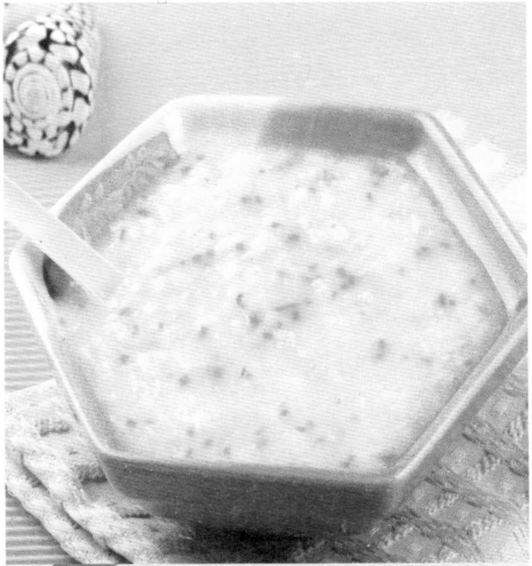

功效 本品易消化，能健脾和胃，适合直肠癌患者手术后食用。

原料

鸡胸肉 40 克，圆白菜 35 克，胡萝卜 40 克，豌豆 20 克，软饭 120 克，盐 2 克

制作

1 豌豆焯水，切碎；圆白菜切碎；胡萝卜切粒；鸡胸肉剁成末。

2 汤锅中注水烧开，倒入软饭搅散，煮至其软烂；倒入鸡肉，拌煮一会；倒入胡萝卜、圆白菜、豌豆，煮沸；加入适量盐搅拌片刻至粥入味。

3 把煮好的粥盛入汤碗中即可。

鸡蛋燕麦糊

原料

燕麦片 80 克，鸡蛋 60 克，奶粉 35 克，白糖 10 克，水淀粉适量

制作

1 鸡蛋取蛋清，备用；奶粉倒入碗中，加水拌匀，备用。

2 砂锅中注水烧开，倒入燕麦片，搅拌均匀，烧开后用小火续煮至食材熟软；加白糖，倒入调好的奶粉，搅拌均匀；将水淀粉倒入锅中，倒入蛋清，搅拌均匀。

3 关火后盛出煮好的燕麦糊，装入碗中即可。

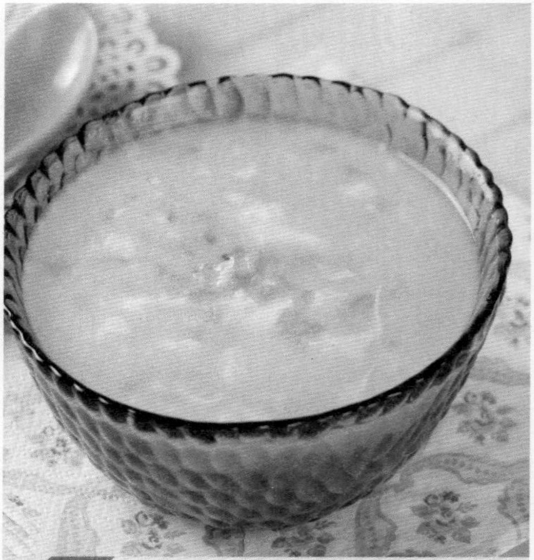

功效 本品能增强免疫力、宽肠通便，适合直肠癌患者手术后食用。

鸡蛋西红柿粥

原料

水发大米 110 克，鸡蛋 50 克，西红柿 65 克，盐少许

制作

1 西红柿切丁，鸡蛋制成蛋液。

2 砂锅中注水烧开，倒入大米搅散，烧开后用小火续煮至大米熟软；倒入西红柿丁搅匀，转中火煮至西红柿熟软，加盐调味；倒入蛋液，搅拌匀，煮至蛋花浮现。

3 关火后将粥盛入碗中即可。

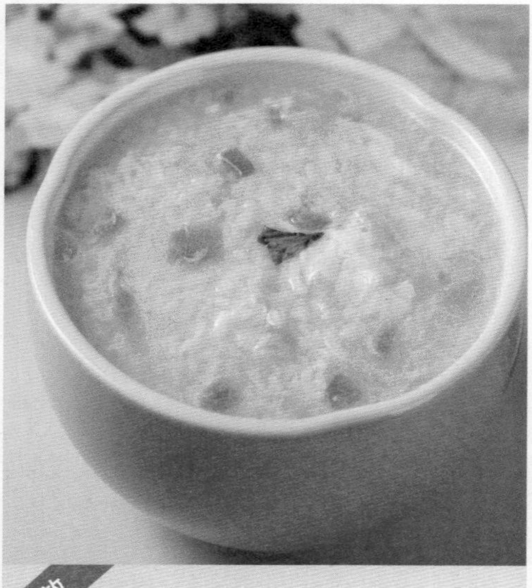

功效 本品能健脾开胃、清热解毒，适合直肠癌患者手术后食用。

适合直肠癌患者的药茶调养法

桂圆核桃茶

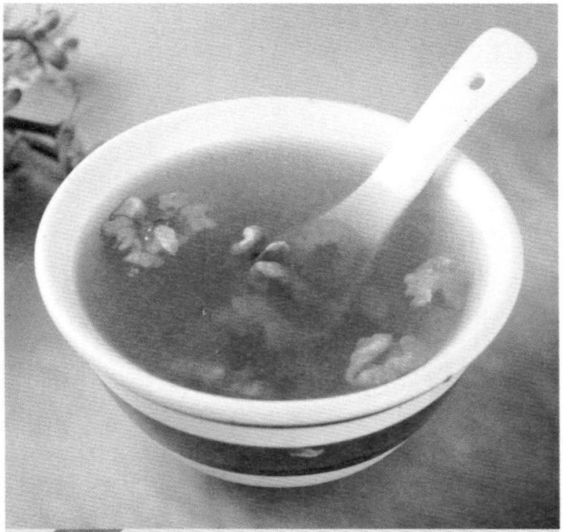

功效 本品能够益气补血，适合直肠癌患者饮用。

原料

桂圆肉 10 克，核桃仁 20 克

制作

1 砂锅中注入清水，用大火烧开。

2 放入洗净的桂圆肉和核桃仁。

3 盖上盖，用小火煲煮约 20 分钟，至药材析出有效成分。

4 揭盖，搅拌片刻，关火后盛出煮好的药茶，装入茶杯中，趁热饮用即可。

山楂陈皮茶

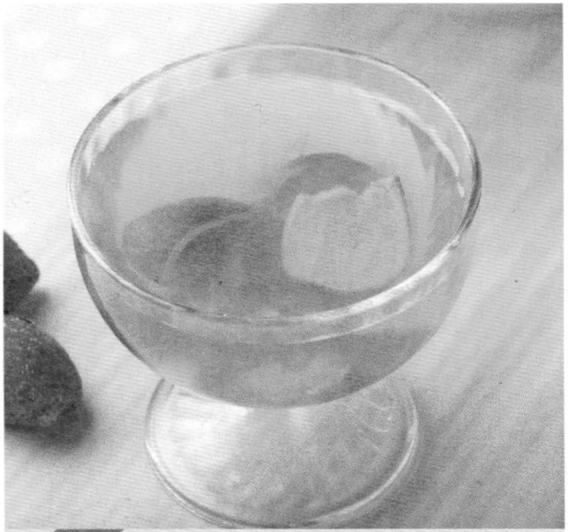

功效 本品能健胃消食、保护血管，适合直肠癌患者饮用。

原料

鲜山楂 50 克，陈皮 10 克，冰糖适量

制作

1 将洗净的山楂去除头尾，再切开，去除果核，把果肉切成小丁块。

2 砂锅中注入清水烧开，撒上洗净的陈皮，倒入山楂，煮沸后用小火续煮至食材析出有效成分。

3 加入冰糖拌匀，续煮至糖分熔化。

4 盛出煮好的陈皮茶，装入茶杯中即成。

山楂桂圆红枣茶

原料

山楂10克，桂圆肉30克，红枣5枚，红糖25克

制作

1 山楂洗净，去核，切碎；砂锅中注入适量清水烧开，放入山楂、桂圆肉和红枣。
2 盖上盖，用小火煮约20分钟至药材析出有效成分。
3 揭盖，放入适量红糖。
4 搅拌均匀，煮至熔化。
5 盛出煮好的汤汁，装入碗中即可。

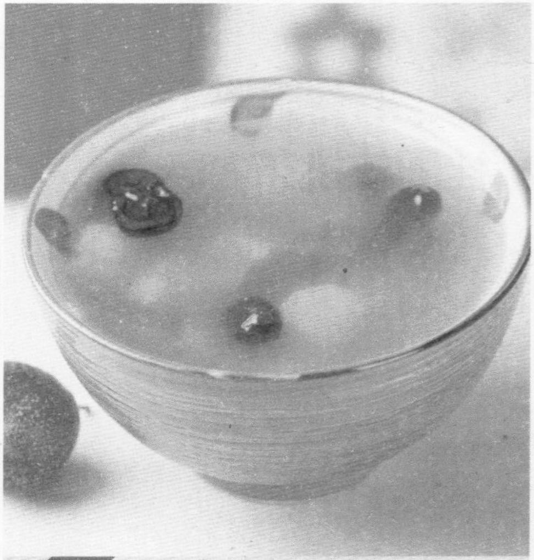

功效 本品能够补血益气、健胃消积，适合直肠癌患者饮用。

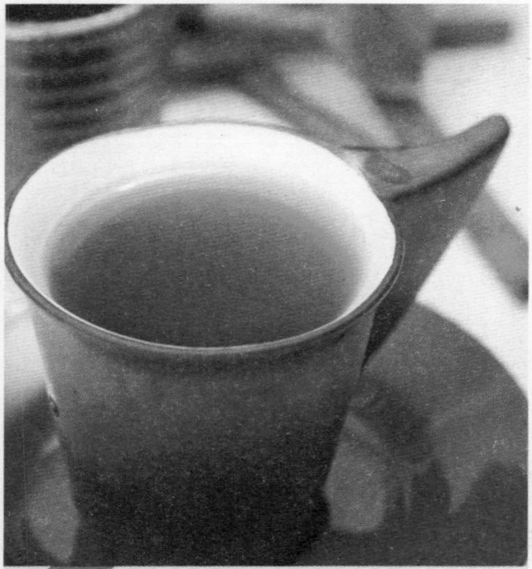

功效 本品能健脾和胃、消食止痛，适合直肠癌患者饮用。

肉桂茶

原料

肉桂15克，蜂蜜适量

制作

1 清水烧开。
2 准备一个干净茶杯，倒入热开水，再将肉桂加入热开水中。
3 加盖浸泡约10分钟后，调入适量蜂蜜即可饮用。

丁香绿茶

原料

绿茶 10 克，丁香 5 克

制作

1 砂锅中注入适量清水烧开，放入绿茶和丁香。

2 盖上盖，用小火煮约 20 分钟至药材析出有效成分。

3 关火后盛出煮好的汤汁，过滤后装入碗中即可。

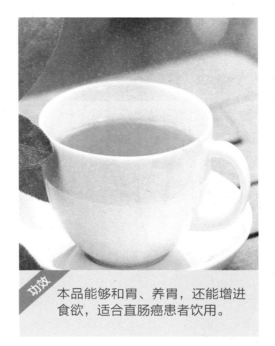

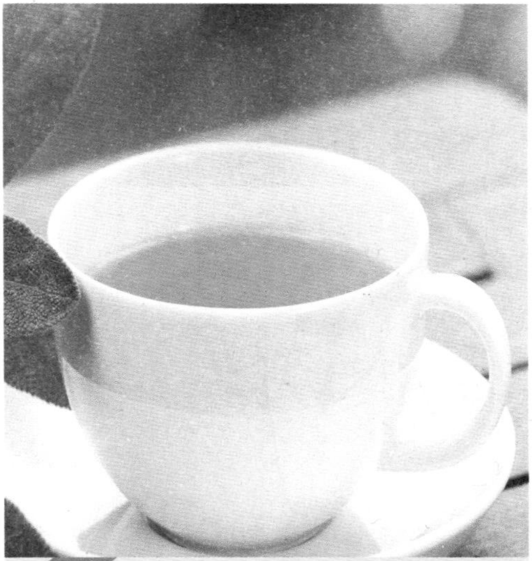

功效 本品能够和胃、养胃，还能增进食欲，适合直肠癌患者饮用。

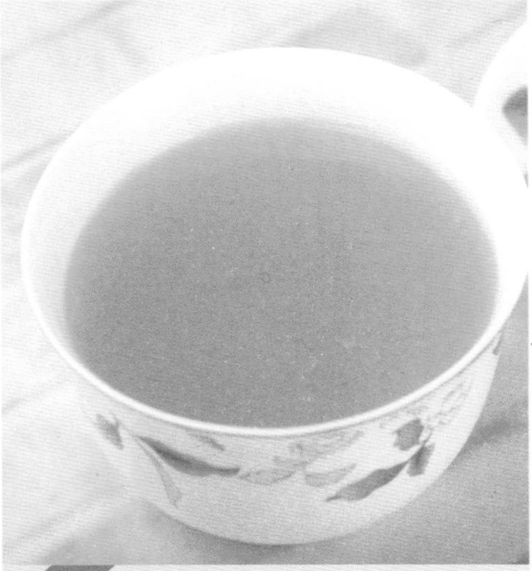

功效 本品能健脾开胃、消食化滞，适合直肠癌患者饮用。

山楂四味饮

原料

山楂 90 克，当归 12 克，白芍 10 克，甘草 5 克

制作

1 将洗净的山楂去除头尾，再切开，去除核，改切成小块，备用。

2 砂锅中注水烧开，放入当归、白芍、甘草、山楂，烧开后转小火煲煮约20分钟至析出营养成分。

3 搅拌几下，用中火续煮片刻。

4 关火后盛出煮好的四味饮，装入碗中即成。

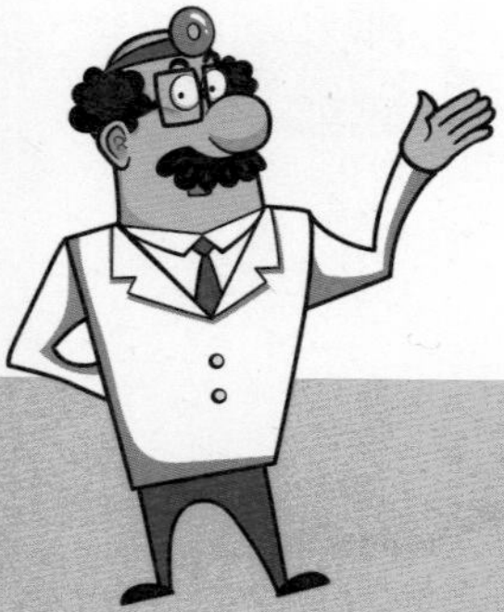
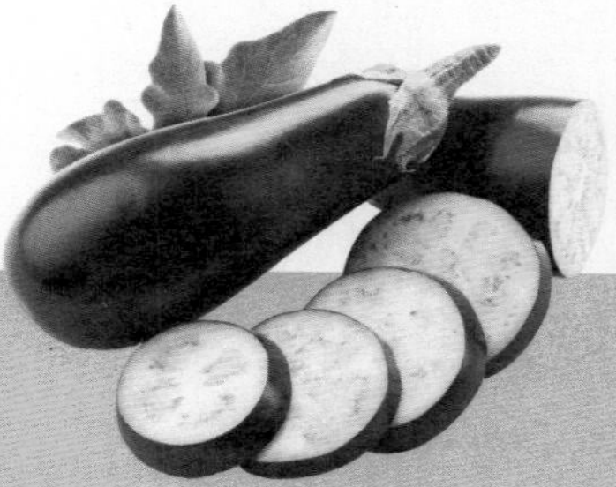
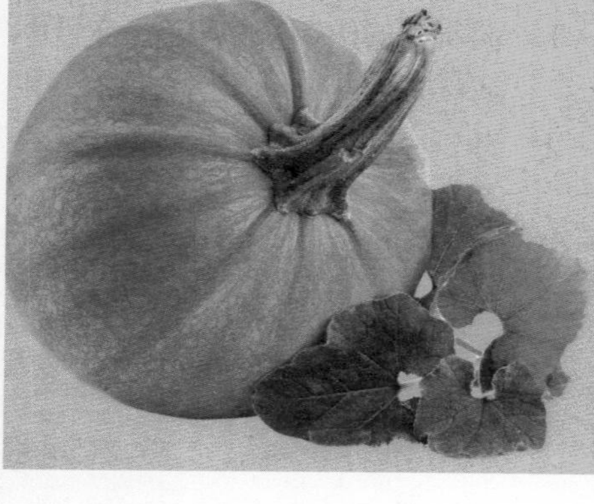

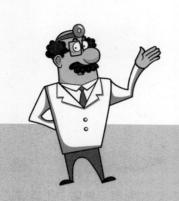

第四章

挑对食材，养肠防癌很轻松

肠癌是胃肠道中常见的恶性肿瘤，初期症状以便血为主，其次是大便习惯改变、排便不尽感、里急后重等，此外还极易引起梗阻现象，产生肠道刺激症状等。肠癌的病因和人体内一些物质的缺乏有关，比如抗氧化剂、维生素、钙质等的缺乏都会增加患肠癌的风险。而这些物质都可从生活中随处可见的食材中获取。通过食疗不仅可缓解肠癌患者的不适症状，还可对疾病的治疗、身体的康复起到良好的促进作用。

本章选择了44种养肠防癌的食材，分别介绍了其别名、推荐用量、养肠抗癌关键词、养肠功效、防癌功效、最佳搭配、紧急搭配、最佳食用方法及食用注意，并分别推荐了两道食疗方供患者选择，希望能对患者有所帮助。

莲藕

【别名】水芙蓉、藕丝菜

【食用方法】炒食或煮汤食用

【养肠抗癌关键词】黏液蛋白、膳食纤维

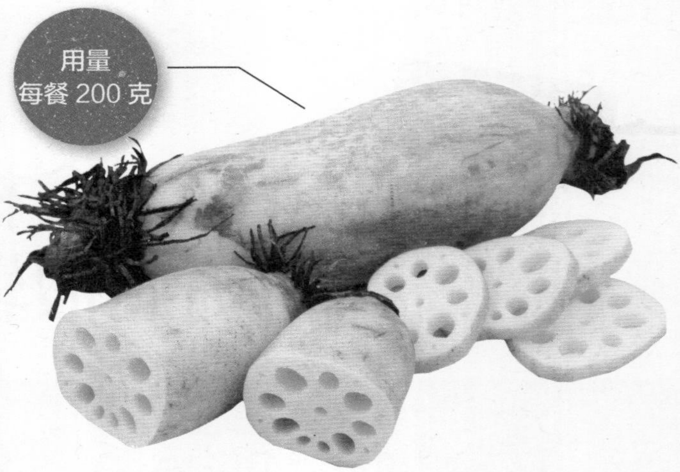

养肠功效

莲藕中含有黏液蛋白和膳食纤维，能与人体内的胆酸盐、食物中的胆固醇及三酰甘油结合，使其从粪便中排出，保持肠道畅通，从而减少脂类的吸收，保护肠道。

防癌功效

莲藕含淀粉、蛋白质、天门冬素，含糖量也很高，能产生较多热能，含维生素 C 也较多，能抗氧化反应，具有防癌抗癌功能。其所含有的大量粗纤维，能增进胃肠蠕动，促进排便，排除毒素，保护肠道，从而预防肠癌。

食用注意

①脾胃消化功能低下、大便溏泻者及孕妇不宜食用。

②食用莲藕要挑选外皮呈黄褐色、肉肥厚而白者为佳。如果发黑、有异味，则不适宜食用。

③煮藕时忌用铁器，以免引起食物发黑。

宜

莲藕 + 猪肉 → 滋阴健脾

莲藕 + 鳝鱼 → 强身壮阳

莲藕 + 生姜 → 止呕

忌

莲藕 + 菊花 → 引起腹泻

莲藕 + 人参 → 药性相反

芦笋炒莲藕

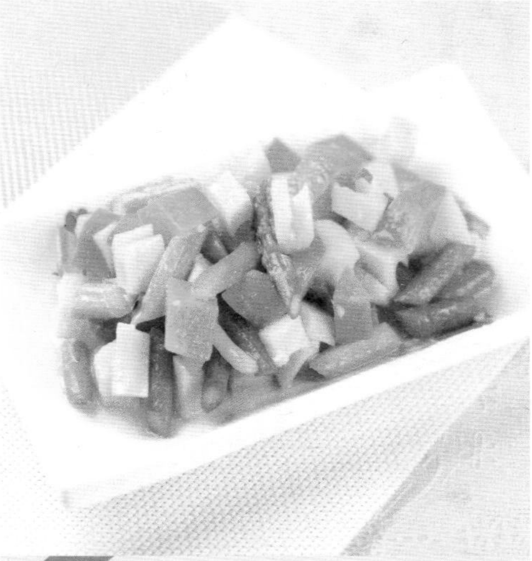

原料

芦笋 100 克，莲藕 160 克，胡萝卜 45 克，蒜末、葱段各少许，盐 3 克，鸡粉 2 克，水淀粉 3 毫升，食用油适量

制作

1 洗净的芦笋切成段，洗好去皮的莲藕切丁，洗净的胡萝卜切成丁。

2 锅中注水烧开，放入藕丁、胡萝卜，煮至其八成熟，捞出待用。

3 油起锅，放蒜末、葱段，爆香；放芦笋、藕、胡萝卜、盐、鸡粉，炒匀；倒入水淀粉，炒匀即可。

功效

本品含大量膳食纤维，能有效促进肠胃蠕动，排出毒素，预防肠癌。

花生莲藕绿豆汤

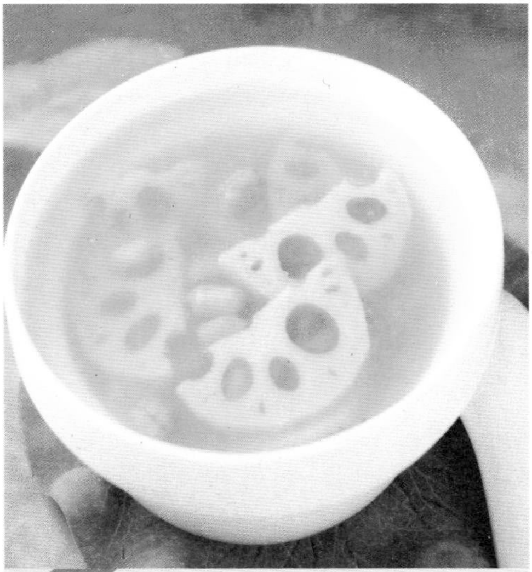

原料

莲藕 150 克，水发花生 60 克，水发绿豆 70 克，冰糖 25 克

制作

1 将洗净去皮的莲藕对半切开，再切成薄片，备用。

2 砂锅中注入适量清水烧开，放入洗好的绿豆、花生，用小火煲煮约 30 分钟。

3 倒入切好的莲藕，用小火续煮 15 分钟至食材熟透，放入冰糖，拌煮至溶化即可。

功效

本品可清热解毒，增强人体免疫力，对预防大肠癌作用尤为显著。

白菜

【别名】大白菜、黄芽菜

【食用方法】炒食或煮汤食用

【养肠抗癌关键词】钼、膳食纤维

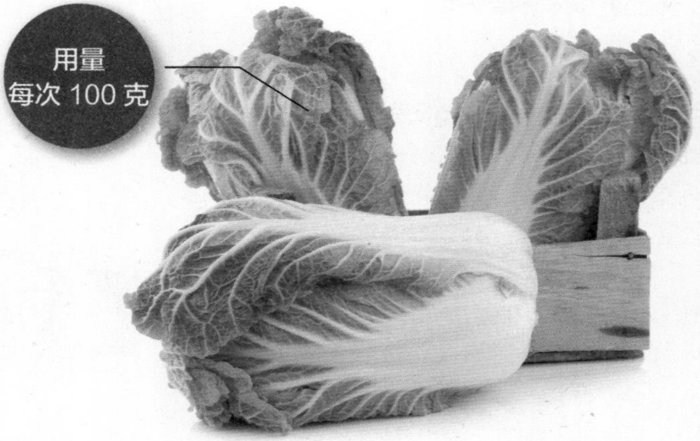

养肠功效

白菜含有丰富的粗纤维，能起到润肠、促进排毒的作用，可刺激肠胃蠕动，促进大便排泄，帮助消化。

防癌功效

白菜中含有微量元素钼，可抑制人体内亚硝酸胺的生成、吸收，起到一定的防癌作用，对预防肠癌有良好作用。白菜中含有的纤维素，可增强肠胃的蠕动，减少粪便在体内的存留时间，帮助消化和排泄，以预防肠癌的发生。

食用注意

①切白菜时，宜顺丝切，这样白菜易熟；宜用大火快炒；白菜的做法有熘、炝、烧、炒、拌、做陷、腌等。

②选购白菜时，以包得紧实、新鲜、无虫害的白菜为宜。

③胃寒者、腹泻者、肺热咳嗽者不宜食用白菜。

宜

白菜＋猪肉 → 润肠通便

白菜＋虾仁 → 防治牙龈出血

白菜＋黄豆 → 防止乳腺癌

忌

白菜＋黄瓜 → 降低营养价值

白菜＋兔肉 → 导致呕吐或腹泻

白菜＋羊肝 → 破坏维生素 C

醋溜白菜片

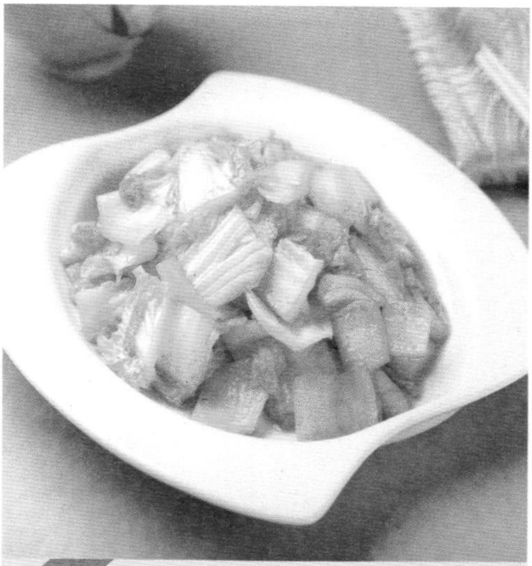

原料

白菜 500 克，蒜末 10 克，盐 3 克，味精 2 克，白糖 3 克，陈醋、水淀粉、食用油各适量

制作

1 将洗净的白菜切段，装入盘中，备用。

2 热锅注油，倒入蒜末，爆香；倒入白菜，炒约 1 分钟至白菜变软。

3 加入味精、盐、白糖、陈醋，快速翻炒均匀至入味；倒入水淀粉，快速拌炒均匀即可。

功效 本品能通利肠胃、清热除烦，常食可润肠、促进排毒，预防肠癌。

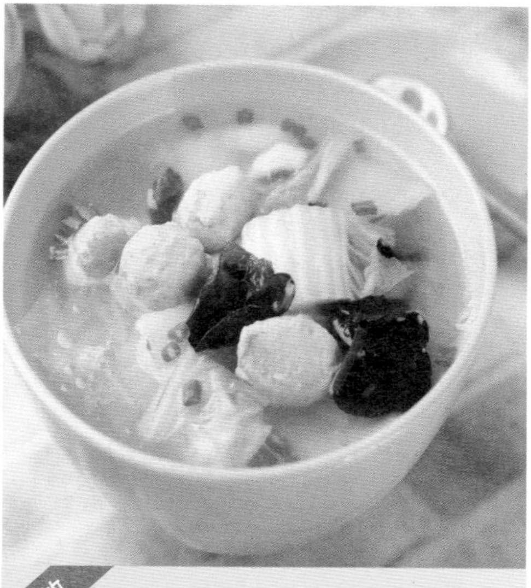

功效 本品能清热润肠，常食能够增强人体的免疫力，预防肠癌。

白菜豆腐肉丸汤

原料

猪肉丸 150 克，白菜 160 克，豆腐 100 克，泡发黑木耳 50 克，姜片、葱花各少许，盐 2 克，鸡粉 2 克，胡椒粉、食用油各适量

制作

1 白菜、豆腐切块，黑木耳切小朵，肉丸切半。锅中注水烧开，放入豆腐、黑木耳煮至断生，捞出。

2 锅中注水烧开，放油，姜片、猪肉丸，煮至熟透；放白菜、豆腐、黑木耳、盐、鸡粉、胡椒粉，拌匀，盛出，撒上葱花即可。

包菜

【别名】圆白菜、卷心菜

【食用方法】大火快炒食用

【养肠抗癌关键词】低聚糖棉子糖、钼、维生素C

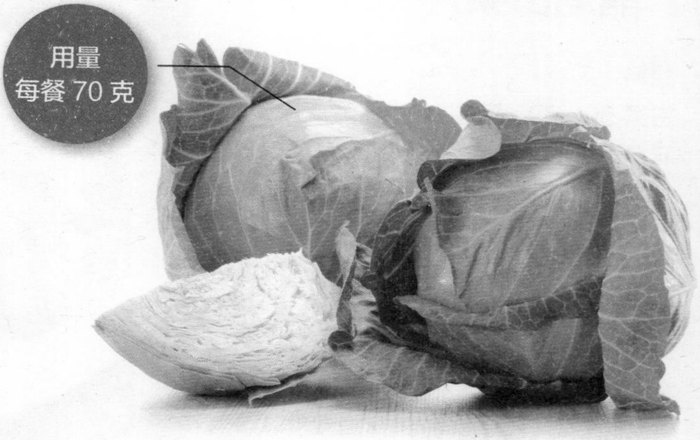

养肠功效

包菜中含有少量的功能性低聚糖棉子糖，而实验证明，棉子糖不为人体胃肠消化，可直达大肠为双歧杆菌分解利用，从而起到增殖双歧杆菌、润肠通便、调养肠胃的作用。

防癌功效

甘蓝族蔬菜均含有癌细胞的抑制剂—吲哚类化合物和芳香异硫氰酸盐，能有效减少胃肠癌和呼吸道癌的发病率。包菜含有大量的微量元素钼、β-胡白萝卜素和维生素C，能够阻断致癌物亚硝胺的合成，并抑制人体对它的吸收。

食用注意

①选购包菜时要挑选结球紧实、无侧芽萌发的为佳。

②包菜食用方便，热炒、凉拌均可，癌症患者在饮食中多食用包菜，对癌症的治疗有很好的辅助作用。

③包菜含粗纤维量多，所以脾胃虚寒、泄泻及小儿脾弱者不宜多食。

宜

包菜+西红柿 → 益气生津

包菜+黑木耳 → 健胃补脑

包菜+猪肉 → 润肠通便

忌

包菜+黄瓜 → 降低营养价值

包菜+动物肝脏 → 损失营养成分

包菜+兔肉 → 导致腹泻呕吐

炝拌包菜

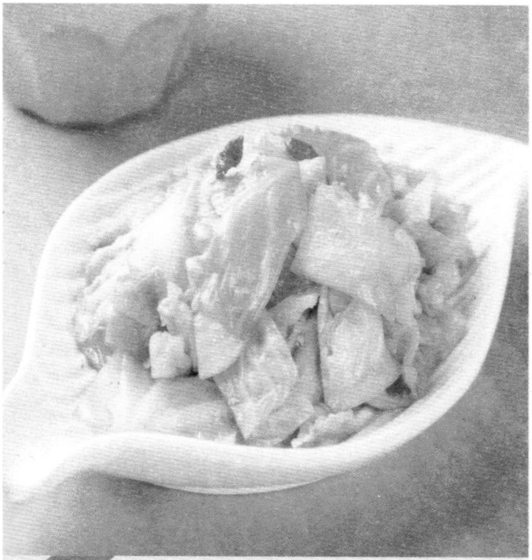

功效 本品能清热止痛、润肠通便，常食可以避免罹患肠癌。

原料

包菜300克，蒜末少许，盐3克，味精、白糖、陈醋、水淀粉、食用油各适量

制作

1 洗净的包菜对半切开，去芯，切成小块，装入盘中。

2 锅中注水烧开，加少许食用油，倒入包菜煮约1分钟至熟，捞出沥干备用。

3 用油起锅，倒入蒜末爆香；倒入包菜，拌炒匀；加入适量陈醋、盐、味精、白糖，加入少许水淀粉，用锅铲快速拌炒匀即成。

包菜炒肉丝

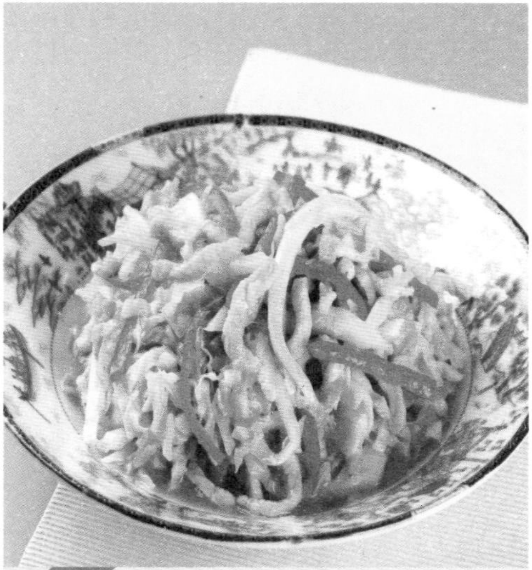

功效 本品能健胃消食，有助于消化，避免脂肪堆积，预防肠癌。

原料

猪瘦肉200克，包菜200克，红椒15克，蒜末少许，盐3克，白醋、白糖、料酒、鸡粉、水淀粉、食用油各适量

制作

1 将洗净的包菜、红椒切成丝。

2 洗净的猪瘦肉切丝，装碗，加入料酒、水淀粉腌渍至入味。

3 锅中注水烧开，倒入包菜，煮半分钟至其断生，捞出。

4 油起锅，放蒜末爆香；加入肉丝、料酒、包菜、红椒、鸡粉、白醋、盐、白糖、水淀粉炒熟即可。

花菜

【别名】菜花、花椰菜

【食用方法】大火炒食

【养肠抗癌关键词】膳食纤维、维生素 C

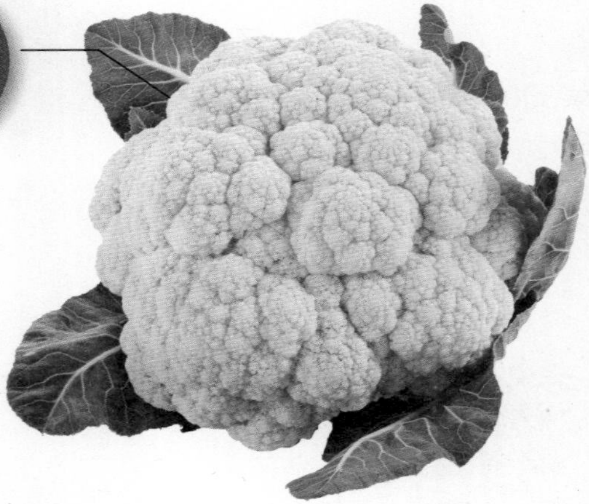

养　肠　功　效

花菜含有丰富的粗纤维，能起到润肠、促进排毒的作用，可刺激肠胃蠕动，促进大便排泄，有助于预防肠癌。

防　癌　功　效

花菜中的硫代白萝卜素能够促进人体细胞中酶的形成，有效抵御多种致癌物。花菜含有癌细胞的抑制剂—吲哚类化合物和芳香异硫氰酸盐，能够有效减少胃肠癌和呼吸道癌的发病率。

食用注意

①花菜对癌细胞的抑制率达 90.8%。烹饪时应采取大火快炒法，这样既可使花菜脆嫩清香，又可减少维生素 C 的损失。

②花菜茎部的膳食纤维及营养价值优于花球部分，对防治大肠癌有良好的效果，所以食用时应将茎部与花球部分一起食用。

③表面有褐色或黑色霉点的花菜忌食。

宜

花菜 + 鸡肉 → 防癌抗癌

花菜 + 西红柿 → 增强抗癌能力

花菜 + 香菇 → 提高免疫力

忌

花菜 + 猪肝 → 阻碍营养吸收

花菜 + 牛肝 → 对身体不利

花菜 + 豆浆 → 降低营养价值

丝瓜烧花菜

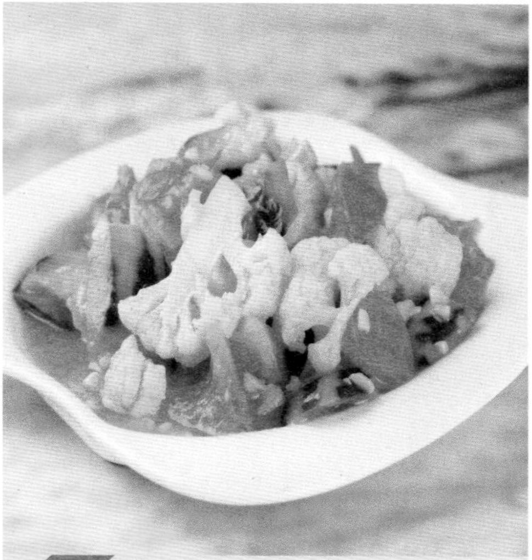

原料

花菜 180 克，丝瓜 120 克，西红柿 100 克，蒜末、葱段各少许，盐 3 克，鸡粉 2 克，料酒 4 毫升，水淀粉 6 毫升，食用油适量

制作

1 洗净的丝瓜切小块，洗好的花菜切小朵，洗净的西红柿切小块。

2 锅中注水烧开，放花菜，煮至断生。

3 油起锅，放蒜末、葱段爆香；倒入丝瓜块、西红柿、花菜、料酒，炒匀；注水，加盐、鸡粉、水淀粉，炒至食材熟透即成。

功效

本品能护肝排毒、防癌抗癌，还可促进食欲，并能舒缓压力。

火腿花菜

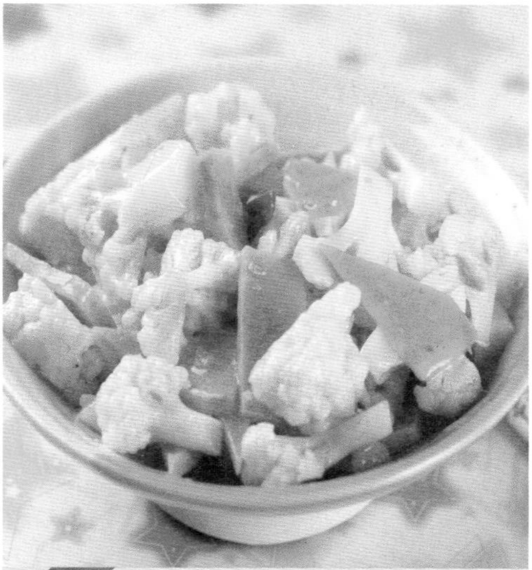

原料

火腿 80 克，花菜 200 克，姜片、蒜末、葱段各少许，盐 3 克，鸡粉 2 克，水淀粉 2 克，食用油适量

制作

1 洗净的花菜切块，洗好的火腿切片。

2 锅中注水烧开，倒入花菜，煮 1 分 30 秒至断生，捞出备用。

3 用油起锅，下入姜片、蒜末，爆香；放入火腿片，炒香；加入花菜、水、盐、鸡粉、水淀粉，炒匀勾芡，撒上葱段，拌炒均匀即可。

功效

本品有延缓衰老、预防癌症的功效，可用于消化不良、便秘等症。

西蓝花

【别名】花椰菜、青花菜

【食用方法】凉拌食用或炒食

【养肠抗癌关键词】维生素、硫代葡萄糖苷

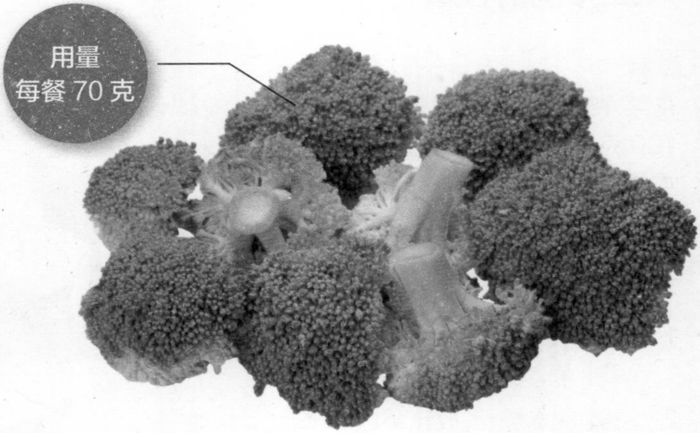

养　肠　功　效

西蓝花含有丰富的维生素和一种名为硫代葡萄糖苷的物质，在保卫肠道免疫细胞中起着重要的作用，所以常吃西蓝花能调养肠胃。

防　癌　功　效

西蓝花含有维生素 C、钾、叶酸、维生素 A、镁、泛酸、铁和磷。西蓝花中预防癌症最重要的成分是“萝卜硫素”，这种物质有提高致癌物解毒酶活性的作用，帮助癌变细胞修复为正常细胞，可有效降低乳腺癌、直肠癌，还有杀菌和防止感染的作用。

食用注意

①西蓝花煮后颜色会变得更鲜艳，但要注意的是，在烫西蓝花时，时间不宜太长，否则失去脆感，菜的口感也会大打折扣。

②西蓝花焯水后，应放入凉开水内过凉，捞出沥干水再用，烧煮和加盐时间也不宜过长，才不致丧失和破坏防癌抗癌的营养成分。

宜

西蓝花 + 胡萝卜 → 预防癌症
西蓝花 + 西红柿 → 防癌抗癌
西蓝花 + 枸杞 → 有利营养吸收

忌

西蓝花 + 牛奶 → 影响钙质吸收
西蓝花 + 西葫芦 → 破坏维生素 C
西蓝花 + 猪肝 → 影响营养吸收

素拌西蓝花

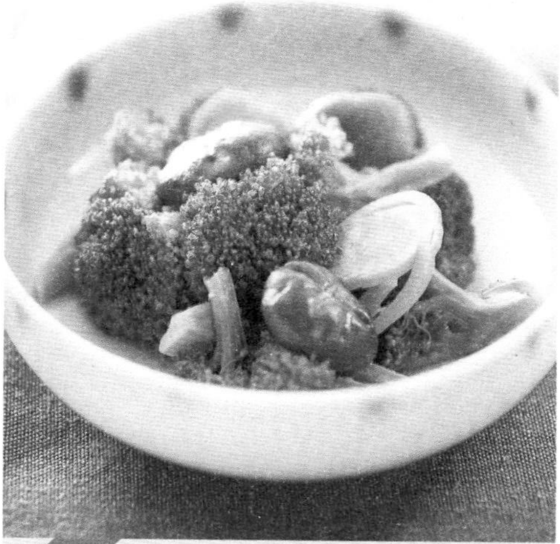

原料

西蓝花 60 克，胡萝卜 15 克，香菇 15 克，盐少许

制作

1 西蓝花洗净，切朵；胡萝卜洗净去皮，切片；香菇洗净，切片。

2 锅中加入适量的清水，用大火烧开后，先把胡萝卜放入锅中烧煮至熟，再把西蓝花和香菇放入开水中，焯烫至断生，捞出。

3 将焯煮好的食材放入碗中，加入盐，拌匀即可。

功效 本品能补肾填精、补脾和胃、通肠利便，常食能有效预防癌症。

木耳鸡蛋西蓝花

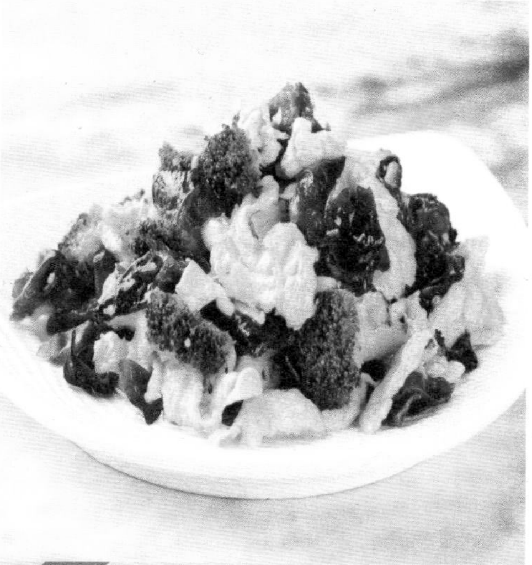

功效 本品可以提高人体的免疫力，常食具有抗肿瘤、预防癌症的作用。

原料

木耳 40 克，鸡蛋 2 个，西蓝花 100 克，蒜末、葱段各少许，盐 4 克，鸡粉、生抽、料酒、水淀粉、食用油各适量

制作

1 泡发的木耳、西蓝花切块；鸡蛋打入碗中，加入盐 1 克，打散调匀。

2 将木耳、西蓝花，焯煮，捞出。

3 用油起锅，倒入蛋液，炒至五成熟，盛出；锅中注油，放蒜末、葱段爆香；加木耳、西蓝花、料酒、鸡蛋、盐 3 克，鸡粉、生抽、料酒、水淀粉炒匀即可。

油菜

【别名】芸苔、青江菜

【食用方法】大火炒食或煮汤

【养肠抗癌关键词】植物纤维素、维生素C

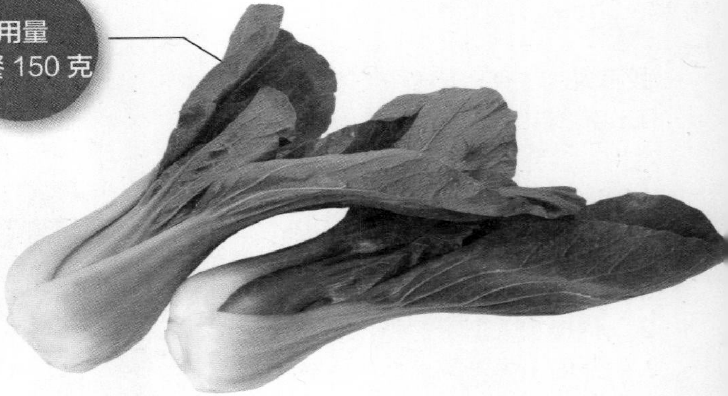

养 肠 功 效

油菜中含有大量的植物纤维素，能促进肠道蠕动，增加粪便的体积，缩短粪便在肠道停留的时间，从而治疗多种便秘，保护肠道。

防 癌 功 效

油菜富含维生素 C，维生素 C 也叫抗坏血酸，与人体健康有着极为密切的关系，尤其它的抗癌作用已是人人皆知。维生素 C 能够阻止致癌物质亚硝胺的形成，能够抑制癌细胞的生长和分裂。其所含有的大量粗纤维，能增进胃肠蠕动，治疗便秘，预防肠癌。

食用注意

①购买时要挑选新鲜、油亮、无虫、无黄叶的嫩油菜，用两指轻轻一掐即断者为佳。

②食用油菜时要现做现切，并用旺火爆炒，这样既可保持其鲜脆，又可使其营养成分不被破坏。

宜
- 油菜＋黑木耳 → 平衡营养
- 油菜＋豆腐 → 清肺止咳
- 油菜＋蘑菇 → 抗衰老

忌
- 油菜＋黄瓜 → 破坏维生素 C
- 油菜＋螃蟹 → 引起中毒
- 油菜＋南瓜 → 降低营养

虾菇油菜心

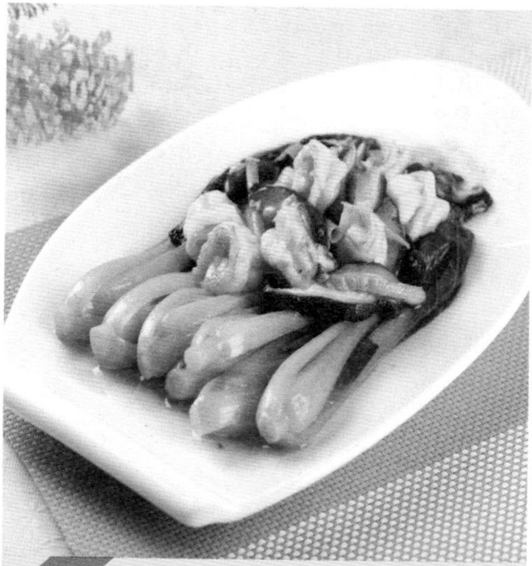

原料

小油菜 100 克，鲜香菇 60 克，虾仁 50 克，葱段、蒜末各少许，盐、鸡粉各 3 克，料酒 3 毫升，水淀粉、食用油各适量

制作

1 将洗净的香菇切成小片。

2 洗好的虾仁去虾线，装碗，加入料酒、水淀粉腌渍至入味。

3 将小油菜、香菇，焯煮，捞出。

4 油起锅，放蒜末、葱段爆香；加香菇、虾仁、料酒、盐、鸡粉炒匀；取盘子，摆小油菜，盛出食材即成。

功效

本品能润肠排毒、提高机体免疫功能，常食能预防大肠癌。

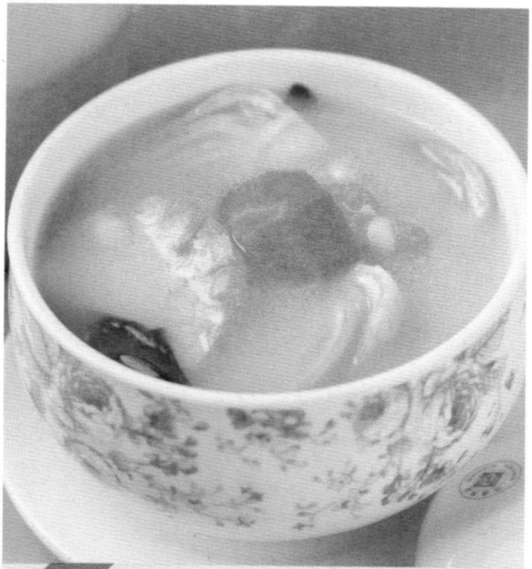

功效

本品能通便利尿、防癌抗癌，对肠癌患者有很好的食疗作用。

玉米油菜汤

原料

玉米棒 150 克，油菜 100 克，胡萝卜 100 克，姜片少许，盐、鸡粉各 3 克，食用油少许

制作

1 洗净的油菜切两半；洗净的玉米棒切段；去皮洗净的胡萝卜切块。

2 将油菜焯煮至熟，捞出。

3 另起锅注水煮沸，倒入玉米、胡萝卜、姜片，煮沸；把锅中的材料倒入砂煲中，煮至食材熟透；放入油菜，加盐、鸡粉拌匀即可。

芹菜

【别名】蒲芹、香芹

【食用方法】大火快炒食用

【养肠抗癌关键词】膳食纤维、芹菜素、维生素A

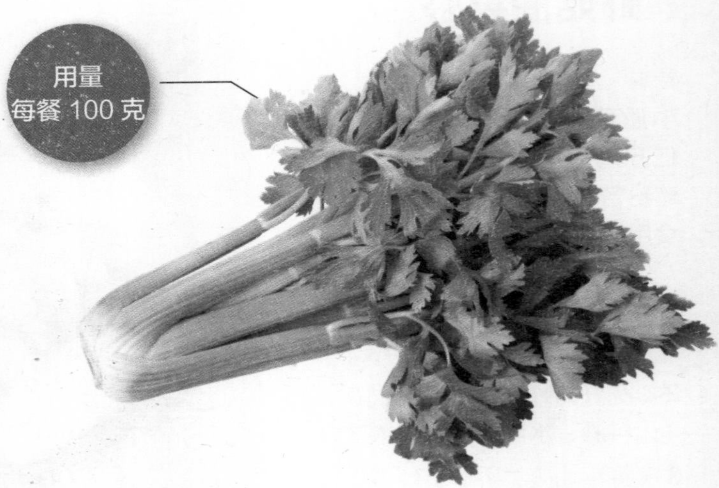

养 肠 功 效

芹菜的叶、茎含有挥发性物质，具特殊芳香，能增强食欲。芹菜是高纤维食物，含大量的粗纤维，可以刺激肠胃蠕动，加快粪便在肠道内的运转时间，促进排便，防治便秘，从而起到调理肠道的功效。

防 癌 功 效

芹菜含有大量维生素C，能够阻断致癌物亚硝胺的合成，并抑制人体对它的吸收。芹菜中的高纤维和甘露醇经过肠内的消化作用产生一种能够防癌、抗癌的抗氧化剂，加快粪便在肠内的运转时间，减少致癌物与结肠黏膜的接触，达到预防结肠癌的目的。

食用注意

①因芹菜性凉，能通便，因此脾胃虚寒者、经常腹泻者不宜食用芹菜。
②芹菜具有降血压的作用，故血压偏低者应少食。
③芹菜叶中所含的胡萝卜素和维生素C比茎中多，所以吃芹菜时不要把能吃的嫩叶扔掉。

宜
芹菜+牛肉 → 增强免疫
芹菜+核桃 → 润肠通便
芹菜+红枣 → 预防结肠癌

忌
芹菜+黄瓜 → 破坏维生素C
芹菜+南瓜 → 导致腹胀腹泻
芹菜+蛤蜊 → 导致腹泻

凉拌嫩芹菜

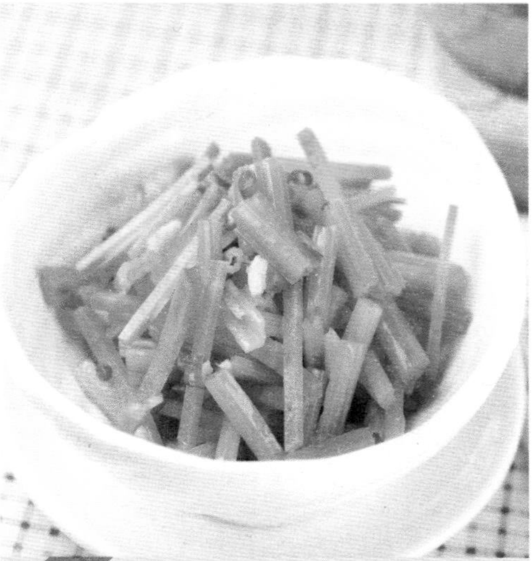

功效

本品能平肝清热、祛风利湿，常食能预防癌症，还能补钙。

原料

芹菜 80 克，胡萝卜 30 克，蒜末、葱花各少许，盐 3 克，鸡粉少许，芝麻油 5 毫升

制作

1 洗好的芹菜切成小段，去皮洗净的胡萝卜切成细丝。

2 锅中注水烧开，下入胡萝卜片、芹菜段，煮至断生，捞出待用。

3 将沥干水的食材放入碗中，加入盐、鸡粉，撒上备好的蒜末、葱花，再淋入少许芝麻油，搅拌约1分钟至食材入味即可。

芹菜炒蛋

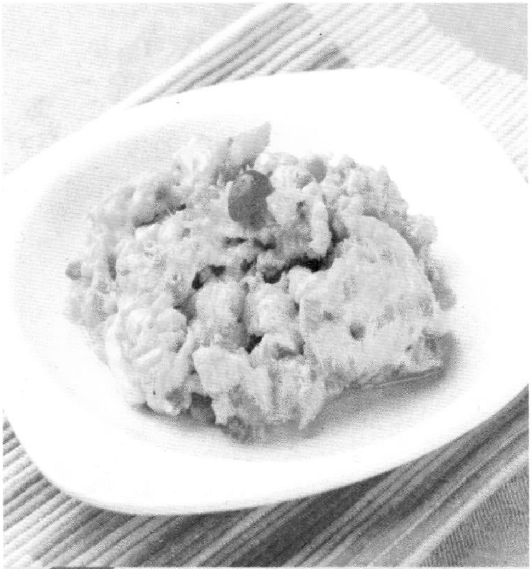

功效

本品能补充营养、清肠利便，对肠癌患者有食疗作用。

原料

芹菜梗 70 克，鸡蛋 120 克，盐 2 克，水淀粉、食用油各适量

制作

1 将洗净的芹菜梗切成丁。

2 鸡蛋打入碗中，加入少许盐、水淀粉打散调匀制成蛋液。

3 用油起锅，倒入芹菜梗翻炒，放少许盐，再倒入蛋液，中火略炒至食材熟透即可。

茄子

【别名】落苏、昆仑瓜

【食用方法】炒食或蒸食

【养肠抗癌关键词】膳食纤维、龙葵碱、叶绿素

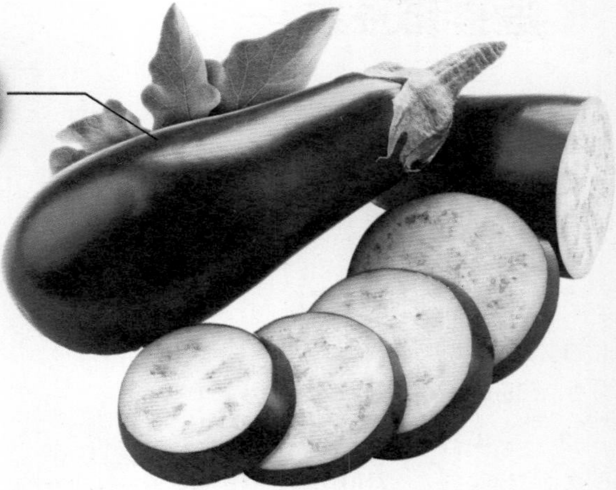

养肠功效

茄子含有丰富的膳食纤维，膳食纤维能有效促进肠胃蠕动，加快粪便在肠道内的运转时间，促进排便，排除毒素，防治便秘，从而起到调理肠道的功效。

防癌功效

茄子含有的龙葵碱，能抑制癌细胞的增殖，具有抗癌功效。国外有学者研究发现，食用茄子可以使消化液分泌增加，消化道运动增强，因此对防治胃癌有一定的疗效。茄子中富含叶绿素，含叶绿素越高的食物抗癌功效越好。

食用注意

①选购茄子时要挑选均匀周正、老嫩适度、表皮完好、皮薄、子少、肉厚、细嫩者为佳。

②茄子切开后，由于氧化作用会很快由白色变成褐色。将切开的茄子立即放水中浸泡起来，做菜时捞起滤干，就可避免茄子变色。

宜

- 茄子＋菠菜 → 加快血液循环
- 茄子＋苦瓜 → 降压降脂
- 茄子＋猪肉 → 降低胆固醇

忌

- 茄子＋墨鱼 → 容易引起霍乱
- 茄子＋螃蟹 → 伤人肠胃
- 茄子＋红薯 → 造成胃溃疡

鱼香茄子烧四季豆

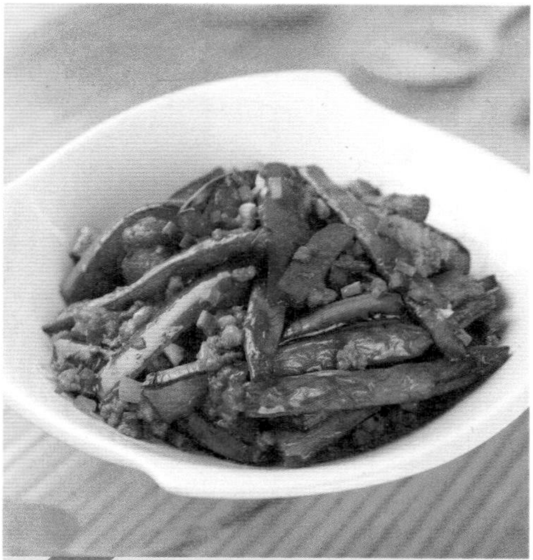

原料

茄子 160 克，四季豆 120 克，肉末 65 克，青椒条、红椒条各 20 克，姜末、蒜末、葱花各少许，鸡粉、生抽、料酒、醋、水淀粉、豆瓣酱、食用油各适量

制作

1 茄子洗净切条，四季豆洗净切段，分别入油锅略炸后捞出。

2 用油起锅，放肉末炒匀；放姜末、蒜末、豆瓣酱炒匀；放青椒、红椒条，加鸡粉、生抽、料酒炒匀。

3 下茄子、四季豆翻炒，加水、醋调味，水淀粉勾芡，撒葱花即可。

功效 本品能通肠利便，促进胃液分泌，能增加食欲。

茄子泥

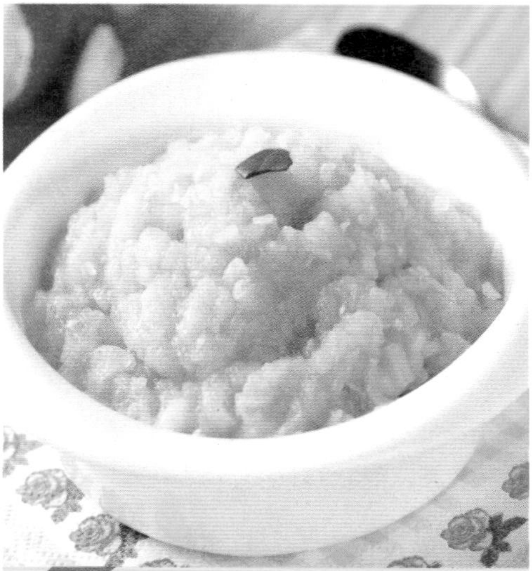

原料

茄子 200 克，盐少许

制作

1 洗净的茄子去皮切条，放入盘中摆好，入蒸锅用中火蒸约 15 分钟至熟，取出放凉待用。

2 将茄条放在案板上，压成泥状装入碗中，加少许盐搅拌至其入味，取一个小碗，盛入拌好的茄泥即可。

功效 本品能清热解毒、散血宽肠，常食对肠癌患者有一定的食疗作用。

紫甘蓝

【别名】红甘蓝、赤甘蓝

【食用方法】凉拌食用

【养肠抗癌关键词】纤维素、B族维生素

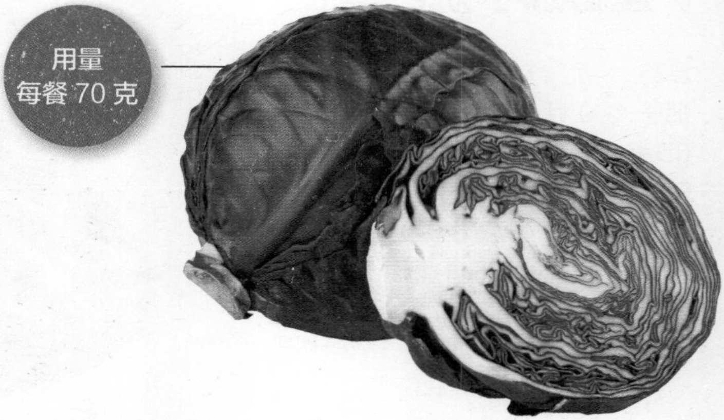

养肠功效

紫甘蓝含有的大量纤维素，可以刺激肠胃蠕动，加快粪便在肠道内的运转时间，促进排便，防治便秘，从而起到调理肠道的功效。

防癌功效

紫甘蓝含有癌细胞的抑制剂—吲哚类化合物和芳香异硫氰酸盐，能够有效减少胃肠癌和呼吸道癌的发病率。紫甘蓝中含有B族维生素，B族维生素已被证实有防癌抗癌的作用，可以阻止化学致癌物的致癌作用。

食用注意

①选购紫甘蓝时首先要用手掂分量，分量重的比较好，说明水分足，结构紧凑。其次要看颜色，光泽度越高的越新鲜。

②甘蓝类蔬菜具有一定的药性，能够减轻关节疼痛，防治感冒引起的咽喉疼痛。因此，关节炎患者最好经常吃这类蔬菜。

宜

紫甘蓝+木耳→补肾壮骨
紫甘蓝+紫菜→有助吸收营养
紫甘蓝+青椒→促进胃肠蠕动

紫甘蓝+鲤鱼→促进营养吸收
紫甘蓝+虾米→防癌抗病
紫甘蓝+苹果→有助维生素吸收

甜椒紫甘蓝拌木耳

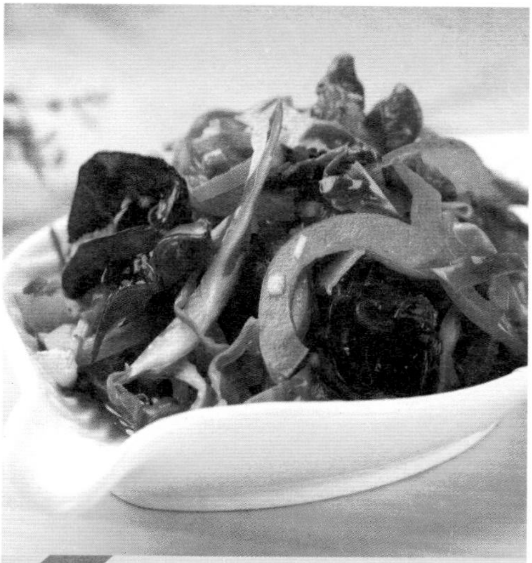

原料

紫甘蓝120克，彩椒90克，水发木耳40克，蒜末少许，盐3克，鸡粉2克，白糖3克，陈醋10毫升，芝麻油适量

制作

1 将洗净的彩椒、紫甘蓝切成丝，备用。

2 锅中注水烧开，放木耳、彩椒丝、紫甘蓝，煮至熟软捞出，沥干水分。

3 将焯煮好的食材装碗，撒蒜末，淋陈醋，加盐、鸡粉、白糖、芝麻油，搅拌至食材入味即成。

功效

本品能消炎抗菌，能将肠道内有害物质排出，预防肠癌。

醋熘紫甘蓝

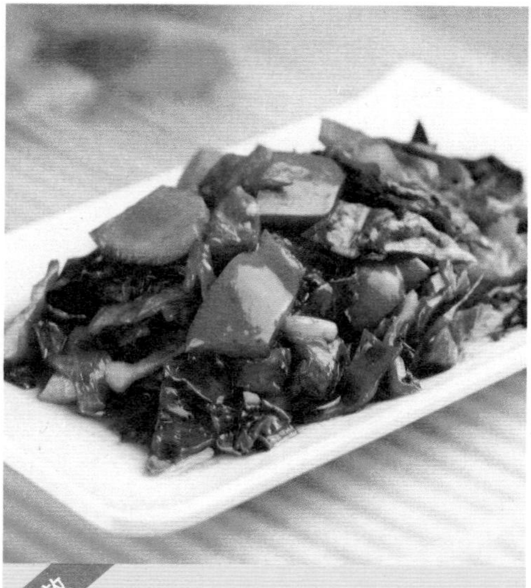

原料

紫甘蓝150克，彩椒40克，蒜末少许，盐3克，白糖3克，陈醋8毫升，水淀粉、食用油各适量

制作

1 将洗净的紫甘蓝、彩椒切小块。

2 锅中注水烧开，加盐、紫甘蓝、彩椒块，煮至食材断生后捞出。

3 用油起锅，放入蒜末爆香；倒入紫甘蓝、彩椒，翻炒；加入盐、白糖、陈醋、水淀粉，炒至食材熟透、入味即成。

功效

本品能够增强胃肠功能，促进肠道蠕动，可预防大肠癌。

韭菜

【别名】山韭、起阳草
【食用方法】大火快炒食用
【养肠抗癌关键词】粗纤维

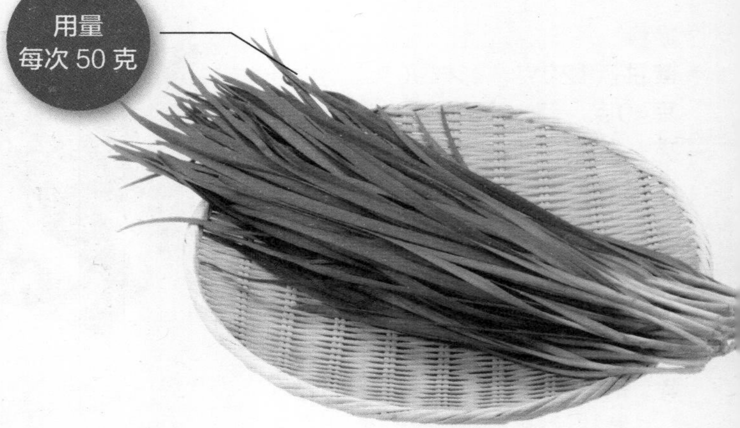

养肠功效

韭菜具暖身、健胃的功效，其所含的粗纤维可促进肠蠕动，能帮助人体消化，可预防习惯性便秘，还能将消化道中的某些杂物包裹起来，随大便排出体外，所以在民间被称为“洗肠草”。

防癌功效

韭菜可以促进肠道蠕动，预防大肠癌的发生，同时又能减少人体对胆固醇的吸收，起到预防和治疗动脉硬化、冠心病等疾病的作用。其所含有的大量粗纤维，能增进胃肠蠕动，治疗便秘，预防肠癌。

食用注意

①韭菜偏热性，多食易上火，因此阴虚火旺者不宜多吃。
②夏韭老化，纤维多而粗糙，不易被肠胃消化吸收，加之夏季胃肠蠕动功能降低，多会引起胃肠不适或腹泻，因此夏季不宜多食韭菜。

宜
- 韭菜＋黄豆芽 → 排毒瘦身
- 韭菜＋豆腐 → 治疗便秘
- 韭菜＋鸡蛋 → 补肾、止痛

忌
- 韭菜＋蜂蜜 → 导致腹泻
- 韭菜＋菠菜 → 导致腹泻
- 韭菜＋牛奶 → 影响钙的吸收

松仁炒韭菜

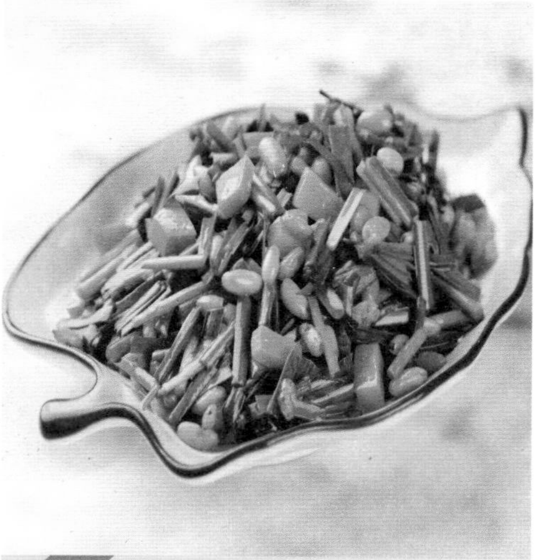

原料

韭菜200克，松仁40克，胡萝卜30克，盐、鸡粉、食用油各适量

制作

1 洗净的韭菜切段，洗好去皮的胡萝卜切成小丁。

2 锅中注水烧开，倒入胡萝卜丁，煮至其断生，捞出。

3 炒锅中注油烧热，倒入松仁，略炸至松仁熟透后捞出，沥干待用。

4 锅底留油烧热，倒入胡萝卜丁、韭菜，加入盐、鸡粉，炒匀；倒入松仁，炒至食材熟透即成。

功效

本品能预防癌症复发，减少肠道对油脂性物质的吸收，还能减肥。

韭菜炒核桃仁

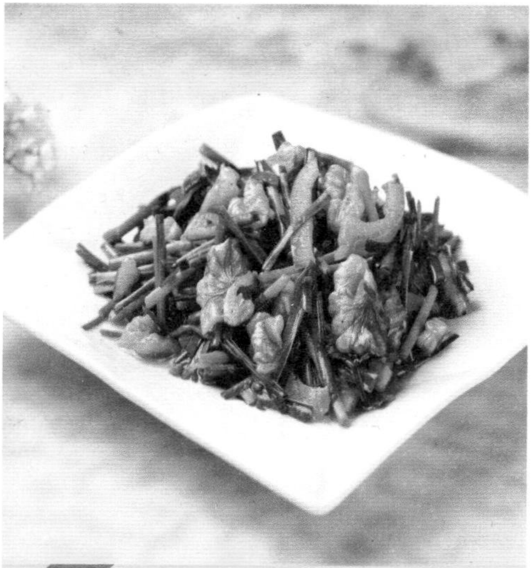

原料

韭菜85克，核桃仁40克，彩椒30克，盐3克，鸡粉2克，食用油适量

制作

1 洗净的韭菜切段，洗好的彩椒切丝。

2 锅中注水烧开，倒入核桃仁，煮至其入味后捞出，沥干待用。

3 油起锅烧热，放核桃仁，炸干水，捞出；锅底留油烧热，放彩椒丝，爆香；加韭菜，炒至断生；加盐、鸡粉、核桃仁，炒至入味即成。

功效

本品能润肠通便，常食能增进胃肠蠕动，预防便秘和肠癌。

菠菜

【别名】波斯草、菠薐

【食用方法】烩食或炖食

【养肠抗癌关键词】叶酸、维生素 B_{12}、维生素 C、膳食纤维

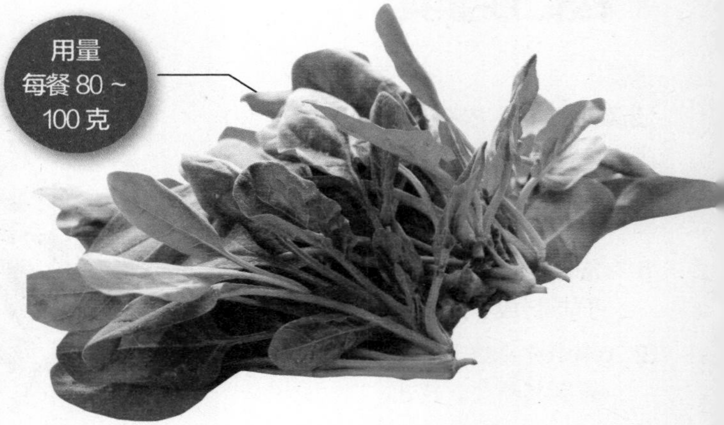

养肠功效

菠菜含有大量膳食纤维，膳食纤维能有效促进肠胃蠕动，加快粪便在肠道内的运转时间，促进排便，有助于排除毒素，防治便秘，从而起到调理肠道的作用。

防癌功效

菠菜中含有大量叶酸和维生素 B_{12}，二者合用能够有效地抑制肺癌，并且增强人体的免疫力。菠菜含有 β－胡萝卜素和维生素 C，能够阻断致癌物亚硝胺的合成，并抑制人体对它的吸收。菠菜中富含叶绿素，含叶绿素越高的食物抗癌功效越好。

食用注意

①冬天可用无毒塑料袋保存菠菜，如果温度在 0℃以上，可在菠菜叶上套上塑料袋，袋口不用扎，根朝下戳在地上即可。

②菠菜不宜食用过多。烹饪前先将菠菜放沸水中焯一下，可去除草酸和涩味。

宜

- 菠菜＋鸡蛋 → 预防贫血
- 菠菜＋猪肝 → 防治老年贫血
- 菠菜＋胡萝卜 → 降低脑卒中概率

忌

- 菠菜＋黄瓜 → 破坏维生素 C
- 菠菜＋豆腐 → 引起结石
- 菠菜＋黄豆 → 影响代谢

胡萝卜炒菠菜

原料

菠菜 180 克，胡萝卜 90 克，蒜末少许，盐 3 克，鸡粉 2 克，油适量

制作

1 洗净去皮的胡萝卜切成细丝，洗好的菠菜切成段。

2 锅中注水烧开，放入胡萝卜丝，焯煮片刻，捞出。

3 用油起锅，放入蒜末，爆香；倒入菠菜，快速炒匀，至其变软。

4 放入焯煮过的胡萝卜丝，翻炒匀，加入盐、鸡粉，炒匀调味；盛出炒好的食材，装入盘中即成。

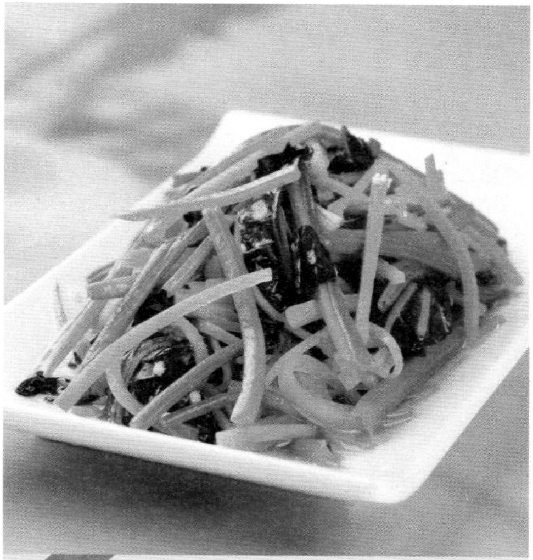

功效 本品能止渴润肠、敛阴润燥，可用于便秘患者，还可预防肠癌。

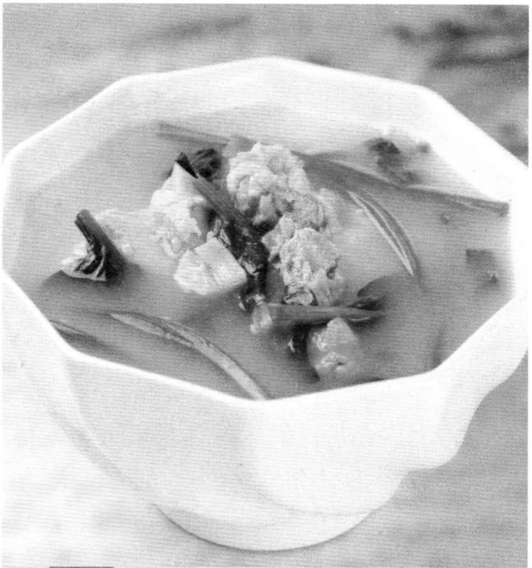

功效 本品能调和脾胃、消除胀满、通大肠浊气，常食能预防大肠癌。

菠菜干贝脊骨汤

原料

猪脊骨段400克，菠菜75克，干贝15克，姜片少许，盐、鸡粉各2克，料酒10毫升

制作

1 将洗净的菠菜切成段。

2 将脊骨段焯去血渍，捞出。

3 砂锅中注水烧开，倒入姜片、干贝、脊骨段，淋料酒提味，煮约40分钟，至脊骨熟透；加入盐、鸡粉，搅匀调味；倒入菠菜，略煮至其熟软、入味即成。

洋葱

【别名】球葱、圆葱、玉葱

【食用方法】拌食或炒食

【养肠抗癌关键词】葱蒜辣素、微量元素硒和肽

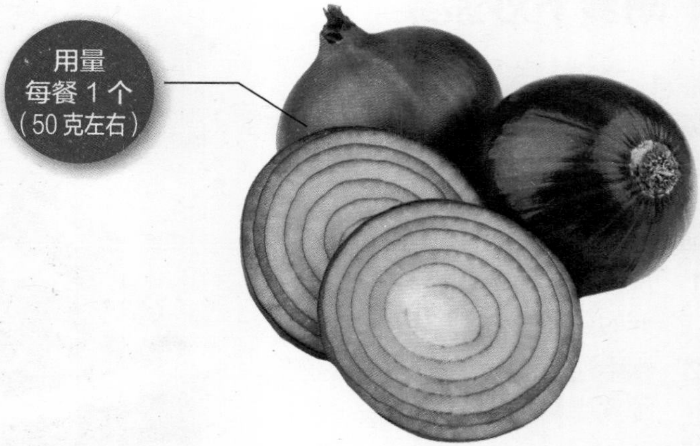

养肠功效

洋葱含有葱蒜辣素，有浓郁的香气，能刺激胃、肠及消化腺分泌，增进食欲，促进消化，保护肠道；还能降血压血糖、预防血栓形成。

防癌功效

洋葱中含有微量元素硒和肽，硒和肽能促进机体产生大量降低癌症发生率的谷胱甘肽。硒既能抑制癌细胞的生长，又能降低致癌物的毒性。洋葱还含有 B 族维生素，B 族维生素已被证实有防癌抗癌的作用，可以阻止化学致癌物的致癌作用。

食用注意

①洋葱的保存方法是将洋葱放入网袋中，悬挂在室内阴凉通风处，或者放在有透气孔的专用陶瓷罐中。

②在切洋葱之前，把菜刀放在冷水中浸泡一会儿，再切的时候就不会刺激眼睛。

宜
洋葱＋大蒜 → 抗菌消炎
洋葱＋鸡蛋 → 有助营养吸收
洋葱＋苦瓜 → 提高免疫力

忌
洋葱＋河虾 → 形成结石
洋葱＋蜂蜜 → 引起眼睛不适
洋葱＋皮皮虾 → 产生结石

豆芽拌洋葱

原料

黄豆芽100克，洋葱90克，胡萝卜40克，蒜末、葱花各少许，盐2克，鸡粉2克，生抽4毫升，陈醋3毫升，辣椒油、芝麻油各适量

制作

1 洗净的洋葱切成丝，去皮洗好的胡萝卜切成丝。

2 锅中注水烧开，放入黄豆芽、胡萝卜，洋葱，焯煮至熟软。

3 把焯煮好的食材捞出，装碗，放入蒜末、葱花、生抽、盐、鸡粉、陈醋、辣椒油、芝麻油，拌匀即可。

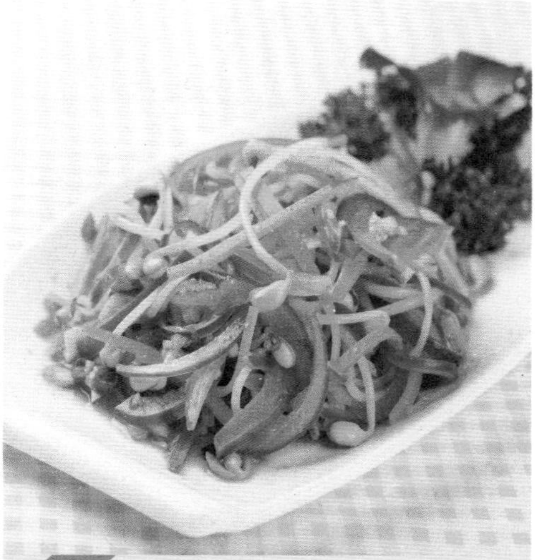

功效 常食本品能提高胃肠道张力，促进胃肠蠕动，对肠癌患者有益。

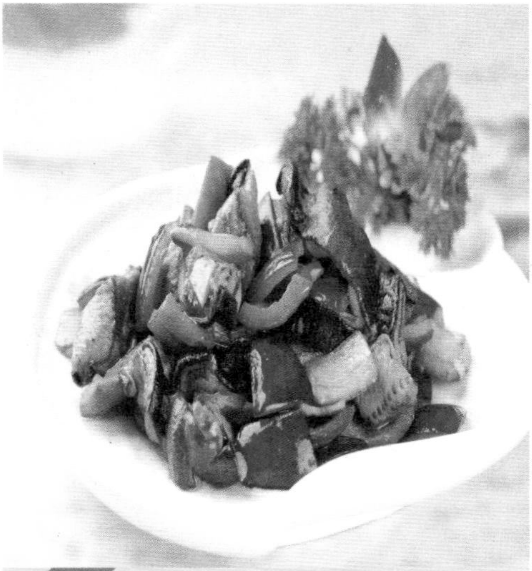

功效 本品能消炎杀菌，对食积纳呆、宿食不消者有食疗功效。

洋葱炒黄鳝

原料

鳝鱼200克，洋葱100克，彩椒55克，姜片、蒜末、葱段、盐、料酒、生抽、水淀粉、芝麻油、鸡粉、食用油各适量

制作

1 洗净的洋葱、彩椒均切块；鳝鱼切块，装碗，加入生抽、水淀粉，腌渍10分钟。

2 将鳝鱼，焯水片刻，捞出，沥干。

3 炒锅注油烧热，放姜蒜葱爆香；加入彩椒、洋葱、鳝鱼、料酒、芝麻油、鸡粉、盐，翻炒入味即可。

胡萝卜

【别名】黄萝卜、丁香萝卜

【食用方法】大火快炒食用

【养肠抗癌关键词】植物纤维、维生素A、β-胡萝卜素

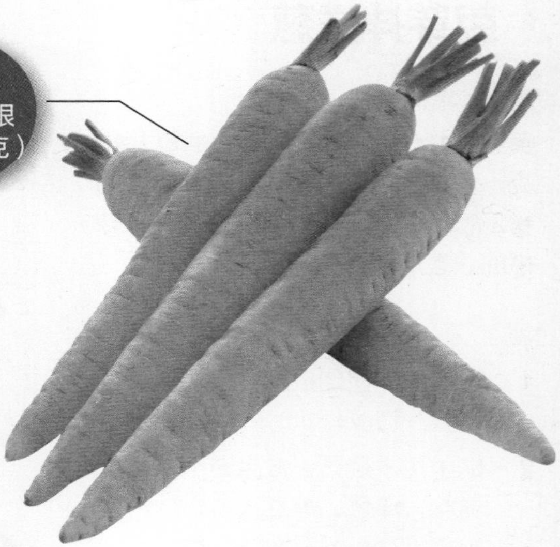

养肠功效

胡萝卜含有植物纤维，吸水性强，在肠道中体积容易膨胀，是肠道中的“充盈物质”，可加强肠道的蠕动，从而利膈宽肠。

防癌功效

胡萝卜中含有的萜对致癌物有解毒作用，并抑制癌症的发生。胡萝卜中的甾醇有抑制癌症的作用。胡萝卜中含维生素A，多吃胡萝卜能大大降低肺癌的发病率。胡萝卜中含有的β-胡萝卜素和维生素C，能够阻断致癌物亚硝胺的合成，抑制人体对它的吸收。

食用注意

①选购胡萝卜时要挑选根大心小、质地脆嫩、表面光泽、手感重的。
②吸烟者可以每天食用胡萝卜或喝半杯胡萝卜汁，能够保护肺部，减少患肺癌的危险。用肉炖食胡萝卜抗癌效果最好。

宜
胡萝卜+卷心菜 → 防癌抗癌
胡萝卜+蜂蜜 → 排毒
胡萝卜+大米 → 改善肠胃功能

忌
胡萝卜+西红柿 → 降低营养价值
胡萝卜+酒 → 引起肝病
胡萝卜+木瓜 → 降低营养价值

胡萝卜丝炒豆芽

原料

胡萝卜150克，黄豆芽120克，彩椒40克，蒜蓉、姜丝、葱段各少许，盐3克，味精、白糖、料酒、水淀粉、食用油各适量

制作

1 把洗净的胡萝卜、彩椒均切成细条，洗净的葱切成段。

2 锅注水烧热，倒入胡萝卜丝、黄豆芽、彩椒丝，煮熟，捞出沥水。

3 另起锅，注油烧热，放姜丝葱段蒜蓉爆香；加焯煮好的食材、盐、白糖、味精、料酒、水淀粉，炒熟即可。

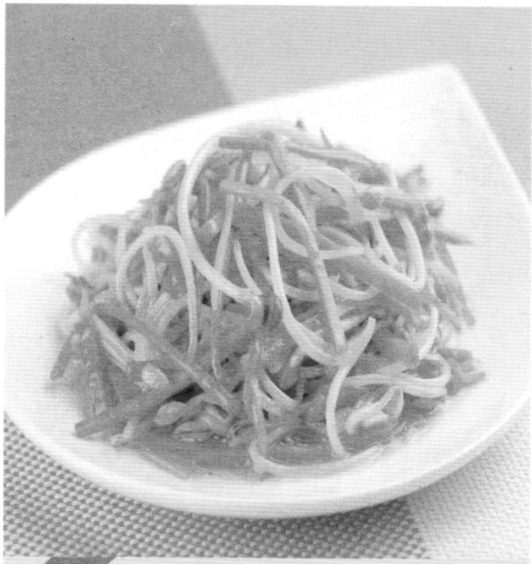

功效 本品能下气补中，可加强肠道蠕动、利膈宽肠、通便防癌。

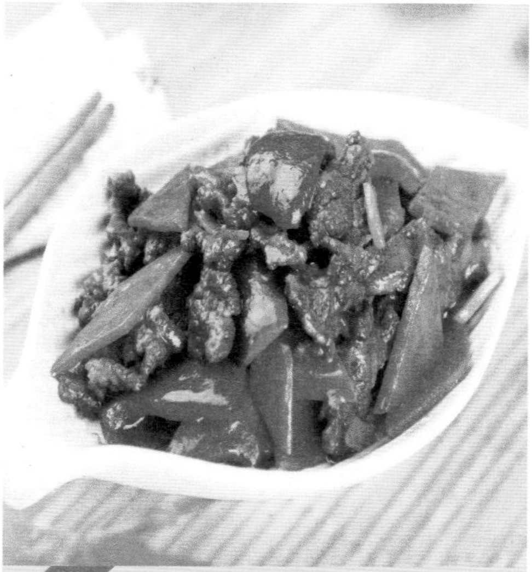

功效 本品能补中益气、滋养脾胃、利膈宽肠，适宜便秘患者食用。

胡萝卜炒牛肉

原料

牛肉200克，彩椒30克，胡萝卜100克，姜片、蒜末各少许，盐5克，水淀粉10毫升，生抽、料酒、蚝油、食用油各适量

制作

1 彩椒切块；胡萝卜切菱形；牛肉切片，加入调味料，腌渍10分钟。

2 牛肉焯水片刻，捞出；将牛肉，滑油捞出；另起锅注水烧开，放胡萝卜煮断生捞出。

3 油爆姜、蒜、彩椒；加牛肉、胡萝卜、调味料，炒入味即可。

白萝卜

【别名】芦菔

【食用方法】炒食或煮汤食用

【养肠抗癌关键词】粗纤维、木质素、吲哚、维生素C

用量
每餐 50 ~ 100 克

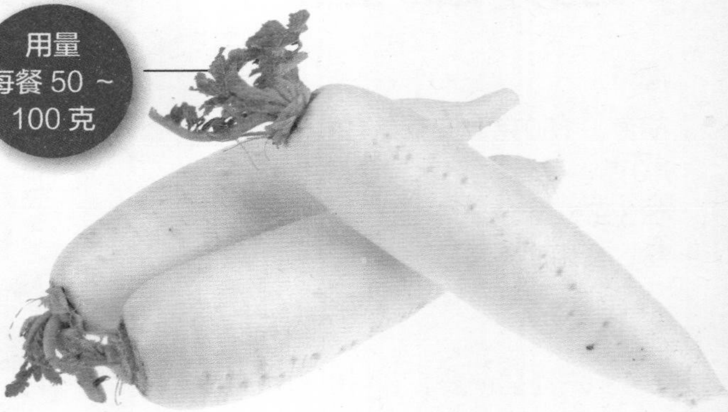

养肠功效

白萝卜含芥子油、淀粉酶和粗纤维，具有促进消化、增强食欲、加快胃肠蠕动和止咳化痰的作用。

防癌功效

白萝卜中所含的木质素可以提高人体巨噬细胞的活力，能把整个癌细胞吞噬。白萝卜中含有干扰素诱生剂，这是一种抗病毒、抗肿瘤的活性物质，能刺激细胞产生干扰素，对于食管癌、胃癌、鼻咽癌、子宫颈癌等细胞都有显著的抑制作用。

食用注意

①选购白萝卜以个体大小均匀、表面光滑的为优。保存白萝卜最好能带泥存放，如果室内温度不太高，可以放在阴凉通风处。

②生吃白萝卜能够保护它的干扰素诱生剂成分免遭破坏。吃白萝卜必须细嚼，使白萝卜中的有效成分充分释放出来。

宜

- 白萝卜＋牛肉 → 健脾消食
- 白萝卜＋鸡肉 → 有助营养吸收
- 白萝卜＋豆腐 → 健脾养胃

忌

- 白萝卜＋黑木耳 → 易得皮炎
- 白萝卜＋人参 → 导致腹胀
- 白萝卜＋胡萝卜 → 不利营养吸收

红烧白萝卜

原料

白萝卜350克，鲜香菇35克，彩椒40克，蒜末、葱段各少许，盐2克，鸡粉2克，生抽5毫升，水淀粉5毫升，食用油适量

制作

1 洗净去皮的白萝卜切成丁，洗好的香菇、彩椒切小块。

2 油起锅，放蒜末、葱白爆香；倒入香菇、白萝卜丁，快速翻炒匀。

3 注水，加盐、鸡粉、生抽，煮至食材八成熟；放彩椒，加水淀粉勾芡，撒葱叶，炒至熟即成。

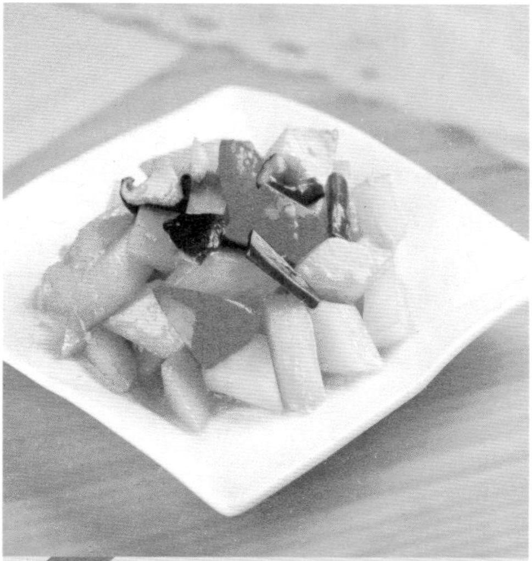

功效

本品利尿通便，常食能提高巨噬细胞的活力，吞噬癌细胞。

橄榄白萝卜排骨汤

原料

排骨段、白萝卜各300克，青橄榄25克，姜片、葱花各少许，盐、鸡粉各2克，料酒适量

制作

1 洗净去皮的白萝卜切成小块。

2 锅中注水烧开，放入洗好的排骨段，煮约1分钟，捞出待用。

3 砂锅中注水烧热，放入排骨、青橄榄、姜片、料酒，煮至食材熟软。

4 放白萝卜块，煮至食材熟透，加盐、鸡粉，拌至入味，撒葱花即成。

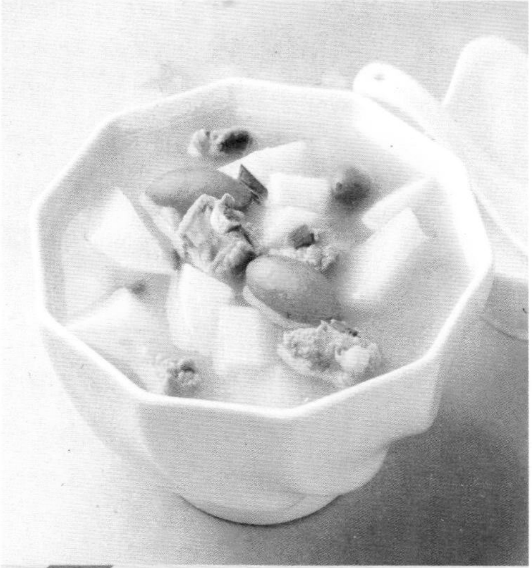

功效

本品能清热解毒、助消化、通便，适用于便秘及肠癌患者。

南瓜

【别名】麦瓜、番瓜、倭瓜

【食用方法】炒食或煮粥食用

【养肠抗癌关键词】甘露醇、硒、β－胡萝卜素、维生素C

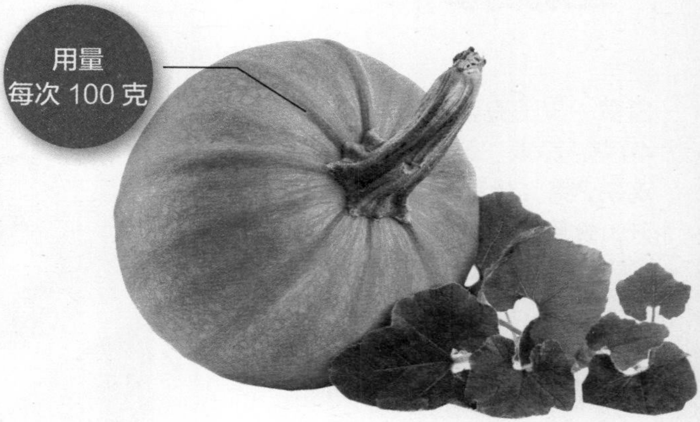

养肠功效

南瓜中所含的甘露醇具有润肠通便的作用，能有效促进肠胃蠕动，排出毒素，可减少粪便中毒素对人体的危害，保护肠道。

防癌功效

南瓜中含有硒，硒是谷胱甘肽过氧化酶必不可少的构成成分，这种酶能使活性氧失去毒性。南瓜含有一种能够分解致癌物亚硝胺的酵素，减少消化系统癌症的发生。南瓜中的β－胡萝卜素和维生素C，能够阻断致癌物亚硝胺的合成，抑制人体对它的吸收。

食用注意

①南瓜皮不易消化，消化不良的患者食用时最好去皮。

②南瓜切开后容易从心部变质，最好用保鲜膜包好，放入冰箱冷藏，可以存放5～6天。吃南瓜前一定要仔细检查，如果发现表皮有溃烂之处，或切开后散发出酒精味等，则不可食用。

宜

南瓜＋莲子 → 通便排毒

南瓜＋猪肉 → 预防糖尿病

南瓜＋牛肉 → 健胃益气

忌

南瓜＋山药 → 破坏营养物质

南瓜＋羊肉 → 令人肠胃气壅

南瓜＋鲤鱼 → 生成有毒物质

西芹炒南瓜

原料

南瓜200克，西芹60克，蒜末、姜丝、葱末各少许，盐2克，鸡粉3克，水淀粉、食用油各适量

制作

1 洗好的西芹切成小块，洗净去皮的南瓜切成片。

2 锅中注水烧开，倒入南瓜，煮至其五成熟；西芹放锅中，煮至断生，捞出，沥干水分。

3 油起锅，倒入蒜末、姜丝、葱末，爆香；放南瓜、西芹，翻炒；加盐、鸡粉、水淀粉，炒至入味即可。

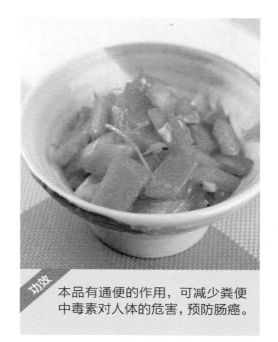

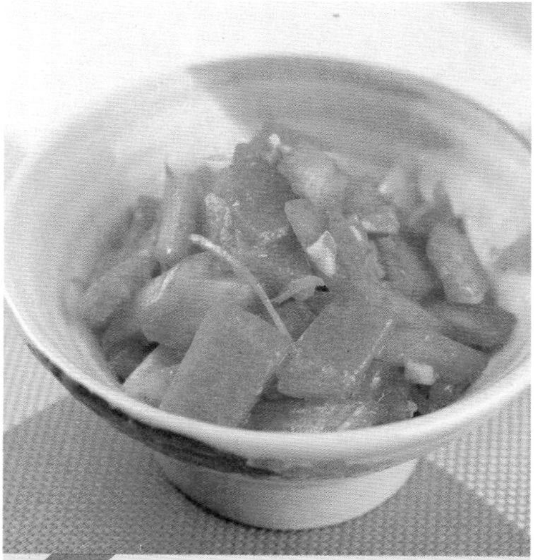

功效

本品有通便的作用，可减少粪便中毒素对人体的危害，预防肠癌。

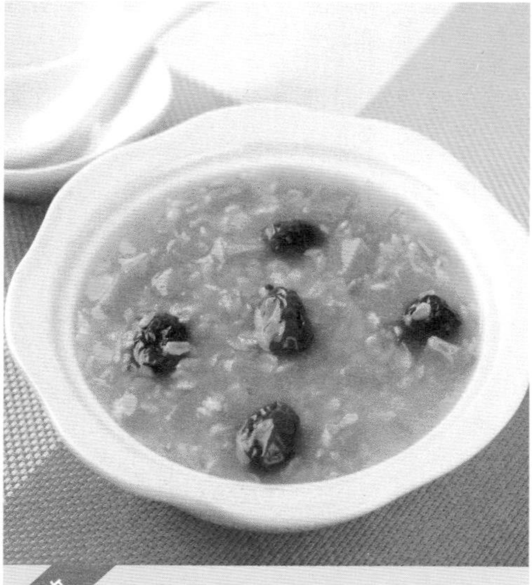

功效

食用本品有助于消化，可减少肠道废物堆积，改善便秘。

红枣南瓜麦片粥

原料

红枣20克，南瓜200克，燕麦片60克

制作

1 洗净的南瓜切成丁，备用。

2 砂锅中注入适量清水烧开，放入洗净的红枣，加入燕麦片，搅拌匀，用小火煮25分钟。

3 倒入切好的南瓜，搅拌匀，用小火再煮5分钟，至全部食材熟透。

4 关火后把煮好的粥盛出，装入汤碗中即可。

土豆

【别名】山药蛋、马铃薯

【食用方法】炒食或焖食

【养肠抗癌关键词】膳食纤维

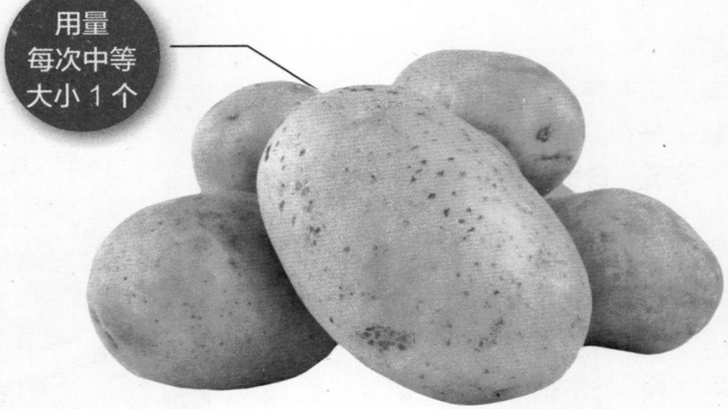

养肠功效

土豆含有丰富的膳食纤维，胃肠对土豆的吸收较慢，食用土豆后，停留在肠道中的时间比米饭长得多，所以更具有饱腹感，还能帮助带走肠道中的一些油脂和垃圾，具有一定的通便排毒作用。

防癌功效

马铃薯中含有大量的优质纤维素，在肠道内可以供给肠道微生物大量营养，促进肠道微生物生长发育。同时还可以促进肠道蠕动，保持肠道水分，促进排便，有预防便秘和防治肠癌等作用。

食用注意

①土豆切块，冲洗完之后要先晾干，再放到锅里炒，这样就不会粘在锅底了。在煮土豆时，先在水里加几滴醋，土豆的颜色就不会变黑了。

②糖尿病患者、腹胀者忌食土豆。

宜

土豆＋黄瓜 → 有利身体健康

土豆＋牛肉 → 促进酸碱平衡

土豆＋豆角 → 除烦润燥

忌

土豆＋西红柿 → 消化不良

土豆＋石榴 → 生成有毒物质

土豆＋香蕉 → 引起面部生斑

芝麻土豆丝

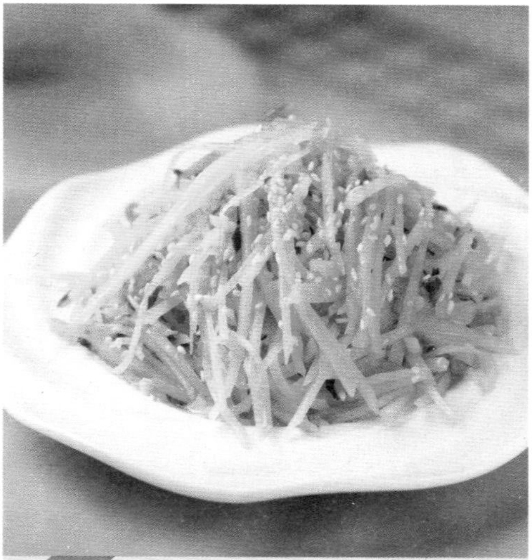

原料

土豆180克，香菜20克，熟芝麻15克，蒜末少许，盐2克，白糖3克，陈醋8毫升，食用油适量

制作

1 洗好的香菜切成末，洗净去皮的土豆切成细丝。

2 锅中注水烧开，加入少许盐、食用油，倒入土豆丝，煮至其断生，捞出沥干，待用。

3 油起锅，放蒜末爆香；加土豆丝陈醋、盐、白糖，炒匀；撒香菜末，炒香，撒熟芝麻即成。

功效 本品能健脾和胃，对肠胃不和、大便不畅的患者效果显著。

口蘑焖土豆

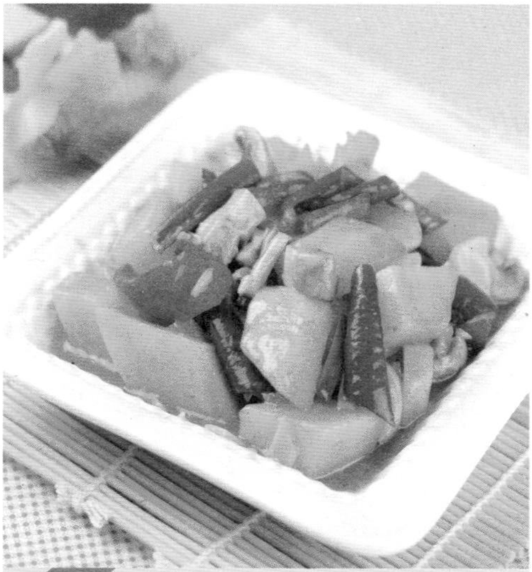

原料

口蘑80克，土豆150克，青、红椒各20克，蒜、葱、盐、鸡粉、豆瓣酱、料酒、生抽、水淀粉、食用油各适量

制作

1 口蘑洗净切片，洗好的青椒、红椒切小块，洗净去皮的土豆切丁。

2 把土豆丁、口蘑，煮至断生，捞出。

3 用油起锅，放入蒜爆香，倒入土豆、口蘑、调味料、水，焖至熟。

4 放青椒、红椒、水淀粉，葱段，炒香即成。

功效 本品能益气安神、润肠通便，便秘患者可常食，有助于预防肠癌。

西红柿

【别名】番茄、洋柿子

【食用方法】炖食或煮汤食用

【养肠抗癌关键词】膳食纤维、番茄红素、维生素C

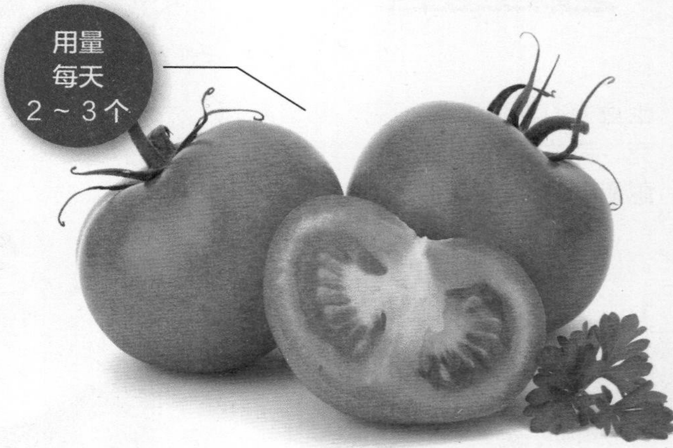

养　肠　功　效

西红柿含有大量膳食纤维，膳食纤维能有效促进肠胃蠕动，排出毒素，从而保护肠道健康。

防　癌　功　效

西红柿含有丰富的番茄红素，有研究表明，体内番茄红素值低的人，患癌症的危险比体内番茄红素值高的人多3倍。西红柿中的菌脂色素具有高度抗氧化能力，是β－胡萝卜素的2倍，可以增强人体免疫力，对预防多种癌症都有很好的效果。

食用注意

①选购西红柿时要挑选个大、饱满、色红成熟、紧实者。西红柿在常温下置通风处能保存3天左右，放入冰箱冷藏可保存5～7天。

②西红柿性微寒，所以脾胃虚寒、月经期间、急性肠炎、菌痢者以及溃疡活动期的病人不宜食用。

宜
- 西红柿＋卷心菜 → 预防癌症
- 西红柿＋菜花 → 降压降脂
- 西红柿＋芹菜 → 降压降脂

忌
- 西红柿＋螃蟹 → 导致中毒
- 西红柿＋白酒 → 胸闷、气短
- 西红柿＋糯米 → 导致消化不良

西红柿土豆炖牛肉

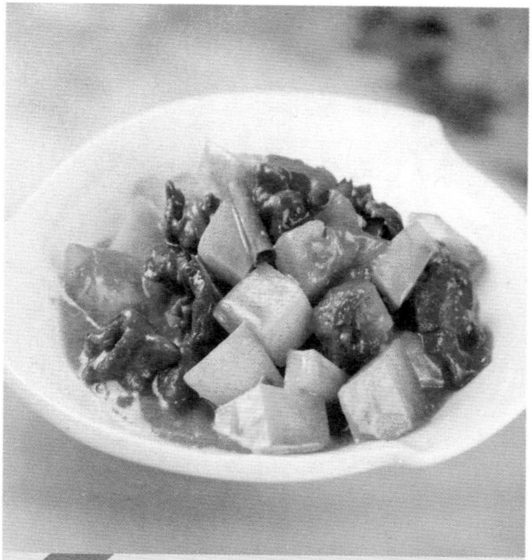

功效 本品能有效地促进肠胃蠕动，排出毒素，对预防肠癌作用尤为显著。

原料

牛肉200克，土豆150克，西红柿100克，八角、香叶、姜片、蒜末、葱段各少许，盐3克，生抽、水淀粉、料酒、番茄酱、油各适量

制作

1 洗净去皮的土豆切丁；洗好的西红柿切小块；洗净的牛肉切丁，装碗，加入调味料，腌渍入味。

2 将牛肉丁，焯去血水，捞出。

3 油起锅，放香料、牛肉丁、料酒、生抽，翻炒；加西红柿、土豆、盐、番茄酱、水淀粉，炒熟即可。

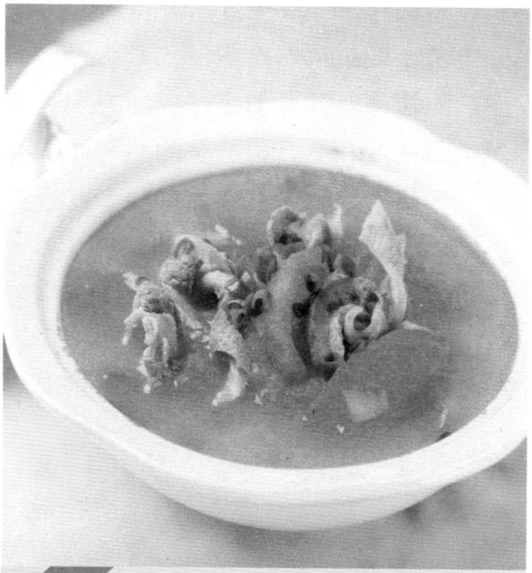

功效 本品能调和脾胃、通大肠浊气，对肠癌患者有食疗作用。

西红柿猪肚汤

原料

西红柿150克，猪肚130克，姜丝、葱花各少许，盐2克，鸡粉2克，料酒5毫升，胡椒粉、食用油各适量

制作

1 洗净的西红柿切成小块；处理干净的猪肚用斜刀切成块。

2 炒锅中倒入食用油，放入姜丝，爆香；放入猪肚，翻炒片刻；淋入料酒，炒匀；放入西红柿，炒匀。

3 注水，煮至熟透；放入盐、鸡粉、胡椒粉，搅匀，撒上葱花即可。

莴笋

【别名】青笋、茎用莴苣

【食用方法】炒食或烧食

【养肠抗癌关键词】维生素、矿物质、铁元素

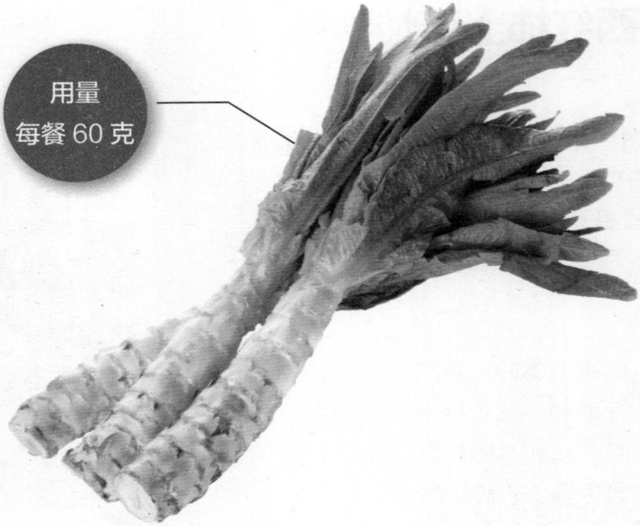

养　肠　功　效

莴笋味道清新，略带苦味，可刺激消化酶分泌，增进食欲。且莴笋富含膳食纤维，可促进胃肠蠕动，润肠通便，减少废物在肠道的停留时间，从而保护肠道。

防　癌　功　效

莴笋含有丰富的胡萝卜素，它可在人体内转化为维生素A，是体内的抗氧化剂，抵抗致癌物的侵入、延迟癌细胞的转移，并可使正在变异的细胞转化为良性。莴苣中所含的热水提取物对某些癌细胞有很高的抑制率，故可用来防癌抗癌。

食用注意

①莴笋的肉质嫩茎可生食、凉拌、炒食、干制或腌渍，嫩叶也可食用。

②为了使营养成分少受损失，莴笋最好洗净生拌吃，即使煮或炒吃，也宜少煮、少炒。

宜

莴笋＋蒜苗 → 预防高血压

莴笋＋香菇 → 利尿通便

莴笋＋猪肉 → 补脾益气

忌

莴笋＋蜂蜜 → 引起腹泻

莴笋＋乳酪 → 引起消化不良

莴笋＋细辛 → 性味皆不相合

蒜苗炒莴笋

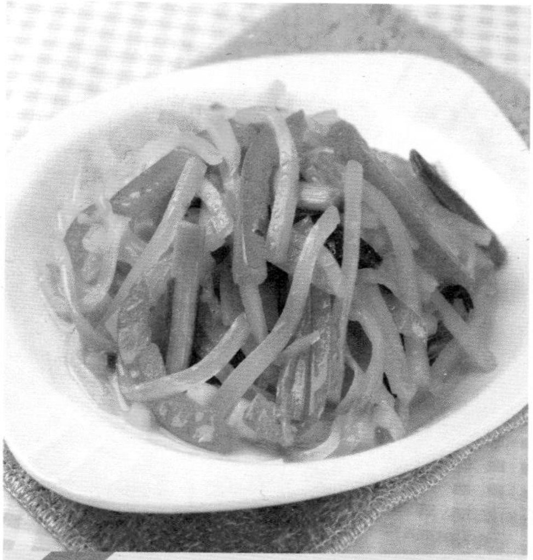

原料

蒜苗50克，莴笋180克，彩椒50克，盐3克，鸡粉2克，生抽、水淀粉、食用油各适量

制作

1 洗净的蒜苗切成段，洗好的彩椒切成丝，洗净去皮的莴笋切成丝。

2 锅中注水烧开，放入适量食用油、盐，倒入莴笋丝，煮约半分钟至断生，捞出备用。

3 用油起锅，放入蒜苗，炒香；倒入莴笋丝、彩椒，炒匀；加入盐、鸡粉、生抽、水淀粉，炒匀即可。

功效 本品有促进胃肠蠕动等功效，可改善消化不良、便秘等症。

莴笋烧板栗

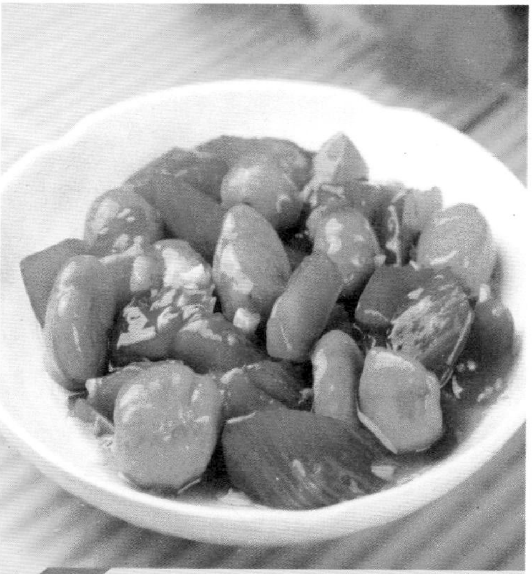

原料

莴笋200克，板栗肉100克，蒜末、葱段各少许，盐3克，鸡粉2克，蚝油7克，水淀粉、芝麻油、食用油各适量

制作

1 将洗净去皮的莴笋切滚刀块。

2 锅中注水烧开，倒入板栗肉、莴笋块，煮至食材断生后捞出待用。

3 油起锅，放入蒜末、葱段爆香；倒入板栗、莴笋炒香；加蚝油、水、盐、鸡粉，搅匀，焖至食材熟透。

4 加水淀粉、芝麻油，炒至入味即成。

功效 本品能健脾养胃、促进胃肠蠕动，对肠癌患者有食疗作用。

芦笋

【别名】石刁柏、龙须菜

【食用方法】炒食或煨食

【养肠抗癌关键词】膳食纤维、硒、叶酸、维生素C

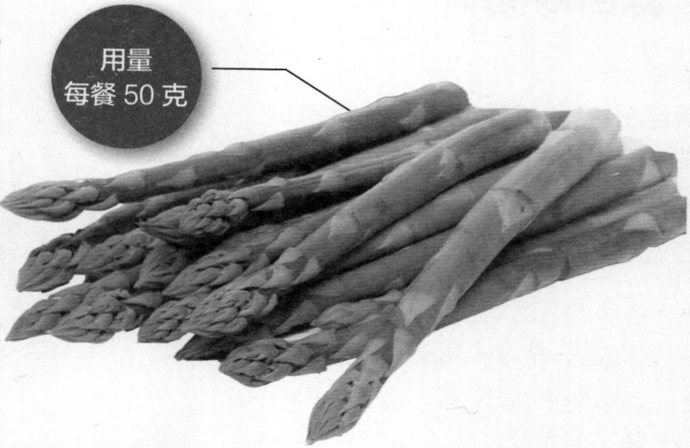

养肠功效

芦笋中含有大量膳食纤维，能起到润肠、促进排毒的作用，可刺激肠胃蠕动，促进大便排泄，还有帮助消化的功能。

防癌功效

芦笋中含有的微量元素硒具有防癌作用，对胃癌有防治效果。芦笋中含有多种黄酮类物质，能够诱导体内多种酶的活性，促进致癌物的转化。芦笋中的组蛋白能够修复变异的癌细胞，防止癌症扩散。芦笋中的维生素C能够通过增强细胞间质来防癌。

食用注意

①选购芦笋要选择形状正直、一折即断的新鲜芦笋，因为新鲜芦笋的抗癌效果最佳。芦笋不宜生吃，也不宜存放超过一周。如果不能马上食用，用报纸卷好，放在冰箱冷藏室可以保存2～3天。

②芦笋与海参搭配食用，可增强防癌、抗癌的功效。

宜

芦笋＋黄花菜 → 养血止血
芦笋＋百合 → 降压降脂
芦笋＋海参 → 防癌抗癌

忌

芦笋＋羊肉 → 导致腹泻
芦笋＋羊肝 → 降低营养价值
芦笋＋西葫芦 → 不利于健康

芦笋金针

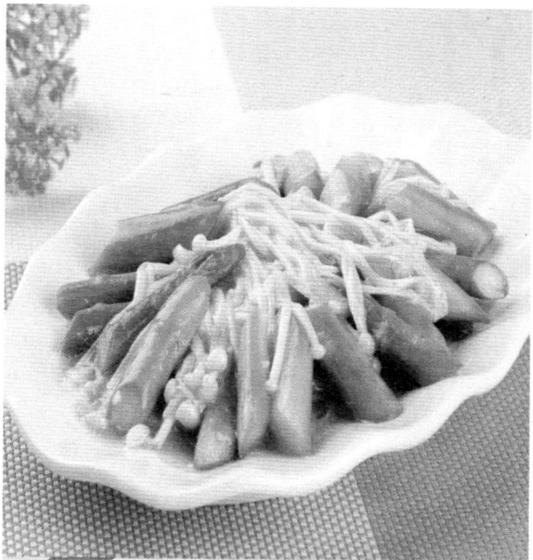

功效 本品能提高身体免疫力，常食可以预防和治疗肝脏病等疾病。

原料

芦笋100克，金针菇100克，姜片、蒜末、葱段各少许，盐2克，鸡粉少许，料酒4毫升，水淀粉、食用油各适量

制作

1 洗净的金针菇切去根部，洗净去皮的芦笋用斜刀切成段。

2 把芦笋段，焯水至断生，捞出。

3 用油起锅，放入姜片、蒜末、葱段，爆香；倒入金针菇，炒至变软；放入芦笋段、料酒、盐、鸡粉、水淀粉，翻炒匀即可食用。

芦笋煨冬瓜

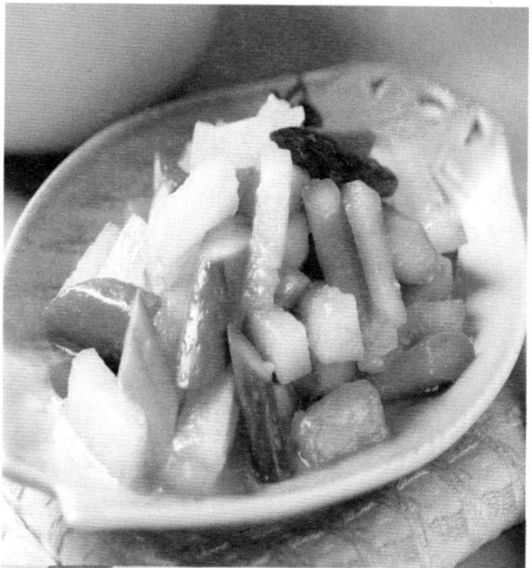

功效 本品能清热解毒、利水祛湿，常食能提高身体免疫力的。

原料

冬瓜230克，芦笋130克，蒜末少许，盐1克，鸡粉1克，水淀粉、芝麻油、食用油各适量

制作

1 洗净的芦笋用斜刀切段，洗好去皮的冬瓜切成小块。

2 把冬瓜块、芦笋段，焯水至断生。

3 油起锅，放蒜末爆香；倒入焯过水的材料，炒匀；加盐、鸡粉、水，煮至食材熟软；倒入水淀粉勾芡，淋芝麻油，炒至食材入味即可。

竹笋

【别名】笋、闽笋

【食用方法】大火快炒食用

【养肠抗癌关键词】纤维素、镁

养肠功效

竹笋具有低脂肪、低糖、多纤维的特点。因此，食用竹笋不仅能促进肠道蠕动，帮助消化，还能去积食，防便秘。

防癌功效

竹笋营养丰富，含人体所需的多种氨基酸，还富含蛋白质、纤维素，肥胖者和动脉硬化、高血压、冠心病、糖尿病患者，常吃竹笋有食疗养生的功益。近代研究还表明，其所含的稀有元素镁，具有一定的防癌、抗癌功效，因此竹笋又是一种抗癌食品。

食用注意

①好竹笋节与节之间的距离近，竹节距离越近的笋越嫩；外壳色泽鲜黄；笋壳完整且饱满光洁。竹笋宜在低温条件下保存，但不宜保存过久，否则质地变老会影响口感，建议保存1周左右。

②慢性肾炎、泌尿系结石、寒性疾病患者不宜食用竹笋。

宜

竹笋＋鸡肉 → 暖胃益气

竹笋＋莴笋 → 治疗肺热痰火

竹笋＋鲫鱼 → 治疗小儿麻痹

忌

竹笋＋红糖 → 对身体不利

竹笋＋羊肉 → 导致腹痛

竹笋＋豆腐 → 易形成结石

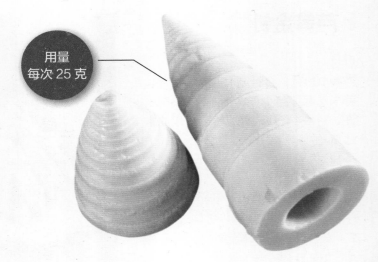

竹笋炒鳝段

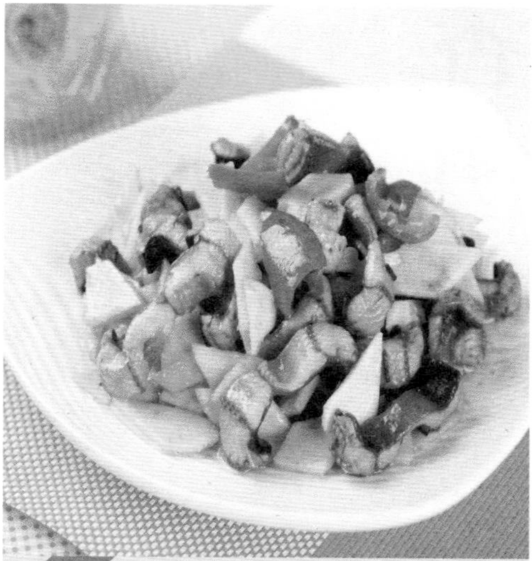

原料

鳝鱼肉 130 克，竹笋 150 克，青椒、红椒各 30 克，姜片、蒜末、葱段、盐、鸡粉、料酒、水淀粉、食用油各适量

制作

1 洗净的鳝鱼肉切片，洗好的竹笋切片，青椒、红椒洗净切小块。

2 鳝鱼装碗，加调味料，腌渍至入味。

3 锅中注水烧开，倒入竹笋片，煮至断生后捞出；鳝鱼倒入沸水锅中，焯煮片刻，捞出。

4 用油起锅，放入所有食材炒熟，加入调味料翻炒入味即可。

功效 本品能补血补气、消炎消毒，常食有助于增强机体的免疫功能。

韭菜拌竹笋

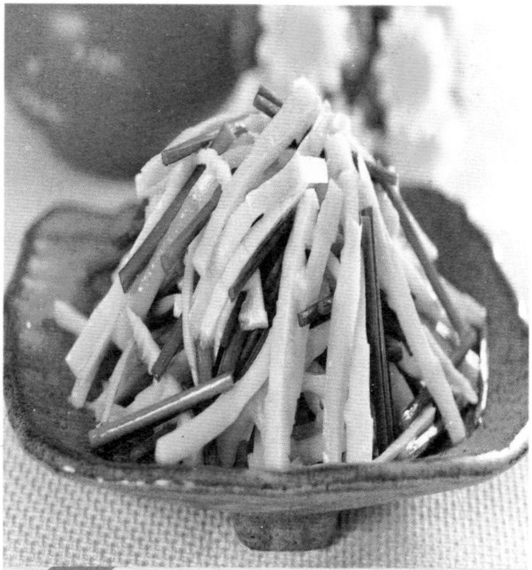

原料

竹笋 150 克，韭菜 50 克，盐 3 克，味精 3 克

制作

1 竹笋洗净切成条状；韭菜切成段，备用。

2 将笋条和韭菜段分别放入沸水中焯熟，捞出，沥干水分后装入碗中，待用。

3 加入盐、味精拌均匀后装盘即可食用。

功效 本品能补肾助阳，尤其适合肥胖和习惯性便秘者食用。

香菇

【别名】香蕈、香信、香菌

【食用方法】炒食或焖食

【养肠抗癌关键词】香菇多糖、B族维生素

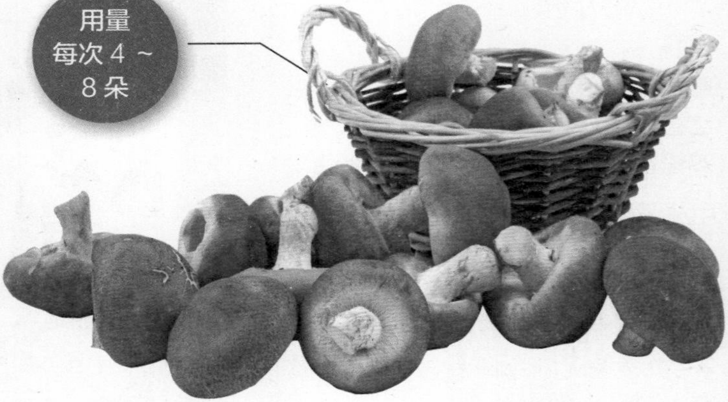

养　肠　功　效

香菇含有多种维生素、矿物质，对促进人体新陈代谢、提高机体免疫力有很大作用，且还能够润肠通便。

防　癌　功　效

香菇中含有香菇多糖，这是一种高纯度、高分子结构的有机物，具有很强的抗肿瘤作用。香菇中含有一种β－葡萄糖苷酶，有明显的加强机体抗癌力的作用。香菇中含有B族维生素，B族维生素已被证实有防癌抗癌的作用，可阻止化学致癌物的致癌作用。

食用注意

①香菇为动风食物，顽固性皮肤瘙痒症患者、脾胃寒湿气滞或皮肤瘙痒病患者不宜食用。

②香菇含有丰富的营养，有滋补作用，适合气虚头晕、贫血、抵抗力下降及年老体弱者食用，癌症病人及癌症患者化疗后宜食。

宜：
- 香菇＋豆腐 → 健脾养胃
- 香菇＋薏米 → 化痰理气
- 香菇＋鲤鱼 → 营养丰富

忌：
- 香菇＋番茄 → 影响营养吸收
- 香菇＋螃蟹 → 易引起结石
- 香菇＋驴肉 → 腹痛、腹泻

胡萝卜炒香菇片

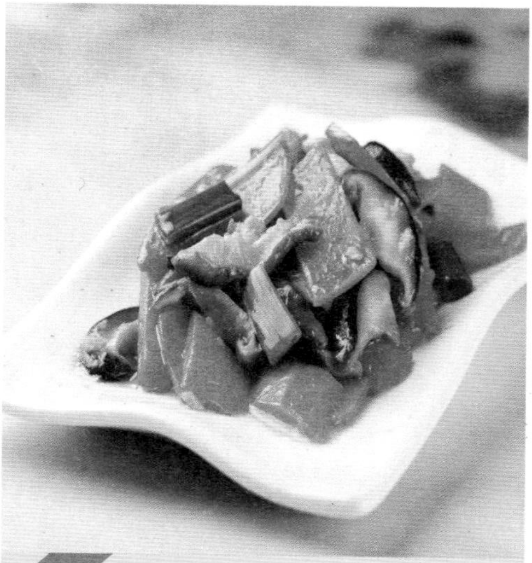

原料

胡萝卜180克，鲜香菇50克，蒜末、葱段各少许，盐3克，鸡粉2克，生抽4毫升，水淀粉5毫升，食用油适量

制作

1 洗净去皮的胡萝卜切成片，洗好的香菇用斜刀切成片。

2 将胡萝卜片、香菇分别煮至熟软，捞出，沥干。

3 油起锅，放蒜末爆香；加胡萝卜片、香菇、生抽、盐、鸡粉、水淀粉，炒匀；撒葱段，炒至熟即成。

功效

本品可加强肠道的蠕动，从而利膈宽肠、通便防癌。

干焖香菇

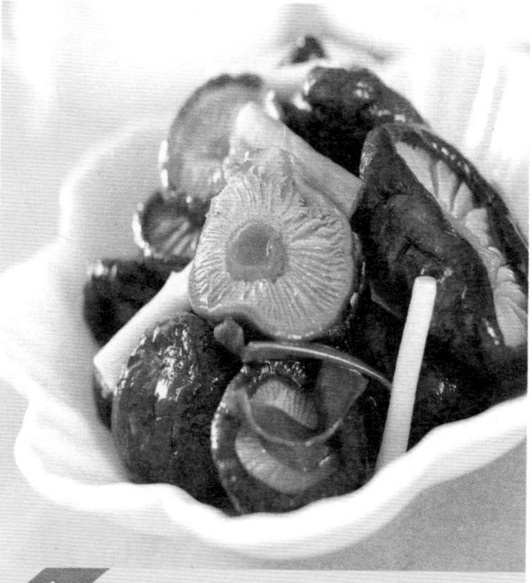

原料

鲜香菇150克，姜片、胡萝卜片、葱段各少许，盐3克，鸡粉2克，蚝油、老抽、料酒、水淀粉、食用油各适量

制作

1 将洗净的香菇切成两片，备用。

2 锅中倒入适量清水烧开，倒入香菇，煮约1分钟至熟，捞出备用。

3 用油起锅，放入胡萝卜片、姜片、葱白爆香；加入香菇、料酒、蚝油、盐、鸡粉、老抽、水，煮至入味；加水淀粉、葱叶，炒匀即可。

功效

本品能延缓衰老、防癌抗癌，常食能提高机体免疫功能。

金针菇

【别名】冬蘑、金钱菌

【食用方法】大火炒食或煮汤食

【养肠抗癌关键词】钾、朴菇素

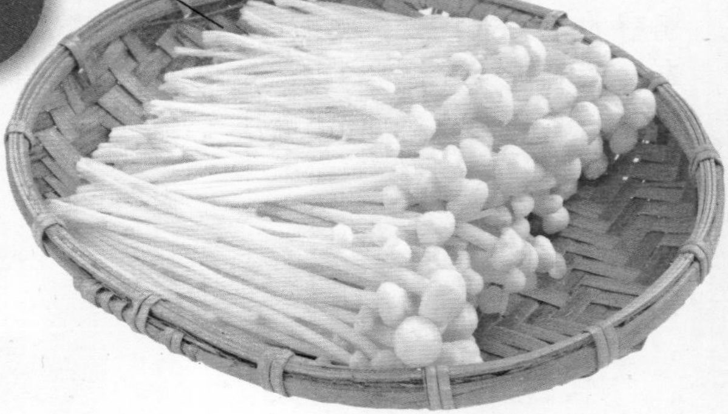

养肠功效

金针菇具有高钾低钠的特点，经常食用金针菇，可以预防和治疗肝脏病及胃、肠道溃疡。

防癌功效

金针菇中含有一种叫朴菇素的物质，可增强机体对癌细胞的抗御能力，常食金针菇还能降胆固醇，预防肝脏疾病和肠胃道溃疡，增强机体正气，防病健身。

食用注意

①适合气血不足、营养不良的老人、儿童、癌症患者、肝脏病及胃、肠道溃疡、心脑血管疾病患者食用。

②金针菇性寒，脾胃虚寒、慢性腹泻的人应少吃；关节炎、红斑狼疮患者也要慎食，以免加重病情。

宜

金针菇＋豆腐 → 降脂降压

金针菇＋豆芽 → 清热解毒

金针菇＋鸡肉 → 健脑益智

宜

金针菇＋芹菜 → 抗秋燥

金针菇＋西兰花 → 增强免疫力

金针菇＋猪瘦肉 → 营养丰富

鲜鱿鱼炒金针菇

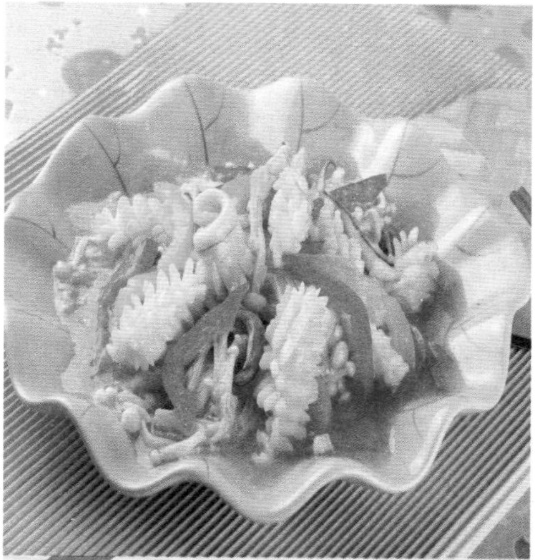

原料

鱿鱼300克，彩椒50克，金针菇90克，姜片、蒜末各少许，盐3克，鸡粉3克，料酒7毫升，水淀粉6毫升，食用油适量

制作

1 洗净的金针菇切去根部；洗好的彩椒切丝；处理干净的鱿鱼切片，装碗，加入调味料，腌渍至入味。

2 鱿鱼放沸水中焯至卷起，捞出。

3 油起锅，放姜片、蒜末爆香；加鱿鱼、料酒、金针菇、彩椒，炒软；加入盐、鸡粉、水淀粉，炒匀即可。

功效 本品可增强机体对癌细胞的抗御能力，常食能降胆固醇。

金针菇冬瓜汤

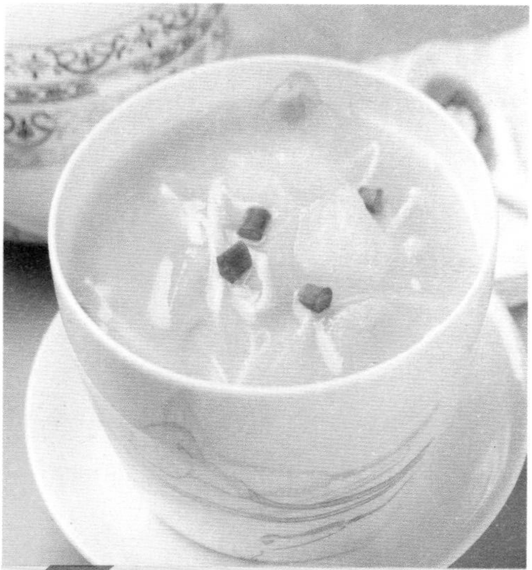

功效 本品能防癌抗癌、润肠通便，常食能增强免疫力、预防肠癌。

原料

金针菇80克，冬瓜350克，姜片、葱花各少许，盐3克，鸡粉3克，食用油适量

制作

1 洗净的冬瓜切成片，洗净的金针菇去根部。

2 锅中倒入食用油烧热，下入姜片爆香，放入冬瓜片，炒匀；注水，放入鸡粉、盐，煮至冬瓜熟软。

3 放入金针菇，拌匀煮沸，撒入葱花即可。

猴头菇

【别名】猴头菌、猴蘑

【食用方法】炒食或炖汤食用

【养肠抗癌关键词】食物纤维、多糖和多肽类物质

用量
每次 5 ~ 10 克

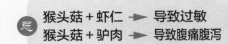

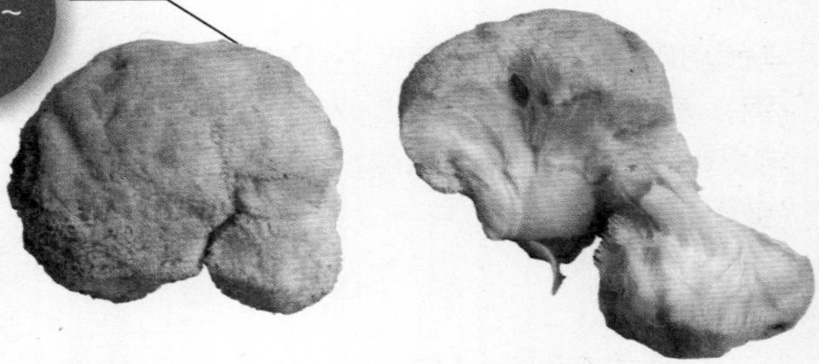

养肠功效

猴头蘑中含有丰富的食物纤维，经常食用能降低血液中的胆固醇，防止动脉粥样硬化，还能促进胃肠蠕动，保护肠道，预防肠癌。

防癌功效

猴头菇含有多糖和多肽类物质及脂肪物质，这些物质具有抗癌活性，能抑制癌细胞中遗传物质的合成，提高免疫功能，缩小肿块，延长癌症患者的生存期。

食用注意

①猴头菇以个头均匀、色泽艳黄、质嫩肉厚、须刺完整、干燥无虫蛀、无杂质的为质量好。

②食用猴头菇要经过洗涤、涨发、漂洗和烹制4个阶段，直到软烂如豆腐时营养成分才充分析出。霉烂变质的猴头菇不可食用，以防中毒。

宜

猴头菇＋黄芪 → 增强免疫力

猴头菇＋猪肝 → 抗癌肿

猴头菇＋鸡肉 → 益气补血

忌

猴头菇＋虾仁 → 导致过敏

猴头菇＋驴肉 → 导致腹痛腹泻

猴头菇扒上海青

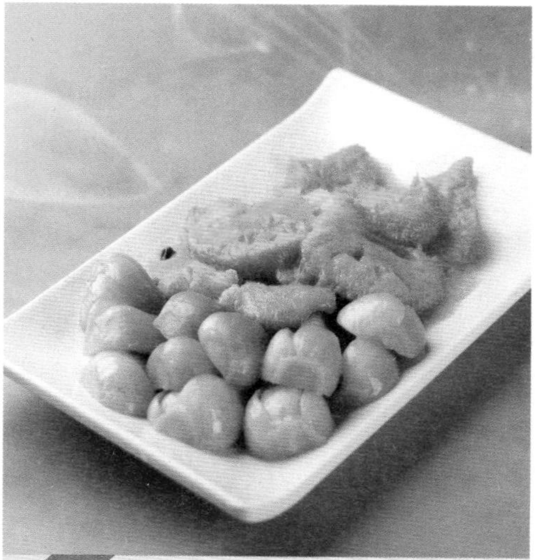

原料

上海青200克，水发猴头菇70克，鸡汤150毫升，姜片、葱段各少许，盐3克，料酒5毫升，水淀粉4毫升，胡椒粉、食用油各适量

制作

1 洗净的上海青切成瓣，洗好的猴头菇切成片。

2 上海青、猴头菇放沸水中，煮至断生，捞出；把上海青摆入盘中。

3 油起锅，倒入姜片、葱段爆香；倒入猴头菇、料酒、鸡汤、盐、胡椒粉、水淀粉，炒匀即可。

功效 本品能促进肠道蠕动，从而防治多种便秘，预防肠道肿瘤。

猴头菇炖排骨

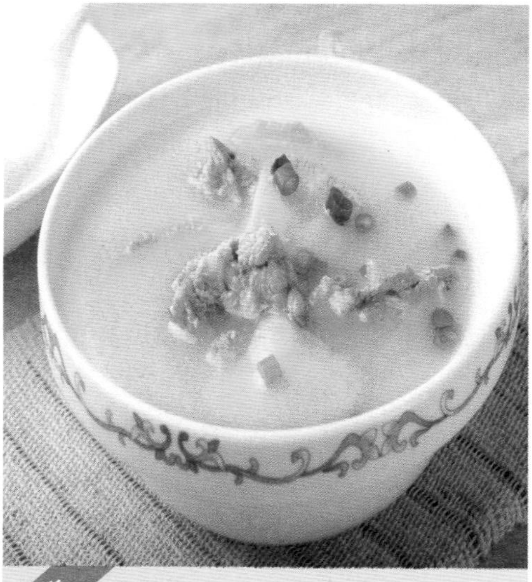

原料

排骨350克，水发猴头菇70克，姜片、葱花各少许，料酒20毫升，鸡粉2克，盐2克，胡椒粉适量

制作

1 洗好的猴头菇切小块。

2 锅中注水烧开，倒入洗净的排骨，淋料酒，煮沸，焯去血水，捞出。

3 砂锅中注水烧开，倒入猴头菇、姜片、排骨、料酒，拌匀，炖至食材酥软；加入鸡粉、盐、胡椒粉，拌匀调味，撒上葱花即可。

功效 本品能补脾益气、助消化，有心血管疾病的患者适宜食用。

银耳

【别名】白木耳、雪耳

【食用方法】煮汤食用

【养肠抗癌关键词】膳食纤维、银耳多糖

用量
每次 15 克

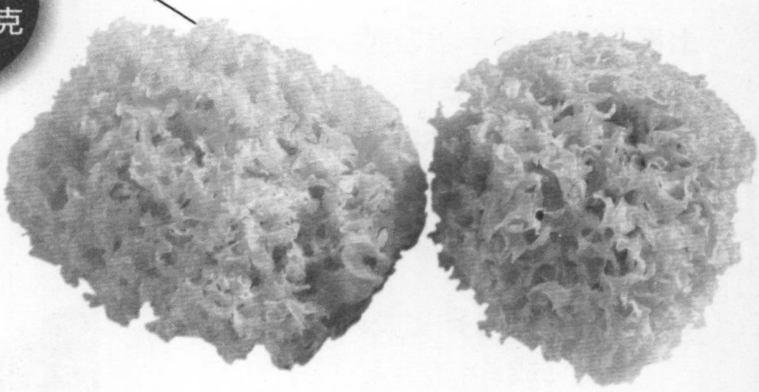

养肠功效

银耳是富含膳食纤维的减肥食品，它的膳食纤维能有效促进肠胃蠕动，加快粪便在肠道内的运转时间，促进排便，排除毒素，防治便秘，从而起到调理肠道的功效。

防癌功效

银耳多糖的抗癌机制不是直接毒杀癌细胞，而是通过提高机体的免疫力，调动淋巴细胞，加强白细胞的吞噬能力，兴奋骨髓造血功能，间接抑制肿瘤的生长，促进骨髓的造血机能，促进起到免疫监督作用的T细胞和B细胞的转化，从而达到抗癌的目的。

食用注意

①选购银耳要选择干燥、没有硫黄味、色泽淡黄、泡发后有光泽、肉质较厚带有弹性的。

②银耳汤过夜不能再食用。银耳有较多的硝酸盐类，煮熟后放置时间较长，在细菌的分解作用下，硝酸盐会还原成亚硝酸盐，会导致泻吐。

宜
- 银耳＋菊花 → 益气强身
- 银耳＋黑木耳 → 增强免疫力
- 银耳＋山楂 → 养血活血

忌
- 银耳＋菠菜 → 影响营养吸收
- 银耳＋动物肝脏 → 影响营养吸收
- 银耳＋鸡蛋 → 造成营养流失

百合枇杷炖银耳

原料

水发银耳70克，鲜百合35克，枇杷30克，冰糖10克

制作

1 银耳洗净去蒂切块；鲜百合洗净；枇杷去皮、核，切块。

2 锅中注水烧开，倒入枇杷、银耳、百合，烧开后小火续煮约15分钟。

3 加适量冰糖煮至溶化，关火后盛出即可。

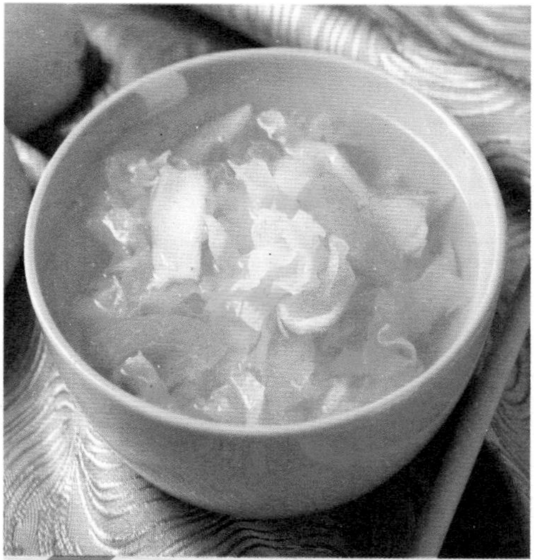

功效 本品能滋阴润肺、通利肠道，常食能增强人体免疫力。

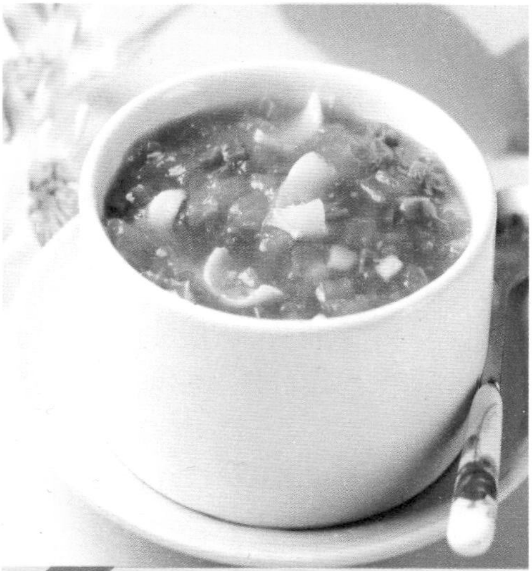

功效 本品能益气清肠、养阴清热，常食可改善便秘、预防肠癌。

紫薯百合银耳羹

原料

水发银耳180克，鲜百合50克，紫薯120克，白糖15克，水淀粉10毫升

制作

1 洗净的紫薯切成丁。

2 锅中注水烧开，放入洗净的银耳，煮2分钟，捞出，沥干备用。

3 砂锅中注水烧开，放入紫薯、鲜百合、银耳，搅拌均匀，用小火炖15分钟；加入适量白糖，搅匀，煮至白糖溶化；倒入少许水淀粉，用勺搅至汤汁黏稠即可。

黑木耳

【别名】木菌、光木耳

【食用方法】炒食或煮粥食用

【养肠抗癌关键词】胶质、纤维素

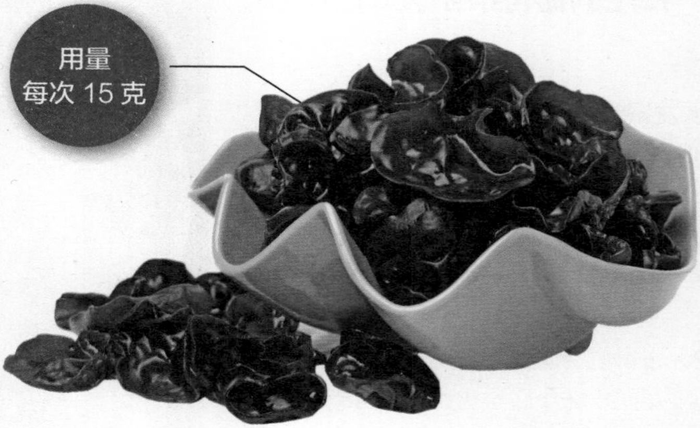

养 肠 功 效

黑木耳中的胶质可把残留在人体消化系统内的灰尘、杂质及放射性物质吸附并集中起来排出体外，从而起到清胃、涤肠、防辐射的作用。

防 癌 功 效

黑木耳中含有丰富的纤维素和一种特殊的植物胶原，这两种物质能够促进胃肠蠕动及肠道内食物的排泄；同时，由于这两种物质能促进胃肠蠕动，防止便秘，有利于体内大便中有毒物质的及时清除和排出，从而起到预防肠癌及其他消化系统癌症的作用。

食用注意

①选购黑木耳时，要选朵大适度、体轻、色黑、无僵块卷耳、有清香气、无混杂物的干黑木耳。黑木耳不应混有其他杂物。取适量黑木耳入口略嚼，应感觉味正清香。

②有出血性疾病、腹泻的人应不食或少食黑木耳；孕妇不宜多吃。

宜
- 黑木耳＋猪腰 ➤ 提高免疫力
- 黑木耳＋笋 ➤ 补益气血
- 黑木耳＋银耳 ➤ 增强免疫力

忌
- 黑木耳＋咖啡 ➤ 影响营养吸收
- 黑木耳＋田螺 ➤ 不易消化
- 黑木耳＋茶叶 ➤ 不利铁的吸收

小炒黑木耳丝

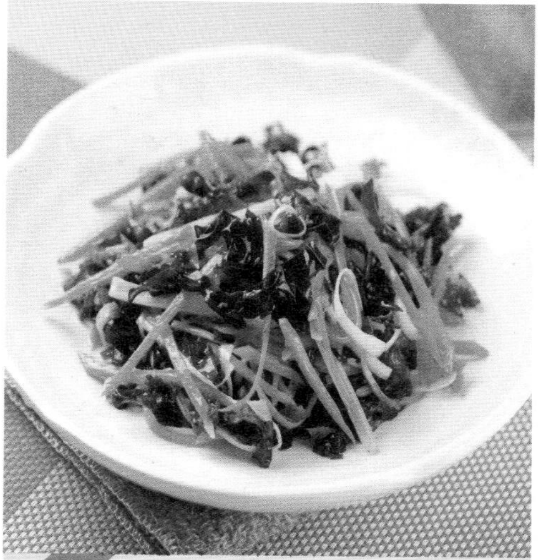

原料

水发黑木耳150克，红椒15克，姜片、蒜末、葱白各少许，豆瓣酱10克，盐3克，鸡粉2克，料酒5毫升，水淀粉10毫升，食用油适量

制作

1 洗净的黑木耳切成丝，洗净的红椒切成丝。

2 木耳丝放沸水中焯煮片刻，捞出。

3 油起锅，倒入蒜末、姜片、葱白、红椒，爆香；放入木耳丝、料酒、盐、鸡粉、豆瓣酱，炒至入味；倒入少许水淀粉，炒匀勾芡即成。

功效

本品能清胃、防辐射，可把残留在人体的有害物质排出体外。

木耳山楂排骨粥

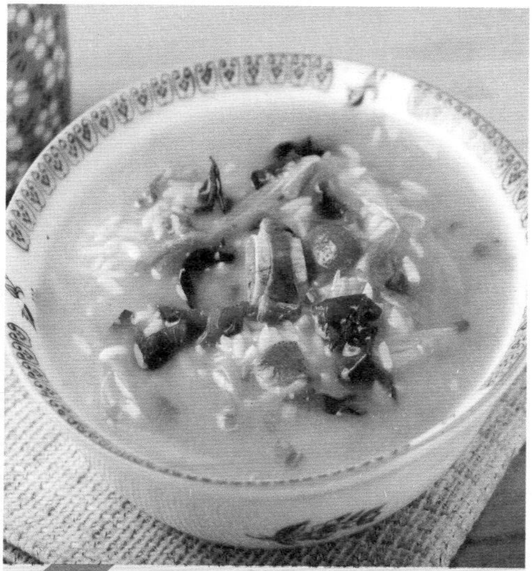

原料

水发木耳40克，排骨300克，山楂90克，水发大米150克，水发黄花菜80克，葱花少许，料酒8毫升，盐2克，鸡粉2克，胡椒粉少许

制作

1 洗好的木耳切成小块；洗净的山楂切开，去核，切成小块，备用。

2 砂锅中注水烧开，倒入大米，加入排骨、料酒，搅拌，煮沸。

3 加木耳、山楂、黄花、盐、鸡粉、胡椒粉煮熟，撒葱花即可。

功效

本品能排毒通便，适宜便秘患者食用，常食还能预防肠癌。

豆腐

【别名】水豆腐、老豆腐

【食用方法】炒食或煮汤食用

【养肠抗癌关键词】叶酸、锌

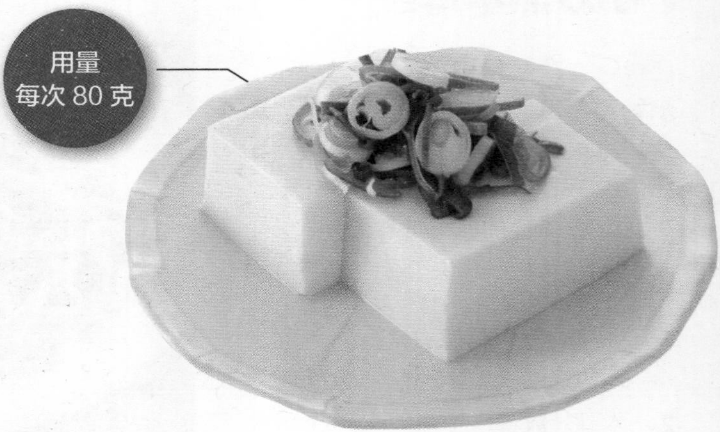

养肠功效

常吃豆腐对治疗老年人便秘有好处。老年人因为年龄的关系，消化系统不好，经常会出现便秘，而豆腐是软食，适量食用容易消化。

防癌功效

豆腐中的叶酸能够增强人体的免疫力。豆腐中的锌能参与人体内核酸、蛋白质合成，是肾上腺皮质激素的固有成分，为人体生长发育的重要物质，常吃可预防肿瘤。

食用注意

①优质豆腐呈均匀的乳白色或淡黄色，稍有光泽，软硬适度，无杂质，富有一定的弹性，质地细嫩，结构均匀，没有杂质。

②豆腐一次性食用过多，易造成消化不良；长期过量食用豆腐很容易引起碘缺乏，导致碘缺乏病。

宜

豆腐＋扁豆 → 补中益气

豆腐＋金针菇 → 益智强体

豆腐＋西红柿 → 益脾健胃

忌

豆腐＋蜂蜜 → 导致腹泻

豆腐＋菠菜 → 破坏营养素

豆腐＋鸡蛋 → 不宜吸收

胡萝卜丝烧豆腐

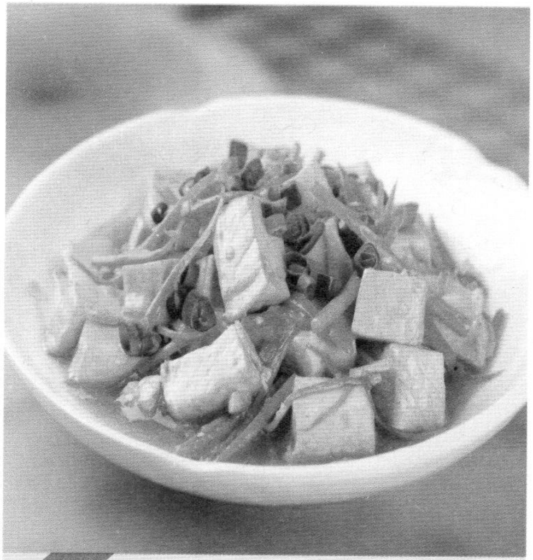

功效 本品能宽中益气，可加强肠道的蠕动，从而通便防癌。

原料

胡萝卜85克，豆腐200克，蒜末、葱花各少许，盐3克，鸡粉2克，生抽5毫升，老抽2毫升，水淀粉5毫升，食用油适量

制作

1 洗好的豆腐切成小方块，洗净去皮的胡萝卜切成细丝。

2 锅中注水烧开，倒入豆腐块、胡萝卜丝，煮至断生，捞出。

3 油起锅，放蒜末爆香；加豆腐、胡萝卜丝、水、盐、鸡粉、生抽、老抽、水淀粉，炒熟，撒葱花即成。

白菜豆腐鸭架汤

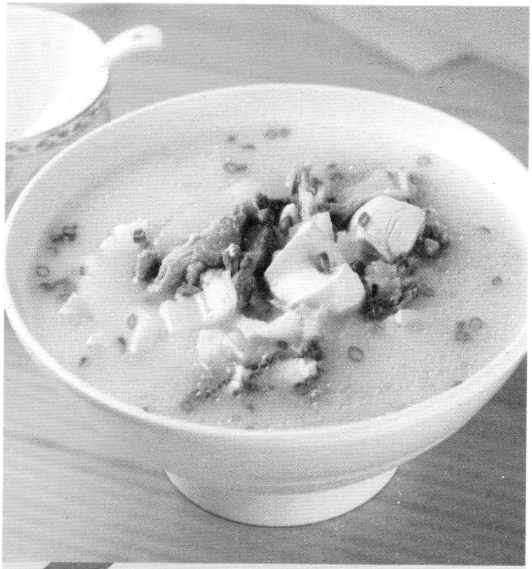

功效 本品能清热解毒、滋阴润肠，常食有利于预防肠胃疾病。

原料

鸭骨架400克，大白菜140克，嫩豆腐200克，姜片、葱花各少许，盐3克，鸡粉3克，胡椒粉少许，料酒10毫升

制作

1 洗好的豆腐、大白菜切成小块。

2 将鸭骨架焯去血水，捞出。

3 砂锅中注水烧开，加鸭骨架、姜片、料酒，炖30分钟；放豆腐、大白菜，炖15分钟；加盐、鸡粉、胡椒粉搅匀，撒葱花即可。

鸡蛋

【别名】鸡子、鸡卵、滚头

【食用方法】炒食或煮汤

【养肠抗癌关键词】维生素、硒、锌

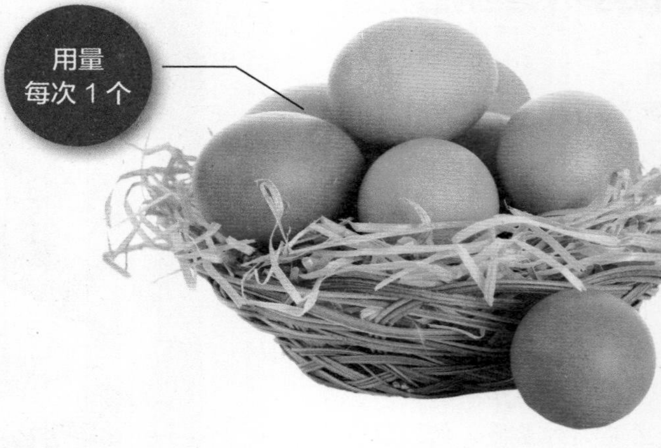

养肠功效

鸡蛋中含有大量的维生素和矿物质及有高生物价值的蛋白质，能被人体很好地吸收，可增强体质、调理肠胃。

防癌功效

鸡蛋中含有较多的维生素B_2，维生素B_2可以分解和氧化人体内的致癌物质。鸡蛋中的微量元素，如硒、锌等也都具有防癌作用。

食用注意

①炒鸡蛋时，将鸡蛋顺一个方向搅打，并加入少量水，可使鸡蛋更加鲜嫩。

②有肝炎、高热、腹泻、胆石症、皮肤生疮化脓等病症者及肾病患者忌食鸡蛋。

宜
- 鸡蛋＋醋 → 降低血脂
- 鸡蛋＋韭菜 → 保肝护肾
- 鸡蛋＋西红柿 → 预防疾病

忌
- 鸡蛋＋豆浆 → 降低营养
- 鸡蛋＋葱 → 引起腹泻
- 鸡蛋＋茶 → 不利于消化

佛手瓜炒鸡蛋

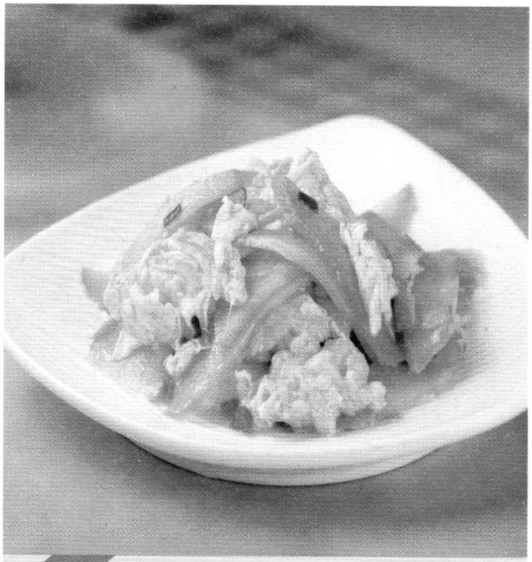

原料

佛手瓜100克，鸡蛋2个，葱花少许，盐4克，鸡粉3克，食用油适量

制作

1 洗净去皮的佛手瓜切成片。鸡蛋打入碗中，加入盐、鸡粉，搅匀。

2 锅中注水烧开，放入适量盐，淋入少许食用油，再倒入佛手瓜，煮至其八成熟，捞出备用。

3 用油起锅，倒入蛋液，快速翻炒匀；倒入佛手瓜，加入适量盐、鸡粉，翻炒均匀；倒入葱花，快速翻炒匀，炒出葱香味即可。

功效 本品能健脑益智、健脾养胃、防癌抗癌，常食有预防癌症的作用。

黄花菜鸡蛋汤

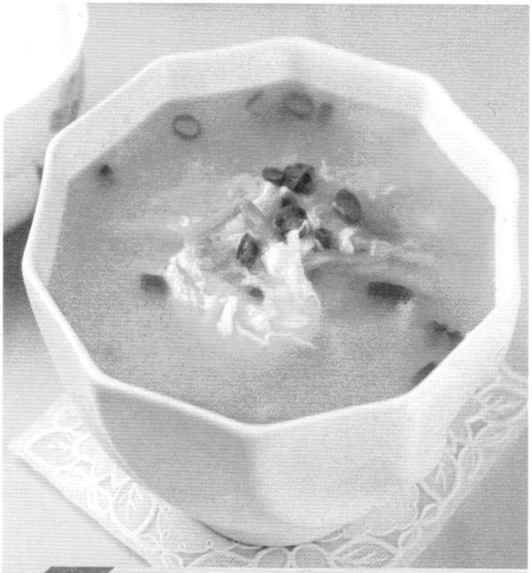

原料

水发黄花菜100克，鸡蛋50克，葱花少许，盐3克，鸡粉2克，食用油适量

制作

1 将洗净的黄花菜切去根部。将鸡蛋打入碗中，打散、调匀，待用。

2 锅中注水烧开，加入盐、鸡粉、黄花菜，淋上食用油，拌匀，煮约 2 分钟，至其熟软。

3 倒入蛋液，搅拌，略煮一会儿，至液面浮出蛋花，撒上葱花即成。

功效 本品能止血消炎、清热利湿、明目安神，常食能提高机体免疫力。

羊肉

【别名】羝肉、羯肉

【食用方法】煮粥或煮汤食用

【养肠抗癌关键词】CLA（共轭亚油酸）

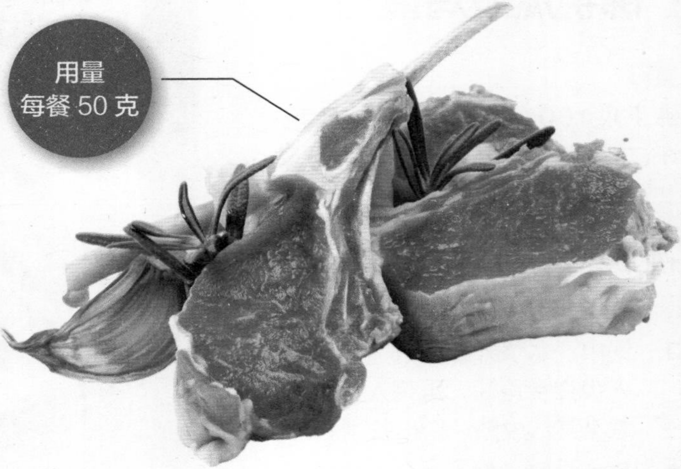

养肠功效

羊肉鲜嫩，营养价值高，尤其冬季食用可促进血液循环，增加人体热量，而且还能增加消化酶，帮助胃消化，促进胃肠蠕动。

防癌功效

羊肉中存在着一种抗癌物质，这种被称为CLA的天然脂肪酸对治疗癌症有明显效果。在CLA的作用下，癌细胞生长得到抑制并逐渐减少，这种作用对于治疗皮肤癌、结肠癌以及乳腺癌有着明显的效果。

食用注意

①在白萝卜上扎几个洞，放入冷水中和羊肉同煮，煮开后将羊肉捞出，再单独烹调，即可去除骚味。

②羊肉中有很多膜，切丝之前应先将其剔除，否则炒熟后肉膜硬，吃起来难以下咽。

宜

- 羊肉＋白萝卜 → 增强免疫力
- 羊肉＋生姜 → 治疗腹痛
- 羊肉＋山药 → 健脾益胃

忌

- 羊肉＋乳酪 → 产生不良反应
- 羊肉＋南瓜 → 导致腹闷腹胀
- 羊肉＋竹笋 → 引起中毒

羊肉山药粥

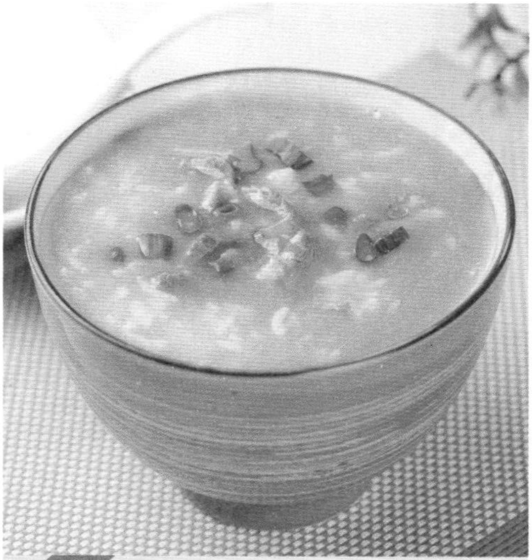

功效 本品能健脾养胃、补血益气、温中暖肾，常食能预防癌症。

原料

羊肉200克，山药300克，水发大米150克，姜片、葱花、胡椒粒各少许，盐3克，鸡粉4克，生抽4毫升，料酒、水淀粉、食用油各适量

制作

1 洗净的山药、羊肉切丁，装碗，加入料酒、水淀粉，腌渍10分钟。

2 砂锅中注水烧开，放入洗净的大米，煮约30分钟；放入山药，续煮至食材熟透。

3 放羊肉、姜片、盐、鸡粉、胡椒粒，煮熟，撒葱花即可。

清炖羊肉汤

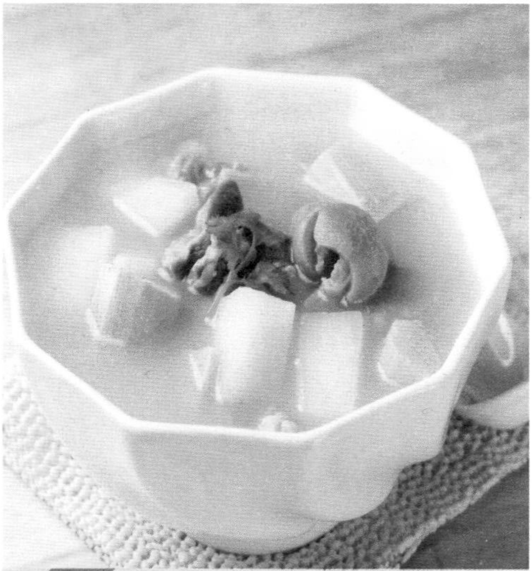

功效 本品能益气补虚、促进血液循环，多吃有助于提高免疫力。

原料

羊肉块350克，甘蔗段120克，白萝卜150克，姜片20克，料酒20毫升，盐3克，鸡粉2克

制作

1 洗净去皮的白萝卜切成段。

2 锅中注水烧开，倒入羊肉块，煮1分钟，淋料酒，氽去血水，捞出。

3 砂锅中注水烧开，倒入羊肉块、甘蔗段、姜片、料酒，炖至食材熟软；倒入白萝卜，续煮至软烂；加入盐、鸡粉，续煮片刻即可。

鸡肉

【别名】家鸡肉、母鸡肉

【食用方法】炒食或炖食

【养肠抗癌关键词】维生素C、维生素B_{12}

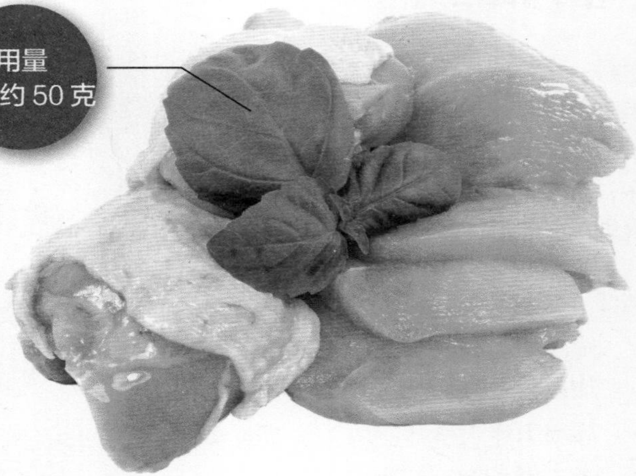

养肠功效

中医认为鸡肉性平、温，味甘，归脾、胃经，有温中益气，活血强筋、健脾养胃、补益填精的功效。鸡肉细嫩，滋味鲜美，有滋补养身的作用。

防癌功效

鸡肉富含维持神经系统健康、消除烦躁不安的维生素B_{12}，所以晚上睡不好、白天总感觉疲惫的人可多吃鸡肉。癌症患者多吃鸡肉可以提高免疫力，增强对癌细胞的抵抗力。对手术、化疗后体质虚衰者，鸡肉是最好的食品。

食用注意

①鸡肉用药膳炖煮，营养更全面。带皮的鸡肉含有较多的脂类物质，所以较肥的鸡应该去掉鸡皮再烹制。

②内火偏旺、痰湿偏重、感冒发热、胆囊炎、胆石症、肥胖症、热毒疖肿、高血压、高血脂、严重皮肤病患者忌食鸡肉。

宜

鸡肉＋枸杞 → 益气血

鸡肉＋人参 → 止渴生津

鸡肉＋板栗 → 增强造血功能

忌

鸡肉＋李子 → 引起痢疾

鸡肉＋兔肉 → 引起腹泻

鸡肉＋鲤鱼 → 生成有毒物质

百合炒鸡丝

原料

鸡胸肉180克，鲜百合35克，青椒、红椒各35克，姜片、蒜末各少许，盐3克，鸡粉2克，料酒4毫升，水淀粉、食用油各适量

制作

1 洗净的青椒、红椒切丝。鸡胸肉切丝，装碗，加入料酒、水淀粉，腌渍入味。

2 鸡肉丝，滑油至变色后捞出。

3 锅底留油，倒入姜片、蒜末爆香；放入青椒、红椒、百合、鸡肉丝、料酒、盐、鸡粉、水淀粉，炒熟即成。

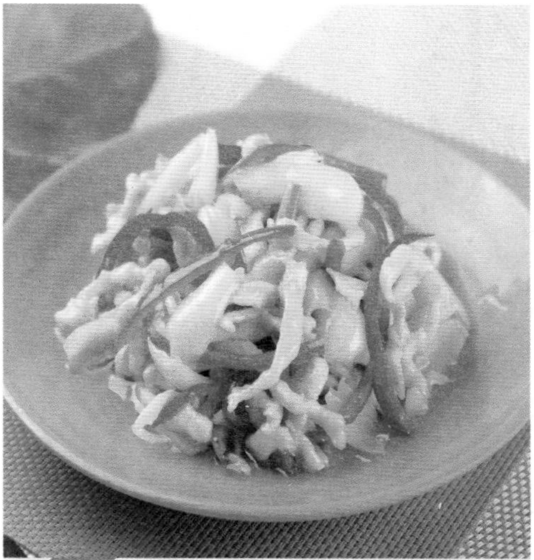

功效

本品能养心安神、温中益气、活血强筋，常食能提高机体免疫力。

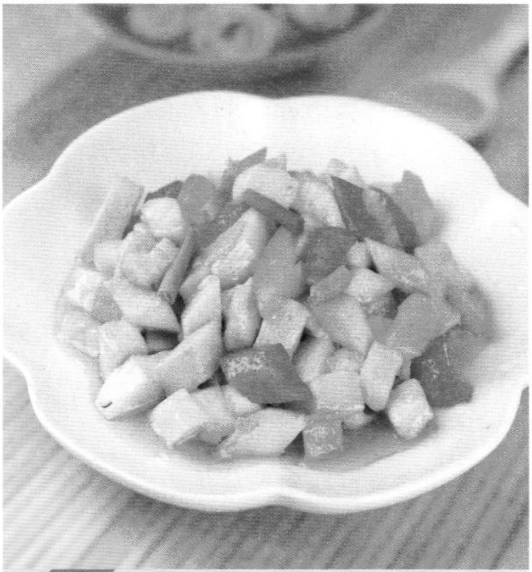

功效

本品能温中补脾、益气养血，有增强人体免疫功能的作用。

白灵菇炒鸡丁

原料

白灵菇200克，彩椒60克，鸡胸肉230克，姜片、蒜末、葱段各少许，盐、鸡粉、料酒、水淀粉、食用油各适量

制作

1 彩椒、白灵菇洗净切丁；鸡胸肉切丁，装碗，加入料酒、水淀粉，腌渍10分钟；锅中注水烧开，放白灵菇、彩椒，煮至断生，捞出。

2 起油锅，倒入鸡肉丁，滑油至转色，捞出。油爆姜片、蒜末、葱段、彩椒；放鸡肉丁、白灵菇、料酒、盐、鸡粉、水淀粉炒匀即可。

牛肉

【食用方法】炒食或炖食

【养肠抗癌关键词】维生素、抑制致癌物质活动的成分

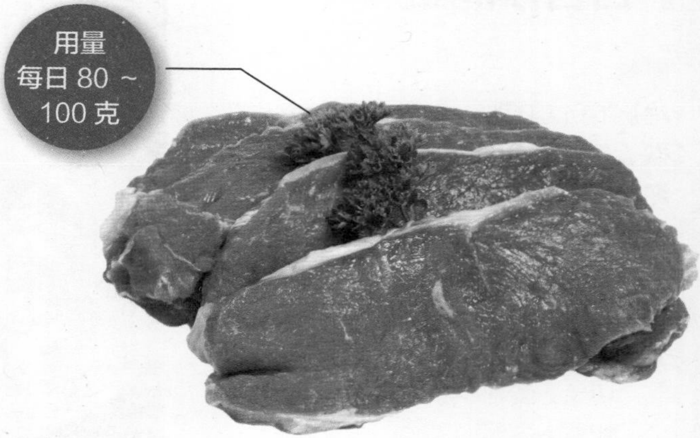

养肠功效

牛肉富含维生素，可以起到润肠通便的作用，适量食用能养肠胃。

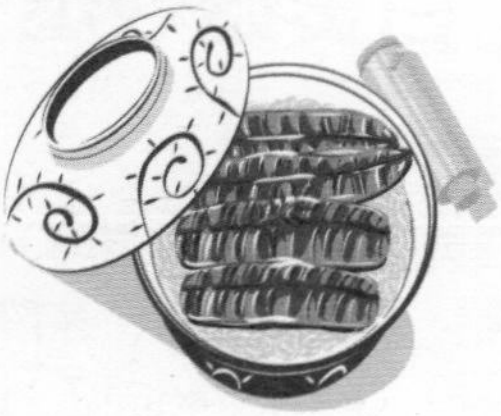

防癌功效

牛肉中富含维生素B_6，能增强免疫力，促进蛋白质的新陈代谢和合成，它能促进肌肉增长、增强力量。牛肉中还含有一种能抑制致癌物质活动的成分，该成分能起到防癌作用。

食用注意

①炒牛肉片之前，先用啤酒将面粉调稀，淋在牛肉片上，拌匀后腌30分钟，可增加牛肉的鲜嫩程度。

②一周吃一次牛肉即可，不可食之太多，牛脂肪应少食为妙，否则会增加体内胆固醇和脂肪的积累量。皮肤病、肾病患者忌食牛肉。

宜
- 牛肉＋土豆 → 保护胃黏膜
- 牛肉＋洋葱 → 补脾健胃
- 牛肉＋枸杞 → 养血补气

忌
- 牛肉＋白酒 → 导致上火
- 牛肉＋板栗 → 降低营养价值

西蓝花炒牛肉

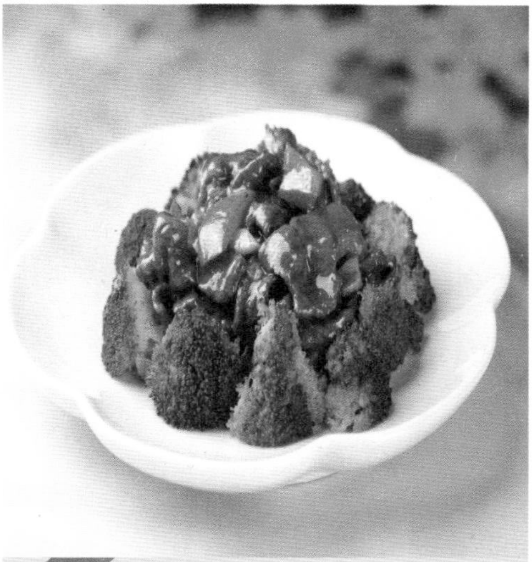

原料

西蓝花300克，牛肉200克，彩椒40克，姜片、蒜末各少许，盐4克，鸡粉4克，生抽、蚝油、水淀粉、料酒、食用油各适量

制作

1 洗净的西蓝花切块，洗好的彩椒切块。洗净的牛肉切片，装碗，加入水淀粉、料酒，腌渍入味。

2 西蓝花放沸水中焯煮片刻，捞出。

3 油起锅，放姜、蒜、彩椒、牛肉、料酒、生抽、蚝油、鸡粉、盐、水淀粉炒匀；盛出，放西蓝花上即可。

功效

本品能补肾填精、健脑壮骨、补脾和胃，常食能提高机体免疫力。

萝卜炖牛肉

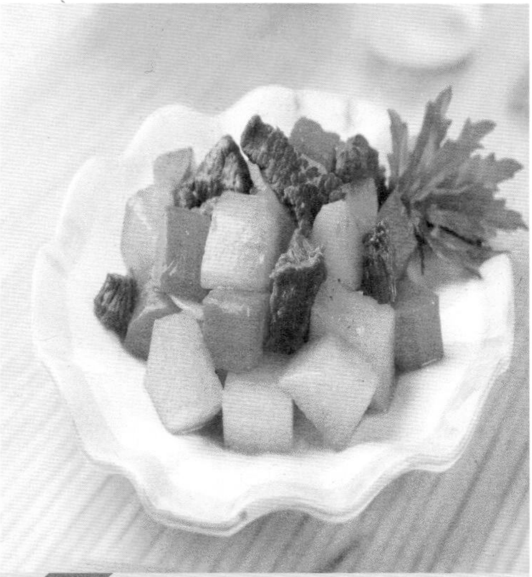

原料

牛肉200克，白萝卜150克，胡萝卜100克，八角、香叶、姜片、蒜末各少许，盐3克，鸡粉2克，生抽、水淀粉、料酒、食粉、食用油各适量

制作

1 白萝卜洗净去皮切厚块；洗好的胡萝卜切块；洗净的牛肉切丁，装碗，加入调味料，腌渍入味。

2 将牛肉丁焯去血水，捞出。

3 用油起锅，放入香料、全部食材及调味料，炖煮至熟透即可。

功效

本品能滋养脾胃、利尿通便，常食可起到抗癌止痛的效果。

猪肚

【别名】猪胃

【食用方法】煮汤食用

【养肠抗癌关键词】蛋白质、脂肪、维生素

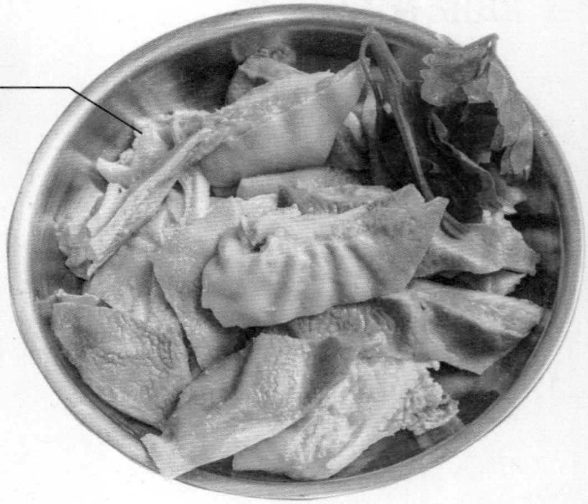

养肠功效

猪肚中含有大量的钙、钾、钠、镁、铁等元素和维生素A、维生素E、蛋白质、脂肪等成分，具有补虚损、健脾胃的功效，适用于虚劳羸弱、泄泻、下痢等肠胃疾病，非常适合肠胃不佳的人群食用。

防癌功效

经常食用猪肚能够使人体的消化吸收功能运作正常，有益于肠胃健康。经常食用猪肚还能使得肠胃组织获得充分而均衡的养分，从而预防肠胃疾病的发生，达到保护肠胃的功效。肠胃不佳的患者尤其适合食用猪肚。

食用注意

①猪肚烧熟后，切成长条，放入碗中，加点汤水，放进锅中蒸，猪肚会涨厚，鲜嫩好吃。

②将猪肚用清水洗几次，然后放进水快开的锅里，经常翻动，不等水开就把猪肚取出来，把猪肚两面的污物除掉即可烹调。

宜
- 猪肚＋黄豆芽 → 增强免疫力
- 猪肚＋莲子 → 补脾健胃
- 猪肚＋金针菇 → 开胃消食

忌
- 猪肚＋杨桃 → 引起中毒
- 猪肚＋樱桃 → 引起消化不良
- 猪肚＋芦荟 → 引起腹泻

黄花菜猪肚汤

原料

熟猪肚140克，水发黄花菜200克，姜末、葱花各少许，盐3克，鸡粉3克，料酒8毫升

制作

1 熟猪肚切成条；泡发好的黄花菜去蒂，备用。

2 砂锅中注入适量清水，放入猪肚，加入姜末，淋入适量料酒，用小火煮 20 分钟。

3 倒入黄花菜，用勺搅匀，续煮至全部食材熟透；加入盐、鸡粉，搅匀调味，盛出后撒上葱花即可。

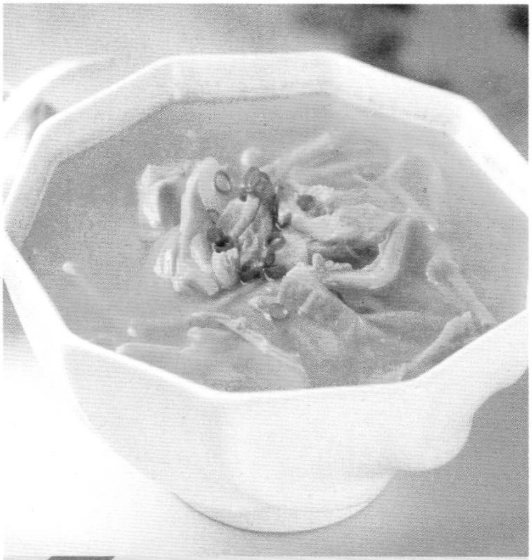

功效 本品能补虚损、健脾胃，常食还能预防癌症。

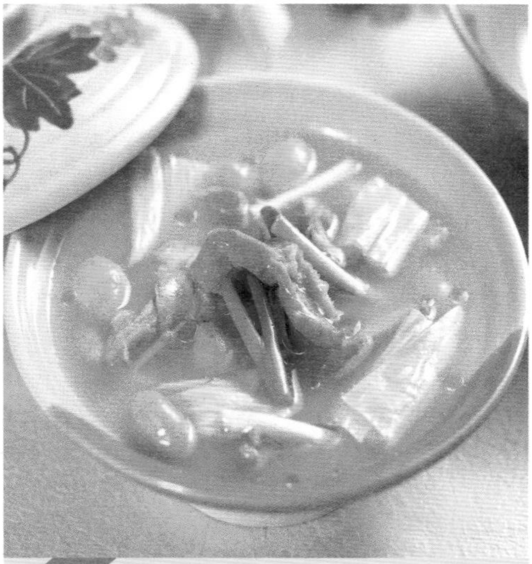

功效 本品能止咳消痰、健脾养胃，常食对肠胃疾病有食疗作用。

银杏腐竹猪肚煲

原料

银杏50克，腐竹10克，猪肚1个，姜片10克，葱段5克，盐4克，胡椒粒5克

制作

1 腐竹泡发切片，银杏洗净。

2 锅中倒入水、姜片，放入猪肚煮约 10 分钟，捞出，洗净后切成片。

3 锅置火上，注水，放入葱段，待水沸后放入猪肚、腐竹、银杏、胡椒粒，用大火炖开后，转小火煲 2 小时，调入盐拌匀即可。

鲫鱼

【别名】鲋鱼
【食用方法】清蒸或煮汤食用
【养肠抗癌关键词】蛋白质、维生素

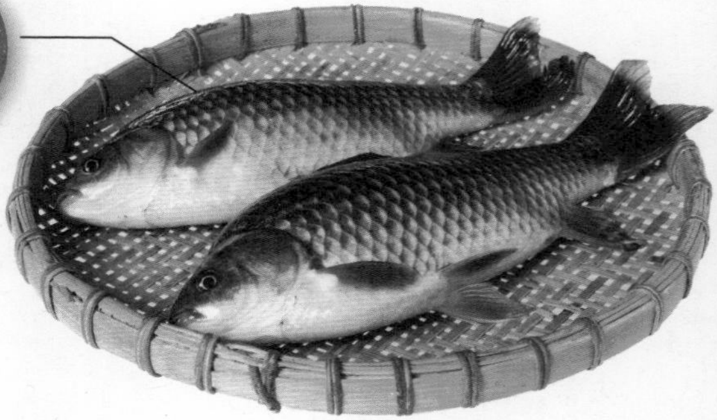

养肠功效

中医认为鲫鱼能补虚、温中下气、利水消肿，对于胃肠道出血和呕吐反胃有很好的食疗功效。鲫鱼外用还有解毒消炎的作用。

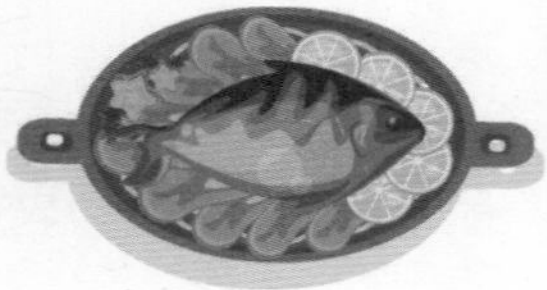

防癌功效

鲫鱼中含有大量的铁、钙、磷等矿物质，还有蛋白质、脂肪、维生素A、B族维生素等多种营养成分，且易于消化吸收，经常食用能够增强抵抗力，尤其适宜身体虚弱的人进行调养，可作为肠癌下痢腹痛者的食疗佳品。

食用注意

①鲫鱼清蒸或煮汤营养效果最佳，鲫鱼豆腐汤是冬季鲫鱼的最佳吃法之一。

②在熬鲫鱼汤时，可以先用油煎一下，再用开水小火慢熬，鱼肉中的嘌呤就会逐渐溶解到汤里，整个汤呈现出乳白色，味道更鲜美。

宜

- 鲫鱼＋豆腐 → 调节雌激素
- 鲫鱼＋红豆 → 利水消肿
- 鲫鱼＋西红柿 → 营养丰富

忌

- 鲫鱼＋蜂蜜 → 易中毒
- 鲫鱼＋葡萄 → 产生强烈刺激
- 鲫鱼＋冬瓜 → 妨碍营养吸收

山药蒸鲫鱼

原料

鲫鱼400克，山药80克，葱条30克，姜片20克，葱花、枸杞各少许，盐2克，鸡粉2克，料酒8毫升

制作

1 山药切粒；鲫鱼两面切上一字花刀，加入鸡粉、料酒，腌渍。

2 将腌渍好的鲫鱼装入盘中，撒上山药粒，放上姜片。

3 把蒸盘放入烧开的蒸锅中，用大火蒸10分钟，至食材熟透。取出蒸好的山药鲫鱼，夹去姜片，撒上葱花、枸杞即可。

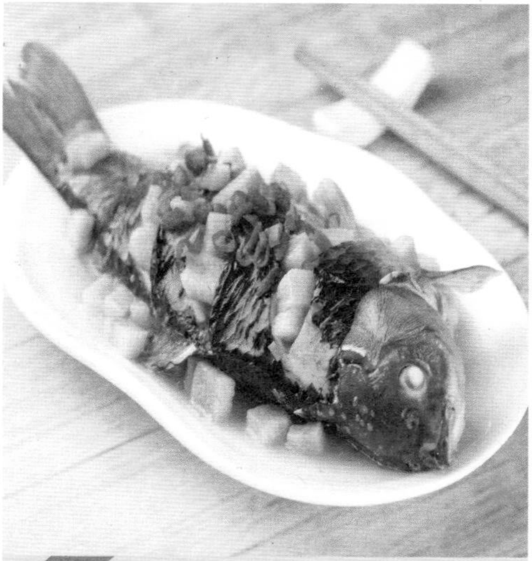

功效 本品能健脾益胃、滋阴补血、清热解毒，常食能预防癌症。

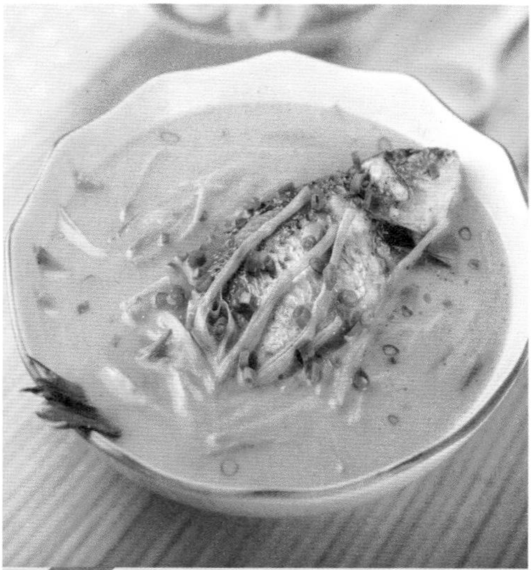

功效 本品能补阴血、通血脉、补体虚，适宜癌症患者补身体食用。

黄花菜鲫鱼汤

原料

鲫鱼350克，水发黄花菜170克，姜片、葱花各少许，盐3克，鸡粉2克，料酒10毫升，胡椒粉少许，食用油适量

制作

1 锅中注油烧热，加姜片，爆香；放入处理干净的鲫鱼，煎香，盛出。

2 锅中倒入开水，放入鲫鱼、料酒、盐、鸡粉、胡椒粉，倒入洗好的黄花菜，拌匀，煮3分钟。

3 煮好的鱼汤装碗，撒葱花即可。

海带

【别名】江白菜

【食用方法】炖食或煮汤食用

【养肠抗癌关键词】膳食纤维、U-岩藻多糖类

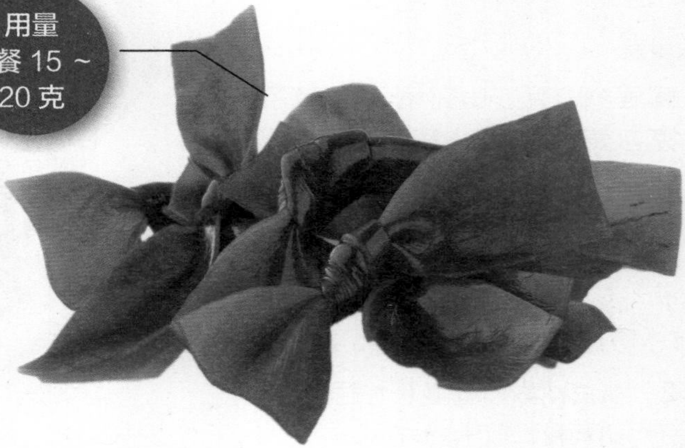

养肠功效

海带中含有大量的膳食纤维，可以促进胃肠蠕动，保护肠道。海带中的脂肪含量非常低，热量也小，是肥胖者的减肥食物。

防癌功效

有研究发现，海带中有一种能够诱导癌细胞自杀的U-岩藻多糖类物质。在培养的骨髓性白血病细胞和胃癌细胞中注入微量U-岩藻多糖类物质后，癌细胞会在2～3天后自行消失，而正常细胞几乎不受伤害。海带中的碘对于预防乳腺癌也很有效果。

食用注意

①优质海带质厚实、形状宽长、身干燥、色淡黑褐或深绿、边缘无碎裂或黄化现象。将干海带剪成长段，洗净，用淘米水泡上，煮30分钟，放凉后切成条，分装在保鲜袋中放入冰箱里冷冻起来。

②海带和木耳搭配食用能够排出毒素，促进营养吸收。

宜

海带＋绿豆 → 活血化瘀

海带＋黑木耳 → 排出毒素

海带＋猪肉 → 除湿

忌

海带＋白酒 → 消化不良

海带＋猪血 → 引起便秘

海带＋葡萄 → 减少钙的吸收

蛤蜊豆腐炖海带

原料

蛤蜊300克，豆腐200克，水发海带100克，姜片、蒜末、葱花各少许，盐3克，鸡粉2克，料酒、生抽各4毫升，水淀粉、芝麻油、食用油各适量

制作

1 豆腐、海带分别洗净切块，焯水。

2 用油起锅，放入蒜、姜爆香；倒入焯过水的食材；炒匀；放入料酒、生抽、水、蛤蜊，炖煮至熟透。

3 加盐、鸡粉、水淀粉勾芡，淋入芝麻油炒匀，撒上葱花即成。

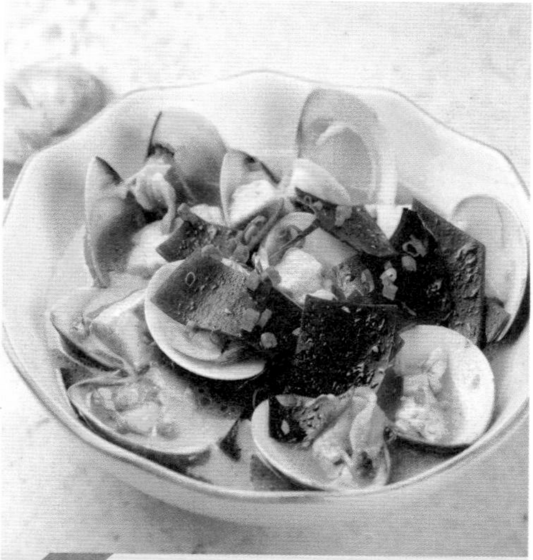

功效　本品能滋阴润燥、利尿消肿，癌症患者及放疗、化疗后宜食。

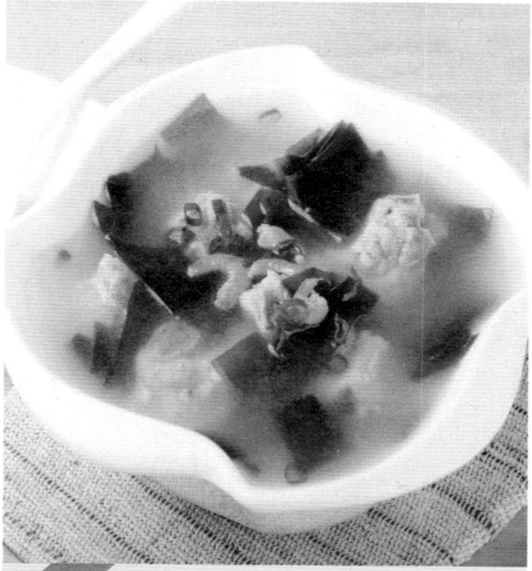

功效　本品具有化痰软坚、降糖降脂、防癌抗癌等多种功效。

海带虾米排骨汤

原料

排骨350克，海带100克，虾米30克，姜片、葱花各少许，盐3克，鸡粉2克，料酒16毫升，胡椒粉适量

制作

1 泡发洗净的海带切小块，备用；排骨焯去血水，待用。

2 砂锅中注水烧开，倒入排骨、姜片、虾米、料酒，煮至食材熟软。

3 放入海带，拌匀，续煮20分钟至食材熟透；放入盐、鸡粉、胡椒粉，拌匀，撒葱花即可。

海参

【别名】刺参、海鼠

【食用方法】爆炒食用

【养肠抗癌关键词】维生素A、B族维生素、维生素C

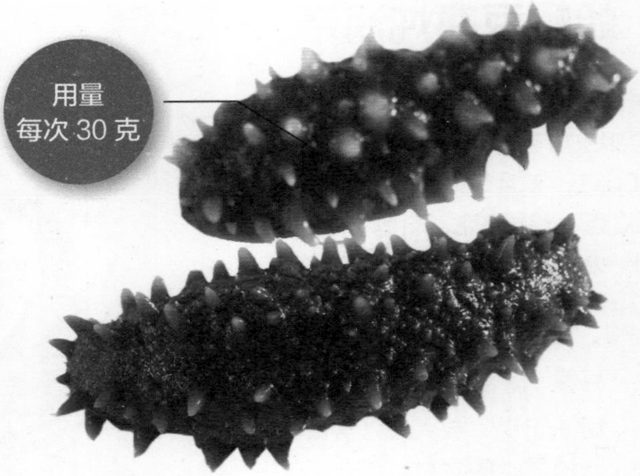

养肠功效

海参具有益精血、补肾气、润肠燥的功效，可以用于肾阳虚而产生的腰膝酸软、畏寒肢冷、小便清长或精血亏虚、消瘦乏力、肠燥便秘等症状。

防癌功效

海参中含有多种维生素，维生素A能阻止致癌物亚硝胺的形成；B族维生素可以阻止化学致癌物的致癌作用；维生素C能够通过增强细胞间质来防癌；维生素E具有抗氧化作用。所以海参有一定的防癌抗癌功效。

食用注意

①优质海参参体为黑褐色、鲜亮、呈半透明状，参体内外膨胀均匀呈圆形，肌肉薄厚均匀，内部无硬心，手持参的一头颤动有弹性，肉刺完整。

②发好的海参用凉水浸泡保存，不要沾油，放入不结冰的冰箱中。

宜

海参＋鸭肉 → 补气去火

海参＋葱 → 益气补肾

海参＋枸杞 → 养血润燥

忌

海参＋葡萄 → 引起腹痛

海参＋石榴 → 引起恶心

海参＋醋 → 影响口感

葱爆海参

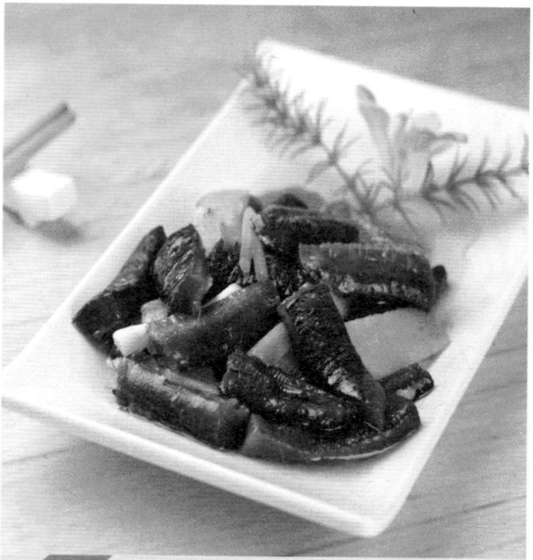

原料

海参300克，葱段50克，姜片40克，高汤200毫升，盐、鸡粉各3克，白糖2克，蚝油5克，料酒4毫升，生抽6毫升，水淀粉、食用油各适量

制作

1 将洗净的海参切条形，焯水。

2 油起锅，放姜片、部分葱段，爆香；加入海参、料酒、高汤、蚝油、生抽、盐、鸡粉、白糖，炒匀。

3 转大火收汁，撒上余下的葱段，倒入水淀粉炒至汤汁收浓即成。

功效

本品具有防止动脉硬化、抗肿瘤等作用，适宜癌症患者食用。

鲍汁海参

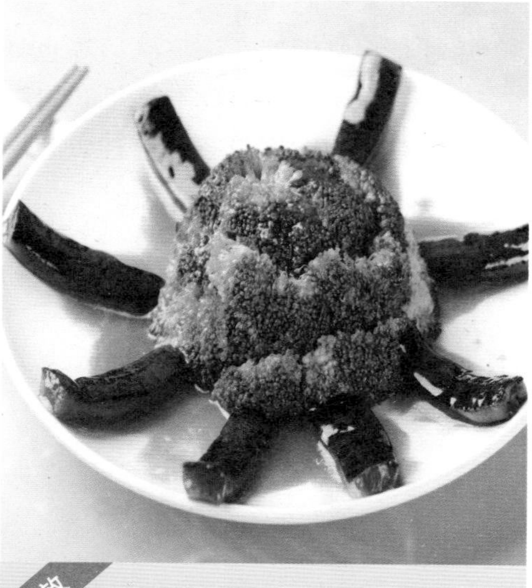

原料

水发海参200克，西蓝花100克，鲍汁30克，姜片、蒜末各少许，XO酱、鸡粉、料酒、盐、生抽、老抽、水淀粉、食用油各适量

制作

1 西蓝花切朵，海参切段，焯水。

2 用油起锅，倒入姜片、蒜末爆香，倒入鲍汁，放入海参，淋入少许料酒，加盐、鸡粉、生抽、老抽、水淀粉，炒匀。将西蓝花摆在盘中，倒入海参摆好，淋上XO酱即可。

功效

本品能抑制肿瘤细胞的生长与转移，对化疗患者有极好的效果。

小米

【别名】粟米、谷子、黏米

【食用方法】煮粥食用

【养肠抗癌关键词】维生素、硒

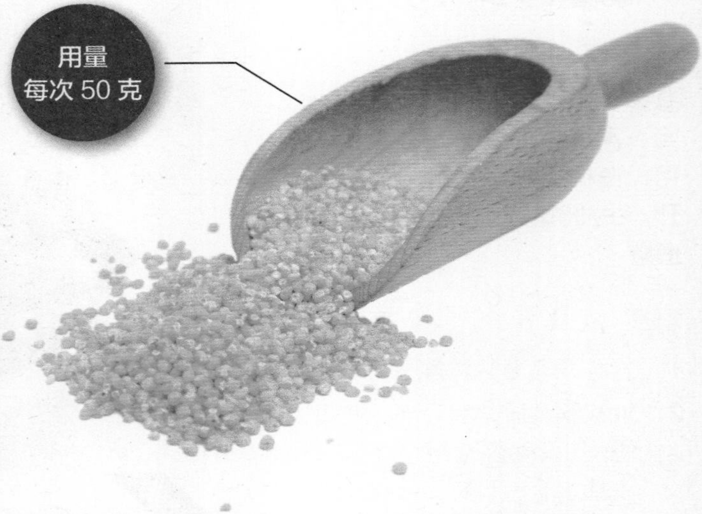

养肠功效

小米中富含人体必需的氨基酸，是体弱多病者的滋补保健佳品。小米能保护胃肠黏膜，使得体内水液从小便排出，大便则自然成形，中医称其“利小便以实大便。”

防癌功效

小米的硒含量非常丰富，这种成分使得小米有防癌、抗衰老的功效，并对心脑血管疾病、皮肤病等也具有预防作用。小米含有大量的糖类，对缓解癌症患者的精神压力、紧张、乏力等有很大的作用。

食用注意

①小米煮粥营养十分丰富，有“代参汤”之美称。小米宜与动物性食物或豆类搭配，可以为人体提供更为完善、全面的营养。

②气滞、素体虚寒、小便清长者应少食小米。

宜

- 小米＋鸡蛋 → 促进吸收
- 小米＋黄豆 → 健脾和胃
- 小米＋红枣 → 开胃养颜

忌

- 小米＋杏仁 → 使人呕吐
- 小米＋虾皮 → 致人恶心
- 小米＋醋 → 降低营养价值

紫薯桂圆小米粥

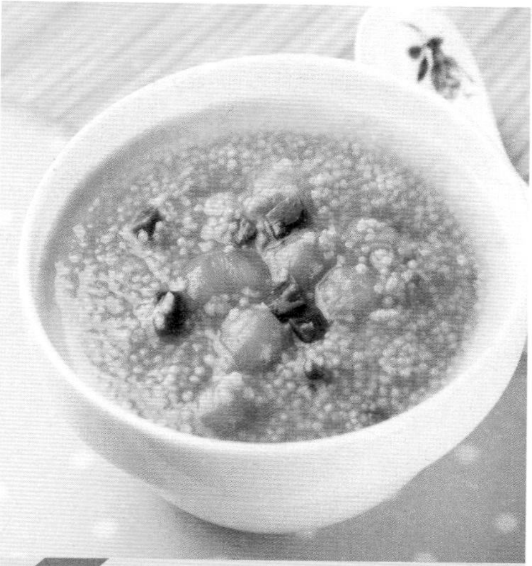

功效 本品能润肠通便、健脾益胃，对肠胃不佳的人有食疗作用。

原料

紫薯200克，桂圆肉30克，水发小米150克

制作

1 将洗好去皮的紫薯切成丁，装入盘中备用。

2 砂锅中注入适量清水烧开，倒入洗净的小米，加入洗好的桂圆肉，拌匀，用小火煮约 30 分钟。

3 放入切好的紫薯，拌匀，用小火续煮 20 分钟至食材熟透，轻轻搅拌一会儿即可。

枣仁蜂蜜小米粥

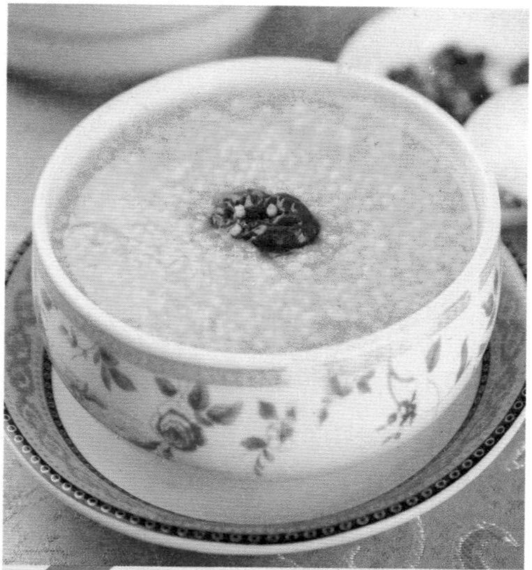

功效 本品能养心安神、通利肠胃，常食用能防治肠癌。

原料

小米85克，酸枣仁20克，蜂蜜20克

制作

1 酸枣仁用布袋装好，备用。

2 汤锅中注入适量清水，用大火烧开，放入酸枣仁、小米，搅拌使米粒散开，用小火煮约 20 分钟至米粒熟透，放入蜂蜜，搅拌匀，续煮片刻至沸腾。

3 关火后盛出煮好的小米粥，放在小碗中即成。

荞麦

【别名】甜荞、乌麦、三角麦、荞子

【食用方法】煮粥食用

【养肠抗癌关键词】B族维生素、维生素E、膳食纤维

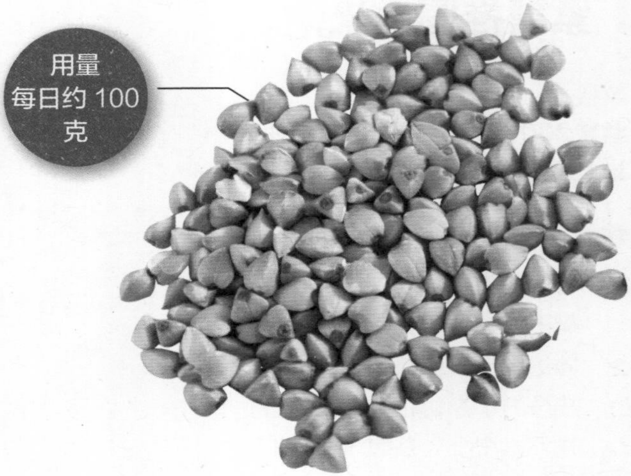

养肠功效

荞麦所含的纤维素可以加速肠道蠕动，有助于减轻消化不良、肠胃积滞，使大便恢复正常，因而荞麦具有一定的调养肠胃的功效。

防癌功效

荞麦中含有大量膳食纤维，膳食纤维能有效地促进肠胃蠕动，排出毒素，对预防大肠癌作用尤为显著。荞麦中含有的B族维生素已被证实有防癌抗癌的作用，可以阻止化学致癌物的致癌作用。荞麦中的维生素E具有抗氧化作用，同样有防癌功效。

食用注意

①选购荞麦时，要挑选大小均匀、质实饱满、有光泽的荞麦粒。荞麦应在常温、干燥、通风的环境中储存；荞麦面应与干燥剂同放在密闭容器内低温保存。

②体虚气弱、脾胃虚寒者等不宜食用荞麦。

宜

- 荞麦＋羊肉 → 有利于健康
- 荞麦＋绿豆 → 防癌抗癌
- 荞麦＋大米 → 健胃化积

忌

- 荞麦＋猪肝 → 引发痼疾
- 荞麦＋黄鱼 → 影响消化
- 荞麦＋猪肉 → 使人脱发

荞麦大米豆浆

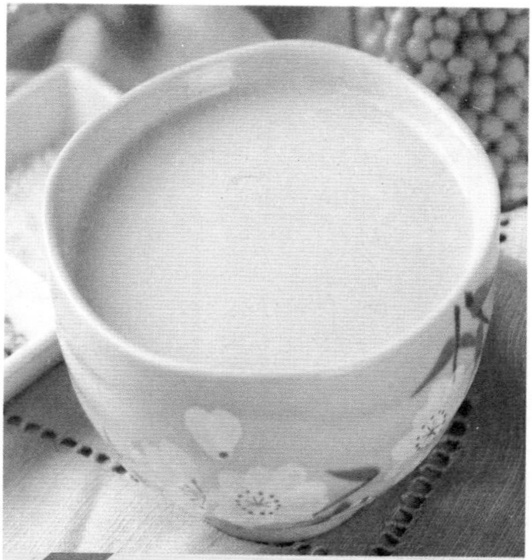

原料

水发荞麦80克，水发大米75克，水发黄豆120克，白糖20克

制作

1 取榨汁机，倒入泡发洗净的黄豆，加入适量矿泉水，榨取黄豆汁，盛出，滤入碗中，待用。

2 把洗好的荞麦、大米装入搅拌杯中，加入适量矿泉水，榨成汁。

3 把榨好的荞麦大米汁、黄豆汁倒入砂锅中，煮至沸；放入适量白糖，搅拌匀，煮至白糖溶化即可。

功效 本品能健胃消积，有效辅助治疗消化不良、肠胃积滞等病症。

竹叶荞麦绿豆粥

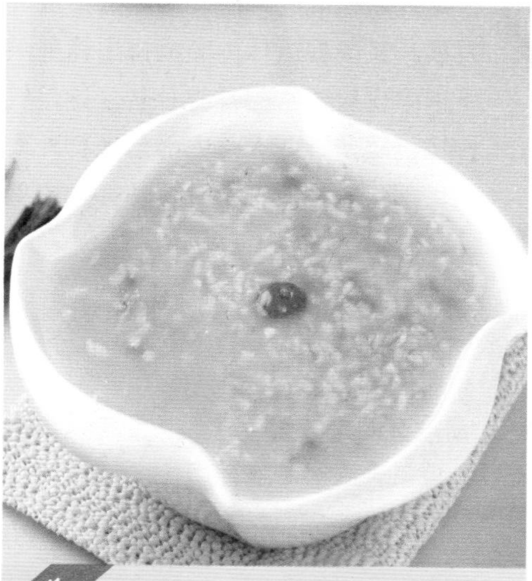

原料

水发大米、水发绿豆、水发荞麦各80克，燕麦70克，淡竹叶10克，冰糖20克

制作

1 取一个隔渣袋，放入洗净的淡竹叶，收紧袋口，制成香袋，待用。

2 砂锅中注水烧开，放入香袋，倒入洗净的大米、备好的杂粮，拌匀，煮约40分钟，至食材熟透。

3 取出香袋，加入冰糖，拌匀，续煮一会儿，至冰糖溶化即成。

功效 本品能够防癌抗癌、降低血压，适用于高血压及癌症患者。

玉米

【别名】苞米、包谷

【食用方法】炒食或煮粥食用

【养肠抗癌关键词】高纤维、硒、镁、谷胱甘肽

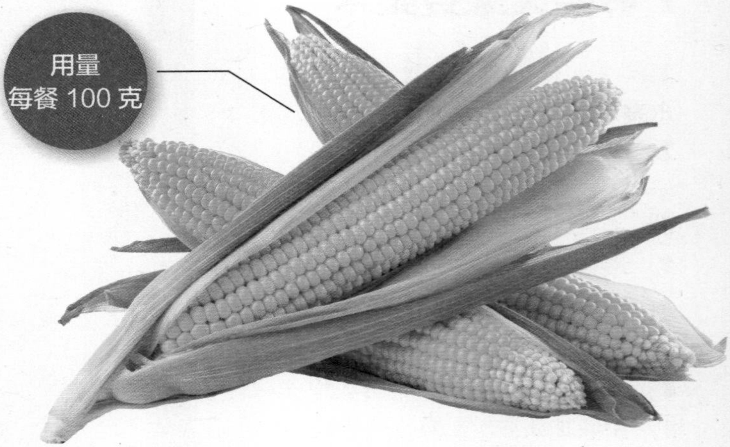

养　肠　功　效

玉米的高纤维含量使其成为很好的“刮肠食物”，能保护肠道，不仅能够排毒，还能起到减肥的功效，可以预防肠癌。

防　癌　功　效

玉米中含有硒和镁，硒能使致癌物失去毒性，镁既能抑制癌细胞的形成和发展，又能促进体内废物排出体外。玉米中含有丰富的谷胱甘肽，这是一种抗癌因子，在人体内能与多种外来的化学致癌物质相结合，使其失去毒性，然后通过消化道排出体外。

食用注意

①患有干燥综合征、糖尿病、遗尿、更年期综合征且属阴虚火旺之人不宜食用爆玉米花，否则易助火伤阴。

②玉米发霉后能产生致癌物，易被黄曲霉菌污染，而黄曲霉菌会产生强致癌物黄曲霉毒素，所以发霉玉米绝对不能食用。

宜
- 玉米＋松子 → 防癌抗癌
- 玉米＋山药 → 吸收营养素
- 玉米＋大豆 → 提高营养价值

忌
- 玉米＋田螺 → 生成有毒物质
- 玉米＋红薯 → 造成腹胀
- 玉米＋牡蛎 → 影响锌的吸收

杏鲍菇炒鲜玉米

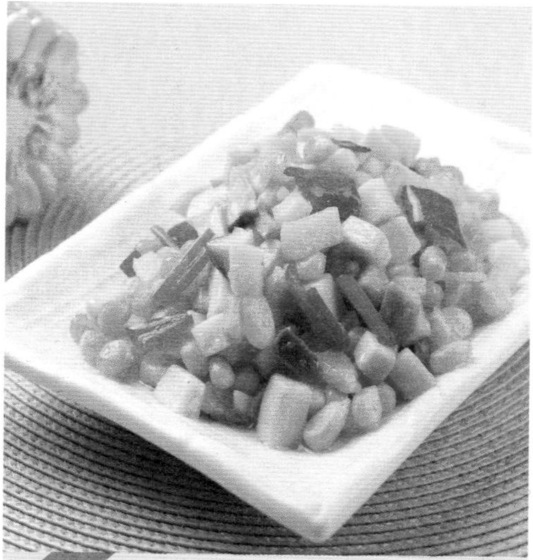

原料

杏鲍菇90克，红椒10克，鲜玉米粒150克，姜片、蒜末、葱段各少许，盐3克，鸡粉2克，料酒3毫升，水淀粉、食用油各适量

制作

1 杏鲍菇切丁，红椒切块。
2 杏鲍菇、玉米粒焯水。
3 用油起锅，放入姜片、蒜末，爆香；倒入焯煮好的食材快速炒匀；放红椒块、盐、鸡粉、料酒，炒匀。
4 放入葱段，倒入水淀粉，用中火翻炒至全部食材入味即可。

功效

本品能通便利尿、软化血管、防癌抗癌，适宜肠症患者食用。

苹果玉米粥

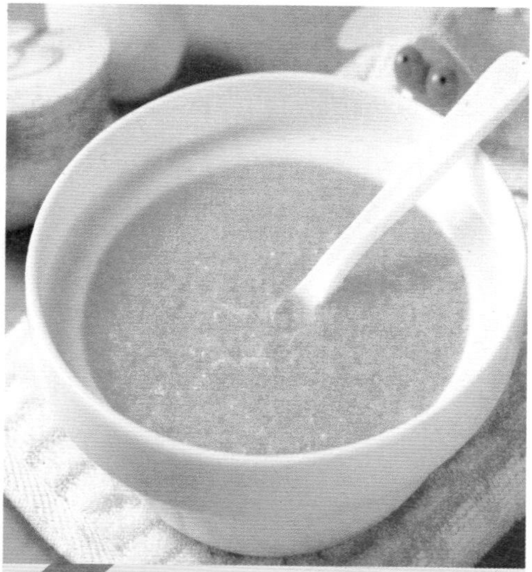

原料

玉米碎80克，熟蛋黄1个，苹果50克

制作

1 洗好的苹果切开，去核，削去果皮，把果肉切成丁，再剁碎，备用。
2 熟蛋黄切成细末，备用。
3 砂锅中注水烧开，倒入玉米碎，搅拌均匀，烧开后用小火续煮约15分钟至其呈糊状。
4 倒入苹果碎，撒上蛋黄末，搅拌均匀即可。

功效

本品能开胃消食、生津止渴，常食能调整肠道菌群，改善便秘。

绿豆

【别名】青小豆

【食用方法】煮粥或煮汤食用

【养肠抗癌关键词】蛋白质、膳食纤维、皂苷

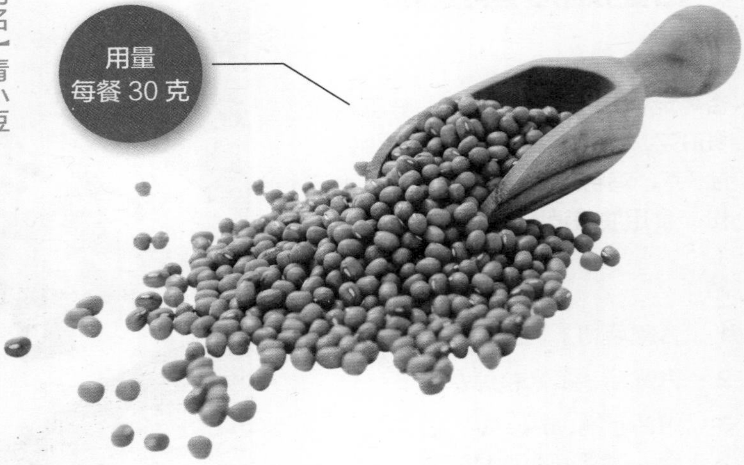

养　肠　功　效

绿豆中含有丰富的蛋白质，生绿豆水浸磨成的生绿豆浆蛋白含量颇高，内服可保护胃肠黏膜。

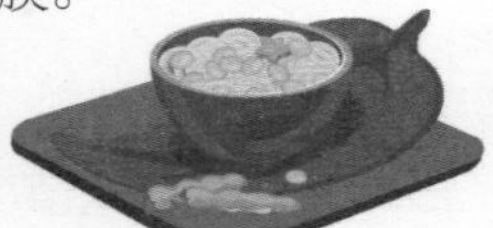

防　癌　功　效

绿豆中含有类黄酮，能够诱导体内多种酶的活性，促进致癌物的转化。绿豆中含有大量膳食纤维，能有效地促进肠胃蠕动，排出毒素，对预防大肠癌作用尤为显著。绿豆中含有皂苷，对多种癌细胞都有抑制作用。

食用注意

①选购绿豆要挑选无霉烂、无虫口、无变质的绿豆，新鲜的绿豆是鲜绿色的，老的绿豆颜色发黄。

②看绿豆是否被污染，一是看绿豆是否干瘪，二是看绿豆是否有刺激性的气味。

宜

绿豆＋南瓜 → 强身健体

绿豆＋大米 → 有利消化吸收

绿豆＋韭菜 → 补虚益气

忌

绿豆＋羊肉 → 导致胀气

绿豆＋番茄 → 伤人元气

绿豆＋狗肉 → 引起中毒

冬瓜莲子绿豆粥

原料

冬瓜200克，水发绿豆70克，水发莲子90克，水发大米180克，冰糖20克

制作

1 洗净去皮的冬瓜切块，备用。

2 砂锅中注入适量清水烧开，倒入洗净的绿豆、莲子，放入洗好的大米，拌匀，烧开后用小火续煮40分钟，至食材熟软。

3 放入冬瓜块，用小火续煮15分钟至食材熟透；放入冰糖，拌匀，煮约3分钟至冰糖溶化即可。

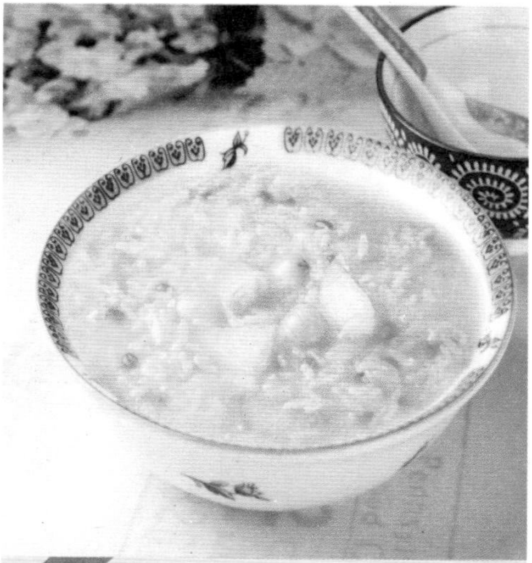

功效 本品能利水消肿，可促进肠胃蠕动，防止肠内废物堆积。

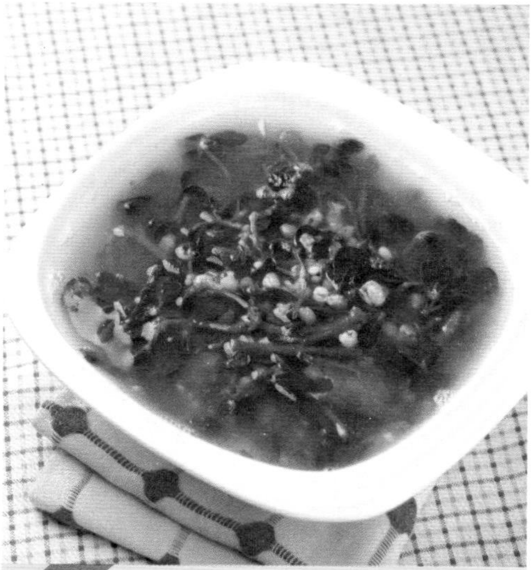

功效 本品能清热解毒、利水渗湿、消炎止渴，对肠癌患者有食疗作用。

马齿苋绿豆汤

原料

马齿苋90克，水发绿豆70克，水发薏米70克，盐2克，食用油2毫升

制作

1 将洗净的马齿苋切成段。

2 砂锅中注入适量清水烧开，倒入泡好的薏米，搅匀，放入水发好的绿豆，搅拌匀，烧开后用小火炖煮30分钟，至食材熟软。

3 放入马齿苋，用小火煮10分钟，至食材熟透；放入适量食用油、盐，拌匀调味即可。

红小豆

【别名】小豆、赤豆

【食用方法】煮汤或煮粥食用

【养肠抗癌关键词】皂角苷、膳食纤维

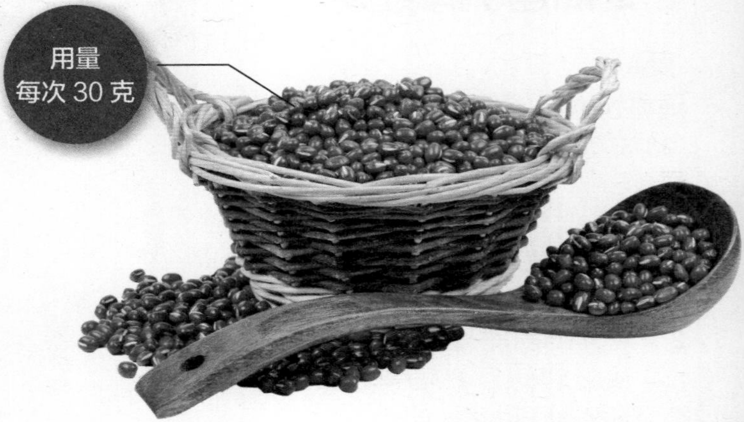

养 肠 功 效

红小豆含有较多的皂角苷，可刺激肠道，因此有良好的利尿作用，能解酒、解毒，保护肠道。

防 癌 功 效

红小豆中含有较多的膳食纤维，具有良好的润肠通便的作用，能够很好地预防肠癌的发生。此外，红小豆清热除湿、利水消肿，适用于肠癌属湿热下注者，症见腹胀腹痛、里急后重、肛门发热、小便赤等。

食用注意

①赤小豆和红小豆易混淆，吃前分清楚。赤小豆呈细长形，颗粒比红小豆；红小豆呈圆柱状，表面为暗棕红色。

②红小豆能通利水道，故尿多之人忌食；阴虚而无湿热者忌食红小豆。

宜
- 红小豆＋南瓜 → 预防感冒
- 红小豆＋鸡肉 → 益气补血
- 红小豆＋红枣 → 补益心脾

忌
- 红小豆＋鲤鱼 → 耗损津液
- 红小豆＋羊肝 → 损害身体
- 红小豆＋羊肚 → 生成有毒物质

莲藕海藻红豆汤

原料

莲藕150克，海藻80克，水发红豆100克，红枣20克，盐2克，鸡粉2克，胡椒粉少许

制作

1 洗净去皮的莲藕切成丁，备用。

2 砂锅中注水烧开，放入洗净的红枣、红豆，倒入莲藕，加入洗净的海藻，搅拌匀，烧开后用小火续煮40分钟，至食材熟透。

3 放入少许盐、鸡粉、胡椒粉，用勺拌匀调味即可。

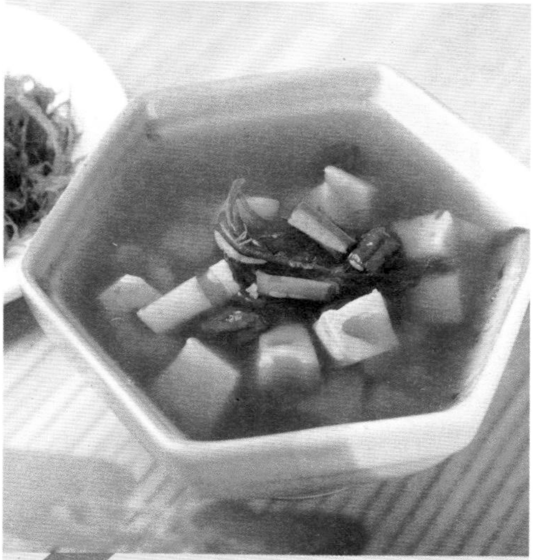

功效 本品能利水退肿、补益脾胃、益血生肌，常食可预防癌症。

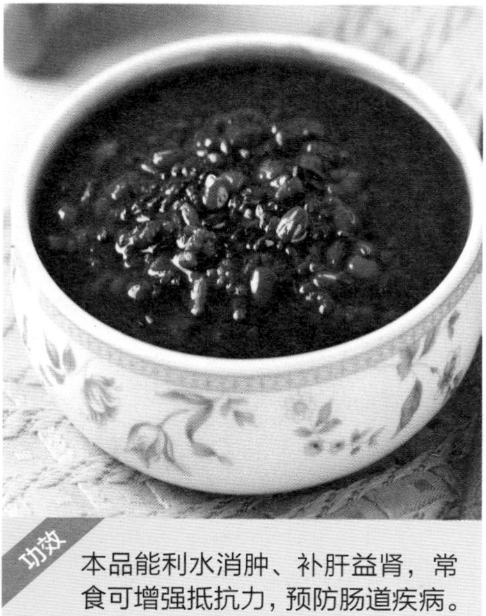

功效 本品能利水消肿、补肝益肾，常食可增强抵抗力，预防肠道疾病。

黑米红豆粥

原料

水发黑米120克，水发大米150克，水发红豆50克

制作

1 砂锅中注入适量清水烧开，倒入洗好的红豆、黑米。

2 放入洗净的大米，拌匀，烧开后用小火续煮40分钟至食材熟透。

3 搅拌片刻，关火后盛出煮好的粥，装入碗中即可。

花生

【别名】长生果、长寿果、落花生

【食用方法】煮粥食用

【养肠抗癌关键词】脂肪油、植物固醇、维生素

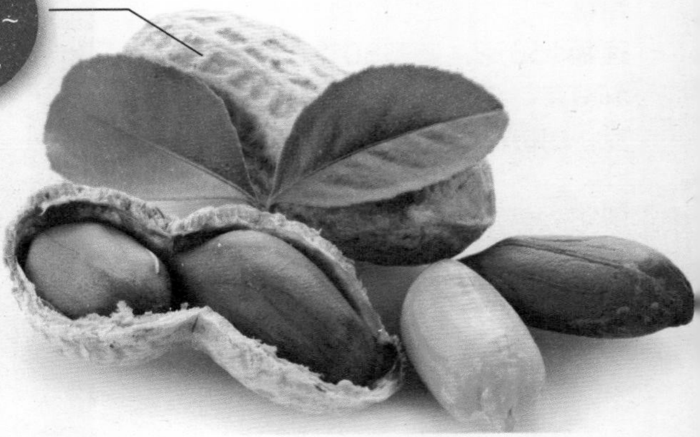

养肠功效

花生可促进人体的新陈代谢、增强记忆力，可益智、抗衰老、延长寿命。花生米中含有非常丰富的脂肪油，可以润肠通便，多用于肠燥便秘。

防癌功效

花生中含有丰富的植物固醇，特别是β-谷固醇，具有预防肠癌、乳腺癌、前列腺癌的功效。花生中含有多种维生素，维生素A能阻止致癌物亚硝胺的形成；B族维生素可以阻止化学致癌物的致癌作用。

食用注意

①花生以果荚呈土黄色或白色、色泽分布均匀一致者为宜，果仁以颗粒饱满、形态完整、大小均匀、肥厚有光泽为好。

②花生含有促凝血因子。跌打损伤、血脉淤滞者食用花生，可能会使血淤不散，加重肿痛症状。

宜：
- 花生＋鲤鱼 → 利于营养吸收
- 花生＋猪蹄 → 补养气血
- 花生＋红枣 → 增强补血功效

忌：
- 花生＋肉桂 → 降低营养
- 花生＋螃蟹 → 降低抵抗力
- 花生＋蕨菜 → 消化不良

花生核桃糊

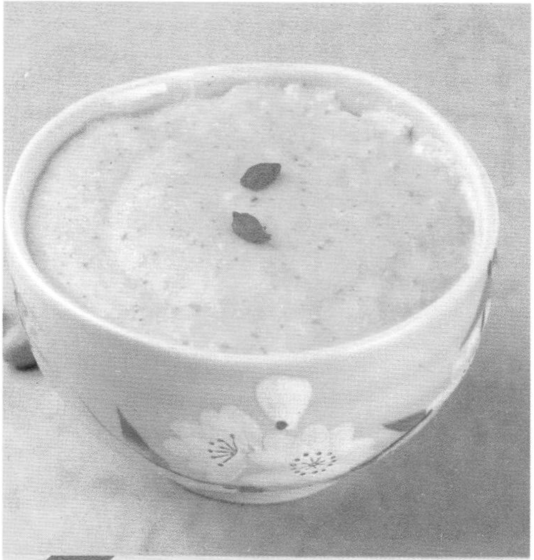

原料

糯米粉90克，核桃仁60克，花生米50克

制作

1 取榨汁机，选择干磨刀座组合，倒入洗净的花生米、核桃仁，磨至材料呈粉末状，制成核桃粉。

2 将糯米粉放入碗中，注入适量清水，调匀，制成生米糊，待用。

3 砂锅中注水烧开，倒入核桃粉，用大火拌煮至沸，再放入生米糊，边倒边搅拌，至其溶于汁水中，煮约2分钟，至材料呈糊状即可。

功效 本品能润肠通便，对肠燥便秘、大便干涩等有食疗作用。

芡实花生红枣粥

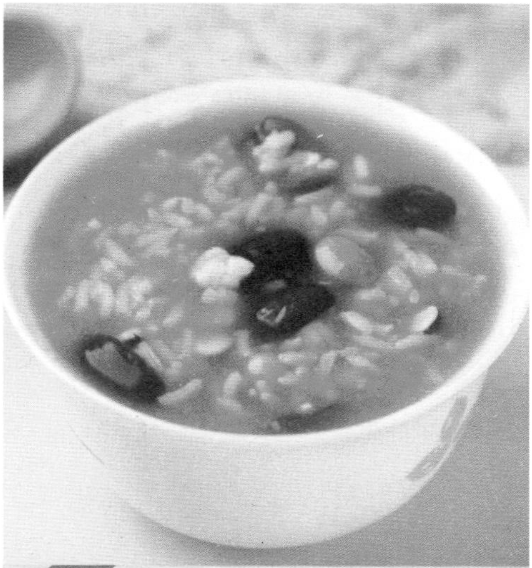

原料

大米100克，花生35克，芡实30克，红枣20克

制作

1 锅中倒入约400毫升的清水烧热，放入芡实、花生、红枣，再倒入洗好的大米，拌匀，使其散开来，烧开后用小火续煮40分钟至大米熟软。

2 拌匀，续煮一会至其溶化。

3 关火后盛出煮好的粥即成。

功效 本品能补血养肾、预防肿瘤，常食能增强人体免疫力，延缓衰老。

杏仁

【别名】杏核仁、杏子、木落子

【食用方法】煮茶或拌食

【养肠抗癌关键词】脂肪油、胡萝卜素、维生素B_{17}

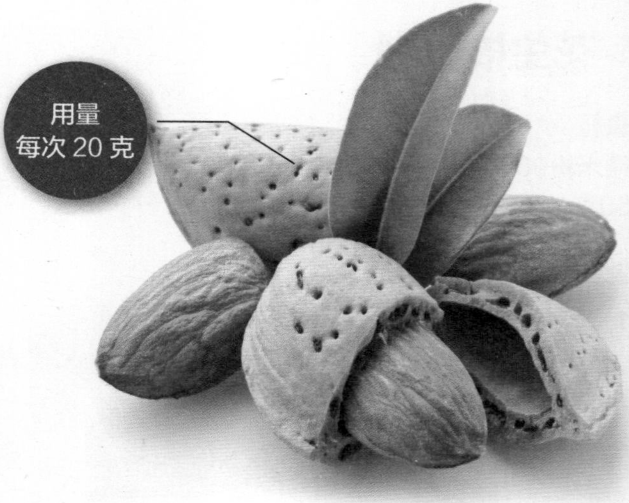

养　肠　功　效

杏仁富含脂肪油，脂肪油能提高肠内容物对黏膜的润滑作用，所以杏仁具有润肠通便之功能。

防　癌　功　效

杏仁富含蛋白质、脂肪、糖类、胡萝卜素、B族维生素、维生素P以及钙、磷、铁等营养成分。其中含有丰富的维生素B_{17}，又是极有效的抗癌物质，并且只对癌细胞有杀灭作用，对正常健康的细胞无任何毒害。

食用注意

①挑选杏仁时用指甲按压杏仁，坚硬者为佳。若指甲能轻易按入杏仁里，代表已受潮，不新鲜。

②产妇、幼儿、湿热体质的人和糖尿病患者，不宜吃杏仁及其制品。

宜

杏仁＋蛋黄 ➤ 促进营养吸收

杏仁＋红枣 ➤ 益气补血

杏仁＋花菜 ➤ 预防乳腺癌

忌

杏仁＋狗肉 ➤ 损害身体

杏仁＋板栗 ➤ 引起胃痛

杏仁＋牛奶 ➤ 影响消化

杏仁茶

原料

南杏仁15克，北杏仁7克，白糖3克

制作

1 取榨汁机，选择搅拌刀座组合，放入洗净的南杏仁、北杏仁，注入适量清水，选择“榨汁”功能，打碎杏仁，断电后倒出汁水，滤入碗中，待用。

2 砂锅中注入适量清水，煮开后倒入榨好的汁液，调至大火煮2分钟至沸腾。

3 加入适量白糖，搅拌均匀，煮至白糖溶化即可。

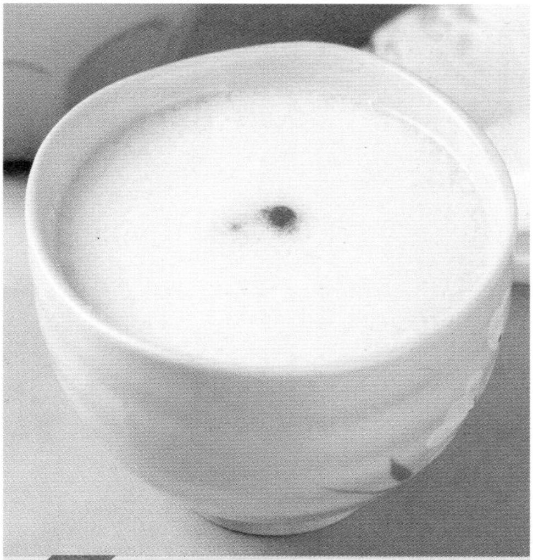

功效

本品能祛痰宁咳、润肠，常饮有助于预防肠道疾病。

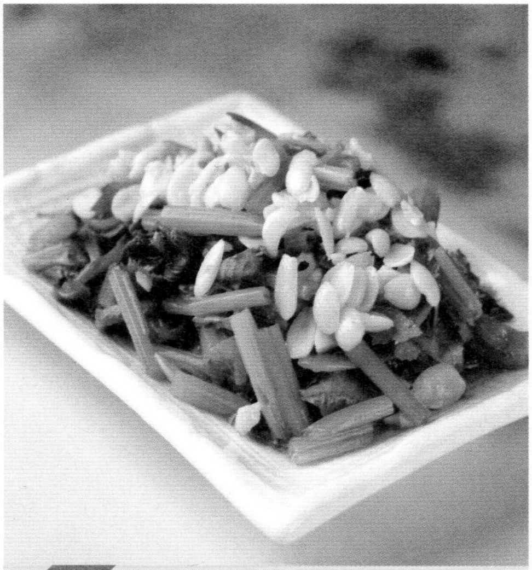

功效

本品能安心养胃，可促进肠胃蠕动，改善便秘，预防肠癌。

杏仁拌茼蒿

原料

茼蒿200克，芹菜70克，香菜20克，杏仁30克，蒜末少许，盐3克，陈醋8毫升，白糖5克，芝麻油2毫升

制作

1 洗净的茼蒿、芹菜、香菜切段。

2 杏仁煮至断生，捞出待用。

3 芹菜、茼蒿放沸水，煮半分钟，捞出。

4 把芹菜和茼蒿装碗，加入香菜、蒜末，加入盐、陈醋、白糖、芝麻油，拌匀。盛出拌好的食材，装入盘中，放上杏仁即可。

核桃

【别名】胡桃、英国胡桃、波斯胡桃

【食用方法】炸食或煮粥食用

【养肠抗癌关键词】叶酸、维生素E

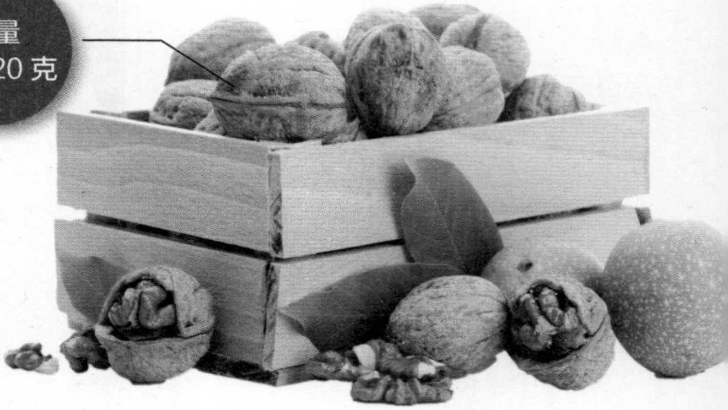

养肠功效

核桃苦泄散瘀，入肝经血分，有较强的活血调经、祛瘀生新之功效，适于血分瘀滞较重者。此外，核桃兼有润肠之功效，可用于肠燥便秘的大便难解。

防癌功效

核桃中含有叶酸，能够增强人体的免疫力。核桃中的B族维生素有防癌抗癌的作用，可以阻止化学致癌物的致癌作用。核桃中富含维生素E，有助于防治乳腺癌、前列腺癌和肺癌。核桃还含有大量的抗氧化褪黑激素，可促进睡眠。

食用注意

①挑选时应选个大、外形圆整、干燥、壳薄、表面光洁、壳纹浅而少的。带壳核桃风干后比较容易保存，核桃仁要用有盖的容器密封装好，放在阴凉、干燥处存放，以免潮湿。

②腹泻、阴虚火旺者不宜食用核桃。

宜

核桃 + 山楂 → 补肺润肠

核桃 + 黑芝麻 → 补肝益肾

核桃 + 牛奶 → 补脾润燥

忌

核桃 + 野鸭 → 不利营养吸收

核桃 + 鳖肉 → 导致身体不适

核桃 + 酒 → 生痰动火

核桃枸杞肉丁

原料

核桃仁40克，瘦肉120克，枸杞5克，姜片、蒜末、葱段各少许，盐、鸡粉各少许，食粉2克，料酒4毫升，水淀粉、食用油各适量

制作

1　瘦肉切丁，加料酒、水淀粉腌渍。

2　核桃仁焯水去除外衣，炸香。

3　锅留底油，放入姜、蒜、葱，爆香；倒入瘦肉丁，炒至转色；淋入料酒，炒香，倒入枸杞；加入盐、鸡粉，炒匀；放入核桃仁，拌炒匀即可。

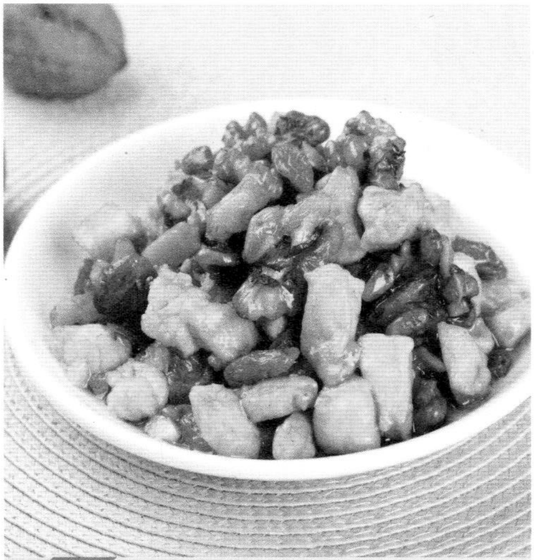

功效　本品能润肠通便、清肝明目，对肠癌患者有一定的食疗作用。

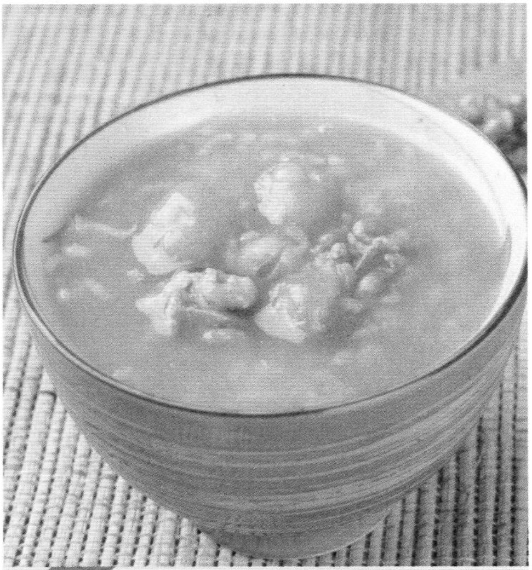

功效　本品能补血安神、补脾益肺、养心益肾，肠癌患者可常食。

莲子核桃桂圆粥

原料

水发糙米160克，莲子50克，桂圆肉30克，核桃仁25克

制作

1　砂锅中注入适量清水烧开，放入洗好的莲子、桂圆肉、核桃仁、糙米，搅拌均匀，用小火煮约30分钟至食材熟透。

2　搅拌均匀，略煮片刻。

3　关火后盛出煮好的粥，装入碗中即可。

榛子

【别名】山板栗、尖栗

【食用方法】煮粥食用

【养肠抗癌关键词】纤维素、紫杉酚

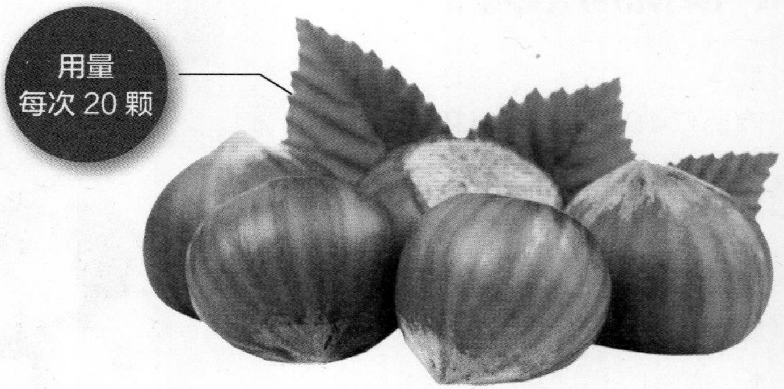

养肠功效

榛子本身有一种天然的香气，具有开胃的功效。榛子中还含有非常丰富的纤维素，具有帮助消化和防治便秘等多种作用。

防癌功效

榛子中含有亚麻酸、亚油酸等丰富的不饱和脂肪酸、膳食纤维以及B族维生素、维生素E和磷、钙、锌、铁等微量元素。榛子里包含着抗癌化学物质紫杉酚，对于肠癌、卵巢癌、乳腺癌等癌症具有很好的抑制作用，可延长病人的生存期。

食用注意

①榛子挑选时要选择个头较大并且饱满的，大颗果实生长周期长，富含更多的营养成分。果实的仁衣色泽黄白、仁肉白净。外壳不能太厚，应无木质毛绒。

②由于榛子中含有丰富的油脂，胆功能严重不良者应慎食。

宜

榛子＋枸杞 → 补肝益肾

榛子＋粳米 → 健脾开胃

榛子＋核桃 → 增强体力

忌

榛子＋牛奶 → 影响营养吸收

榛子＋绿豆 → 导致腹泻

榛子小米粥

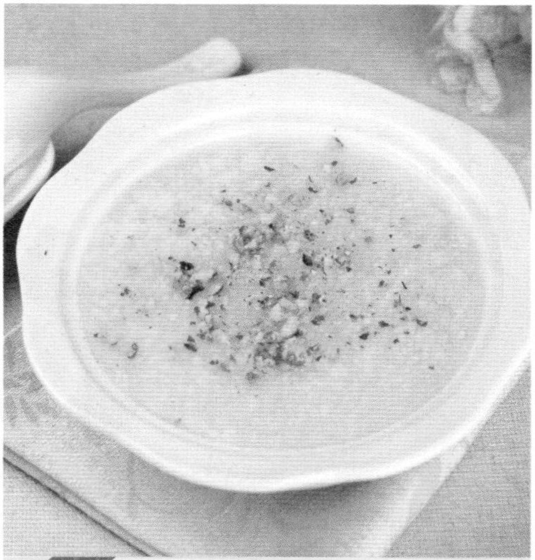

原料

榛子45克，水发小米100克，水发大米150克

制作

1 将榛子放入杵臼中，研磨成碎末，倒入小碟子中，备用。

2 砂锅中注入适量清水烧开，倒入洗净的大米，放入洗好的小米，搅拌均匀，用小火煮40分钟，至米粒熟透。

3 关火后盛出煮好的粥，装入碗中，放入备好的榛子碎末，待稍微放凉后即可食用。

功效 本品能健脾益胃，其丰富的纤维素有防治便秘的作用。

榛子腰果酸奶

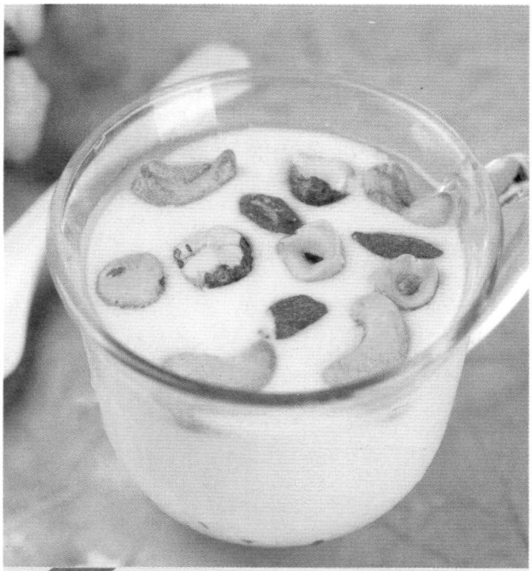

原料

榛子40克，腰果45克，枸杞10克，酸奶300克，食用油适量

制作

1 热锅注油，烧至四成热，倒入洗净的腰果、榛子，炸出香味，捞出，沥干油。

2 取一个干净的杯子，将酸奶装入杯中，放入炸好的腰果、榛子，再摆上洗净的枸杞装饰即可。

功效 本品能补脑养血、补肾健脾，经常食用能提高机体抗病能力。

无花果

【别名】蜜果、文仙果、奶浆果

【食用方法】煮汤食用

【养肠抗癌关键词】苯甲醛、佛手柑内脂、补骨酯素

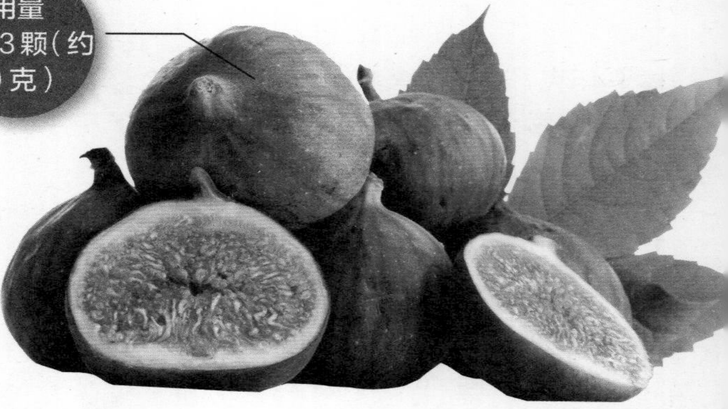

养肠功效

无花果性平、味甘，能够健胃、清肠、消肿、解毒，可以用来治疗肠炎、痢疾、便秘、痔疮、喉痛及痈疮疥癣等。

防癌功效

无花果汁中含佛手柑内脂、补骨酯素等抗癌物质，这些物质对癌细胞抑制作用明显，尤其对胃癌有奇效。其成熟果实的果汁中可提取一种芳香物质苯甲醛，具有防癌抗癌、增强机体抗病能力的作用，可以预防多种癌症。

食用注意

①选购新鲜的无花果要选紫红色、触感稍软并且没有损伤的，而干果则应选咖啡色、皮较厚的。

②新鲜的无花果应该即买即食，干果要隔绝空气密封干燥保存。

宜

无花果＋梅头肉 → 健胃利肠

无花果＋栗子 → 强腰健骨

无花果＋猪蹄 → 润肤美容

忌

无花果＋螃蟹 → 伤害肠胃

无花果＋蛤蜊 → 引起腹泻

无花果＋豆腐 → 引起腹泻

无花果牛肉汤

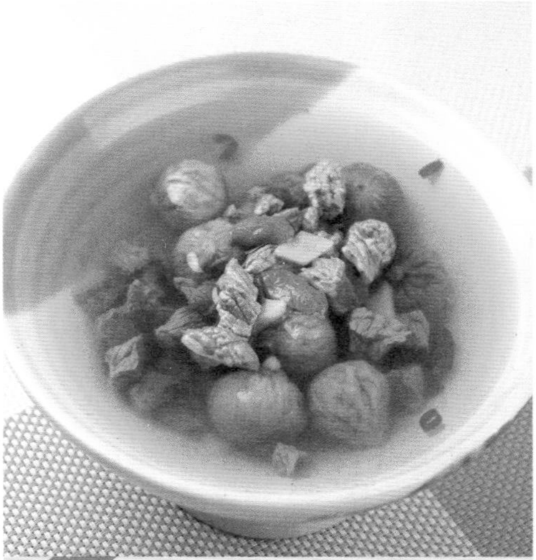

原料

无花果20克，牛肉100克，姜片、枸杞、葱花各少许，盐2克，鸡粉2克

制作

1 将洗净的牛肉切成丁，装入碟中，待用。

2 汤锅中注入适量清水，用大火烧开，倒入牛肉，搅匀，煮沸，用勺捞去锅中的浮沫。

3 倒入洗好的无花果、枸杞，放入姜片，拌匀，用小火煮40分钟，至食材熟透；放入适量盐、鸡粉，用勺搅匀调味，撒上葱花即可。

功效 本品有消肿解毒的功效，可治肠炎、痢疾、便秘、痔疮等症。

无花果茶树菇鸭汤

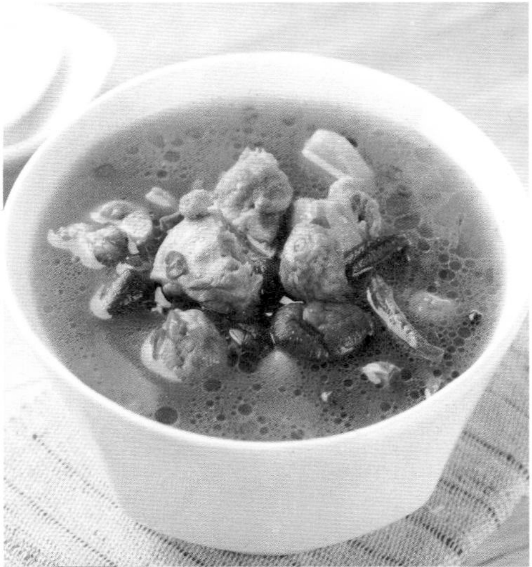

原料

鸭肉500克，水发茶树菇120克，无花果20克，枸杞、姜片、葱花各少许，盐2克，鸡粉2克，料酒18毫升

制作

1 洗净的茶树菇切去老茎，切段；鸭肉斩成小块，焯水。

2 砂锅中注水烧开，倒入鸭块、无花果、枸杞、姜片、茶树菇，淋入料酒，拌匀，煮至食材熟透。

3 放入适量鸡粉、盐，用勺搅匀调味，撒上葱花即可。

功效 本品能增强免疫力、益气开胃，适用于脘腹胀痛、痔疮便秘等症。

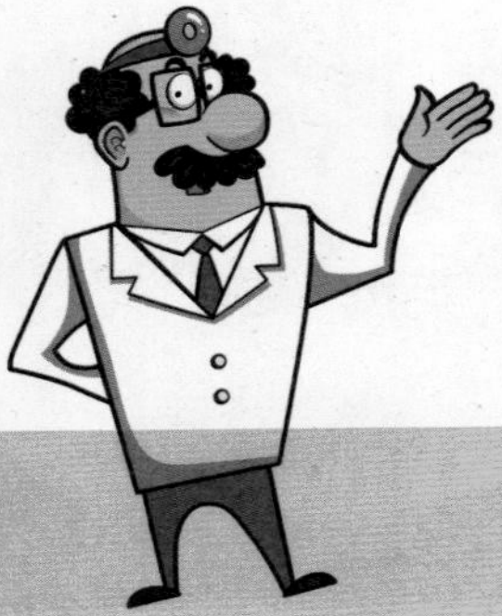

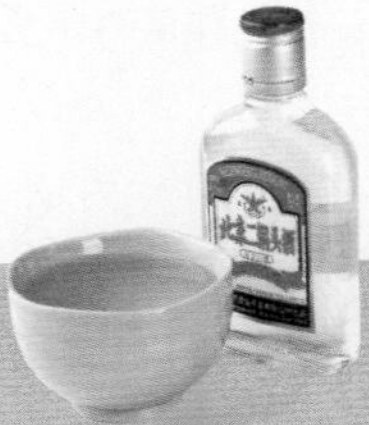

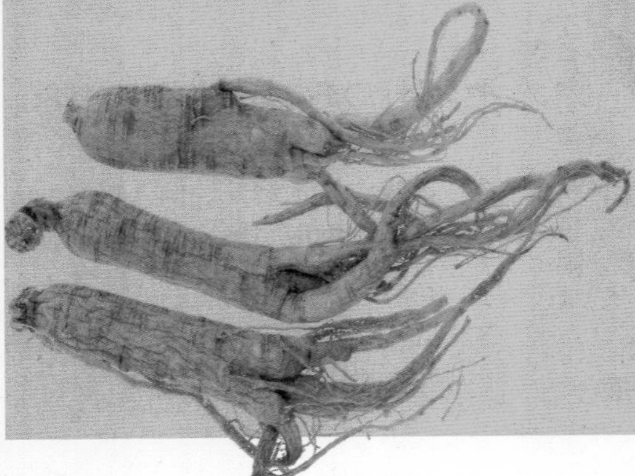

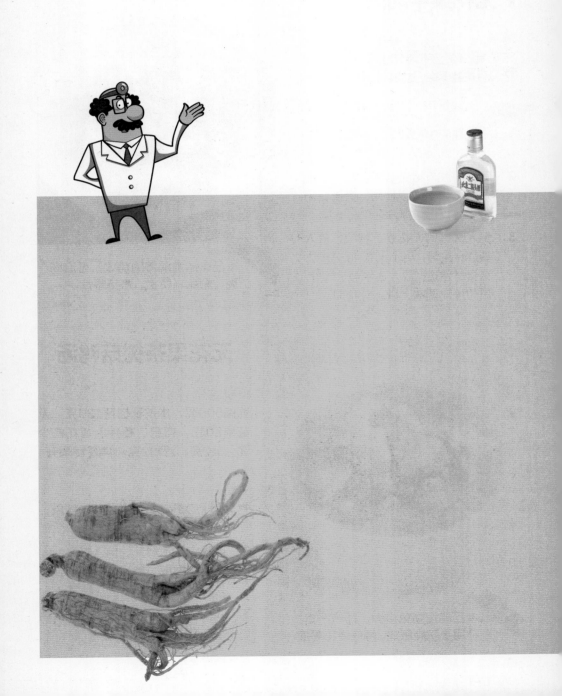

第五章

小小药材，养肠防癌大疗效

中医治病强调整体观念，重视对患者生理功能的宏观调节，在辨证基础上因人而异制定中医治疗法则。中药对患瘤机体的免疫调节作用，就是极为重要的抗癌机制之一。许多扶正培本、活血化瘀、清热解毒的中药，能活化巨噬细胞，促使B淋巴细胞产生抗体，增强T细胞免疫功能。生活中，有许多中药材对肠道有很好的养肠抗癌作用，肠胃病及肠癌患者可根据自身病情到各大药房购买。

本章选取了19种常见的中药材，分别介绍了其别名、性味归经、养肠功效、防癌功效、搭配宜忌、最佳食用方法及食用注意，并分别推荐了两道食疗方供患者选择，希望能对患者有帮助。

黄芪

【别名】北芪、绵芪、口芪、西黄芪

【食用方法】煮粥或煲汤

【性味归经】微温，甘。归脾、肺经

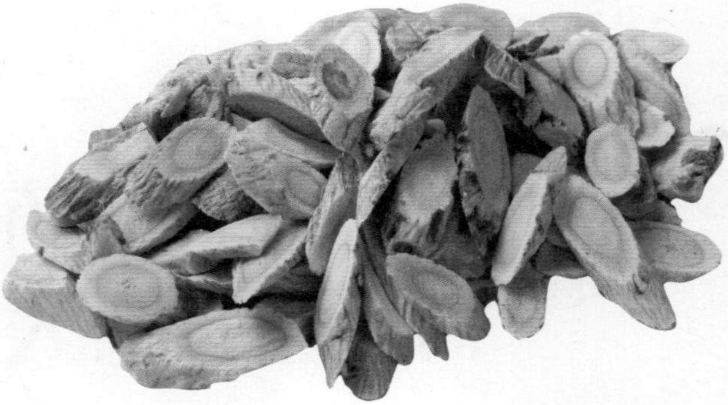

养　肠　功　效

黄芪具有补气升阳的功效，主治脾胃虚弱、中气下陷等症，一般用于脾胃气虚或面色苍血、手脚发凉者。

防　癌　功　效

黄芪可以增强网状内皮系统的吞噬功能，使血白细胞及多核白细胞数量显著增加，使巨噬细胞吞噬百分率及吞噬指数显著上升，对体液免疫、细胞免疫均有促进作用。

食用注意

①凡表实邪盛、气滞湿阻者均忌服黄芪。
②凡烦躁易怒、肝气不和者勿服黄芪。
③痈疽初起或伤口破溃后尚未痊愈者禁服黄芪。

宜

黄芪＋乌鸡 → 补中益气
黄芪＋大枣 → 补气健脾
黄芪＋粳米 → 益卫固表

忌

黄芪＋白萝卜 → 功效相抵
黄芪＋杏仁 → 身体不适
黄芪＋玄参 → 功能相克

黄芪粥

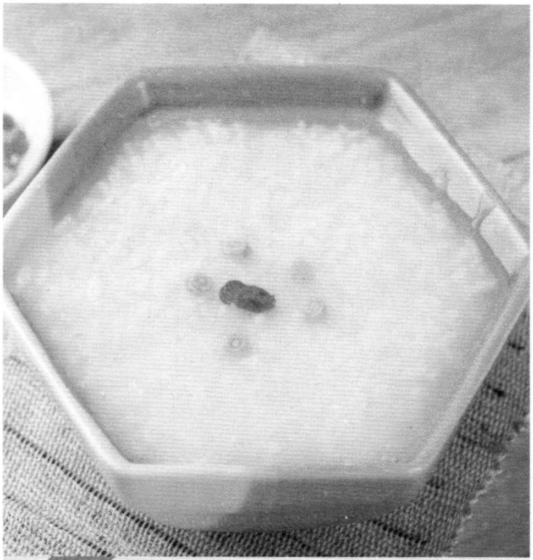

原料

水发大米170克，黄芪15克

制作

1 砂锅中注入适量清水烧开，倒入洗净的黄芪，煮沸后用小火续煮约15分钟，至其析出有效成分，取出黄芪，待用。

2 砂锅中倒入洗净的大米，搅拌匀，煮沸后用小火续煮约30分钟，至大米熟透。

3 盛出煮好的米粥，装入汤碗中，放上煮好的黄芪即成。

功效 本品能健脾益气、升阳举陷，可提高机体免疫力，预防肠癌。

当归黄芪牛肉汤

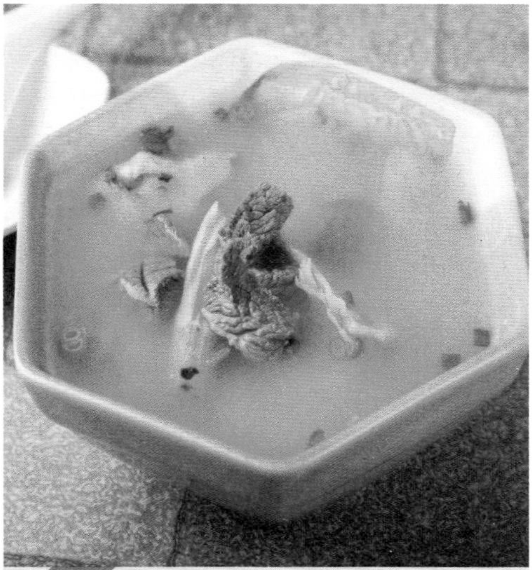

功效 本品补血益气，适宜肠癌患者手术后食用，可帮助其强健身体。

原料

牛肉240克，当归、黄芪各7克，姜片、葱花各少许，盐、鸡粉各2克，料酒10毫升

制作

1 牛肉切丁，焯去血水，待用。

2 砂锅中注水烧开，倒入牛肉丁，撒上姜片，放入洗净的当归、黄芪，再淋入少许料酒，煮沸后用小火续煮约60分钟，至材料熟透。

3 加入盐、鸡粉，拌匀，用中火续煮片刻，出锅前撒上葱花即成。

人参

【别名】棒锤、山参、园参、神草

【食用方法】煲汤或泡茶

【性味归经】平，甘、微苦。归肺、脾、心经

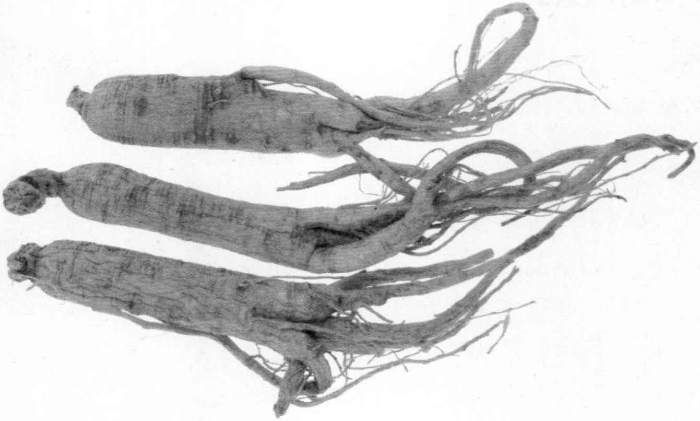

养肠功效

人参能大补元气、补脾益肺、安神益智。养好肠胃，健脾是关键，人参为补脾要药，可有效改善倦怠乏力、食少便溏等脾气虚衰症状。人参还具有促进造血系统功能，调节胆固醇代谢等作用，还能够增强机体免疫功能。

防癌功效

人参皂苷和人参多糖能改善胃癌、肠癌的自觉症状，且能延长患者的生命。人参与其他治疗药物或放疗并用，疗效可以提高，还能减少化疗和放疗的不良反应，可作为防治癌症的辅助药剂。

食用注意

①在烹调人参时，最好把人参切断或者拍碎，因为人参芦头容易引起呕吐，故应去掉。

②实证、热证者忌服人参。

③加工人参时无论煎服还是炖服，均忌用五金炊具。

宜

人参＋鸡肉 → 大补元气

人参＋排骨 → 增强人体免疫力

人参＋当归 → 补益气血

忌

人参＋萝卜 → 功效相抵

人参＋茶 → 破坏有效成分

人参＋藜芦 → 功用相抵

人参玉竹莲子鸡汤

原料

人参4克，玉竹6克，水发莲子60克，鸡块350克，料酒、鸡粉、盐各少许

制作

1 锅中注入适量清水烧开，倒入鸡块，搅散开，淋入适量料酒，煮沸，焯去血水，捞出，沥干水分，待用。

2 砂锅注入适量清水烧开，倒入洗净的莲子、人参和玉竹，加入鸡块，淋入适量料酒，搅拌匀，小火炖 40 分钟至熟。

3 放鸡粉、盐，用锅勺拌匀即可。

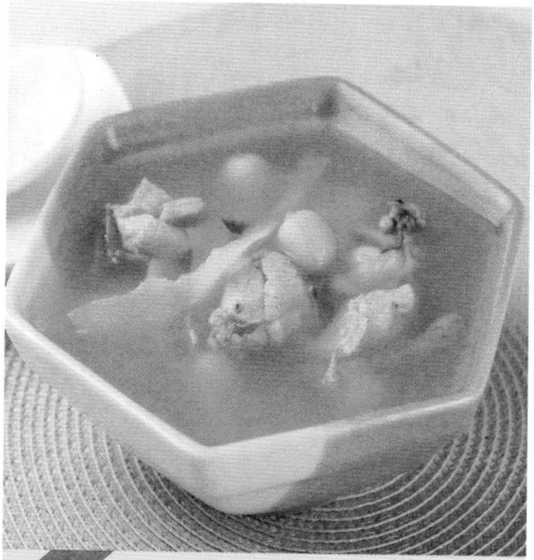

功效 本品能养阴润燥、除烦止渴，可用于肠癌患者手术后调养身体。

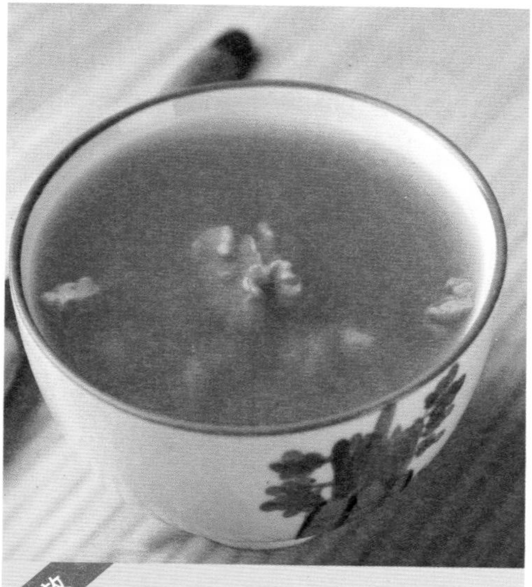

功效 本品益气固肾、润肠通便，适于气短喘息、肠燥便秘等症。

人参核桃饮

原料

人参3克，核桃肉3个

制作

1 人参洗净，切片。

2 砸开核桃，取出核桃肉。

3 砂锅中注水，放入人参、核桃肉，用武火烧沸后转用文火煮 1 小时即可。

党参

【别名】黄参、狮头参、中灵草

【食用方法】煲汤食用

【性味归经】平，甘。归脾、肺经

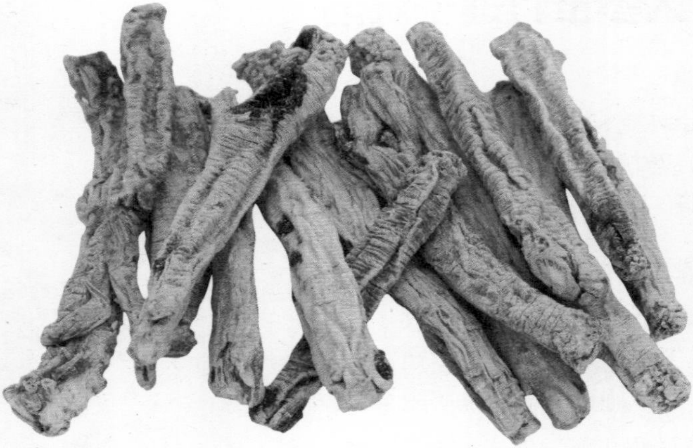

养肠功效

党参能调节胃肠运动、抗溃疡、增强免疫功能。其所含的皂苷对肠道具有调节作用，并能不同程度的对抗乙酰胆碱、组胺、氯化钡对肠道的影响。因而，党参有补脾胃的作用。

防癌功效

党参具有补脾肺气、补血、生津、抗癌、降压、抗缺氧、抗衰老之功效，同时可以增强人体免疫力，提高超氧化物歧化酶的活性，增强消除自由基的能力，具有调节胃肠运动、抗溃疡的作用。

食用注意

①气滞和火盛者慎用党参。
②有实邪者忌服党参。
③久病体虚、正虚邪实证者，不宜单独服用党参。

宜
党参＋五味子 → 补益肺气
党参＋乌鸡 → 大补元气
党参＋猪肝 → 补益肝肾

忌
党参＋藜芦 → 破坏营养成分
党参＋白萝卜 → 功效相抵
党参＋胡萝卜 → 功效相抵

当归党参黄花菜汤

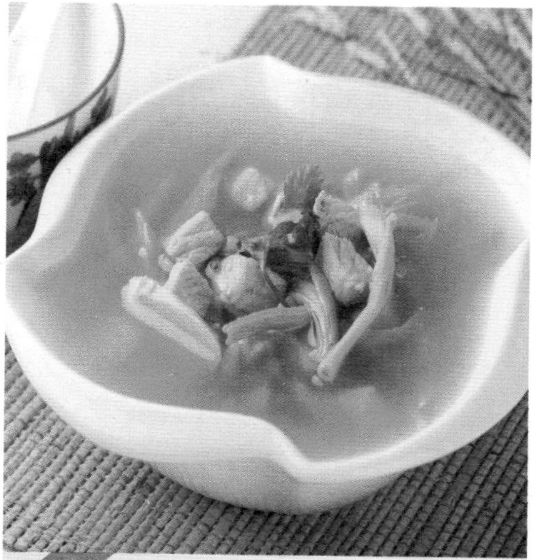

原料

猪瘦肉300克，水发黄花菜100克，当归8克，党参15克，姜片30克，盐3克，鸡粉3克，料酒10毫升

制作

1 猪瘦肉切丁，黄花菜切去蒂部。

2 锅中注水烧开，放入瘦肉丁，煮1分钟，焯去血水，捞出，备用。

3 砂锅中注水烧开，放入备好的当归、党参、姜片、瘦肉、黄花菜，淋入料酒，用小火炖30分钟，至食材熟软；放入少许盐、鸡粉，搅匀，至食材入味即可。

功效 本品能补中益气，适用于气血不足者，常饮用可预防癌症。

党参核桃红枣汤

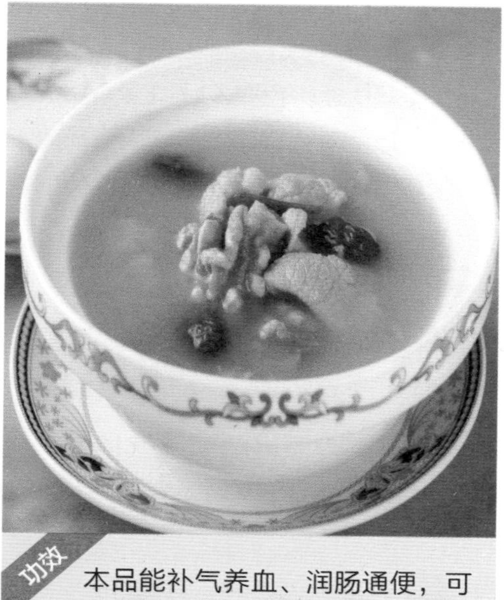

原料

党参20克，瘦肉200克，核桃30克，红枣15克，盐、鸡粉各适量

制作

1 瘦肉切片，备用。

2 砂锅注入适量清水烧开，倒入洗净的红枣、党参、核桃，加入瘦肉，搅拌匀，煮40分钟至熟。

3 放盐、鸡粉，调味，拌匀，煮片刻至入味即可。

功效 本品能补气养血、润肠通便，可用于因气血不足引起的便秘。

陈皮

【别名】川橘

【食用方法】煮粥或煲汤

【性味归经】温，辛、苦。归脾、肺经

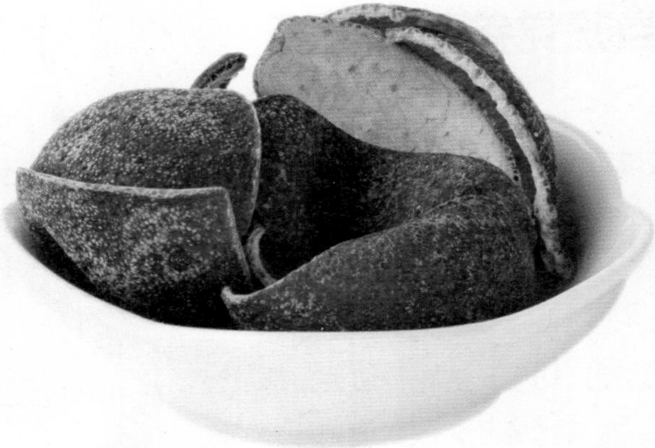

养肠功效

陈皮辛香而行，善于疏理气机、使肠胃升降有序，有效缓解呕吐、呃逆。陈皮所含的挥发油对胃肠道有温和的刺激作用，可以促进人体正常胃液的分泌，有助于消化。

防癌功效

陈皮提取物对小鼠移植性肿瘤具有明显的抑制作用，使癌细胞增殖周期减少，同时可促使癌细胞凋亡。采用四氮唑蓝快速比色法（MTT）观察到陈皮提取物对人肺癌细胞、人直肠癌细胞和肾癌细胞最敏感。同时陈皮的抗氧化、抗菌作用可增强人体免疫力。

食用注意

①气虚及阴虚燥咳患者不宜服用陈皮。
②吐血症患者慎服陈皮，且不适合单味使用。
③气虚体燥者忌服陈皮。

宜
陈皮＋生姜 → 降逆止呕
陈皮＋山楂 → 消食化积
陈皮＋茯苓 → 燥湿止咳

忌
陈皮＋半夏 → 损害有效成分
陈皮＋南星 → 互相制约
陈皮＋牛奶 → 影响消化吸收

白术陈皮粥

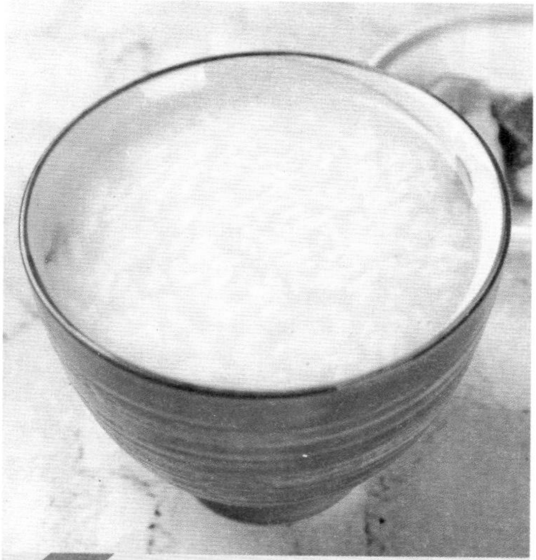

原料

炒白术10克，陈皮5克，粳米50克

制作

1 准备好材料，将白术和陈皮用清水略洗，粳米洗净后用清水泡一泡备用。

2 把白术和陈皮装入小纱包里，放入砂锅，加入适量的清水，大火煮开后转小火熬30分钟。

3 最后加入粳米，小火熬至粥熟、米烂开花即可。

功效 本品能理气健脾、燥湿化痰，可用于治疗各种胃炎及结肠炎。

陈皮暖胃肉骨汤

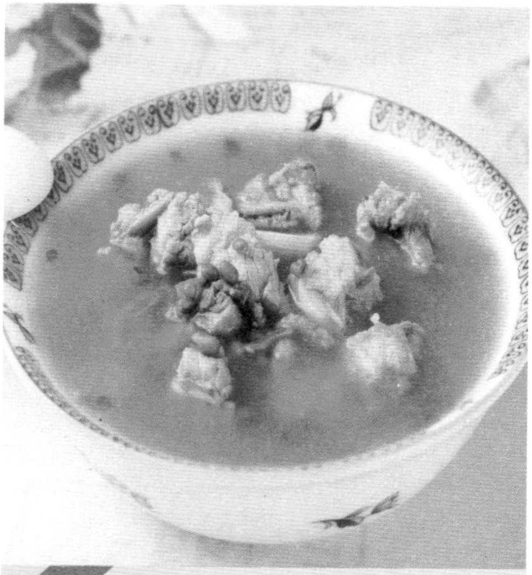

原料

排骨400克，水发绿豆120克，陈皮8克，姜片25克，葱花少许，盐2克，鸡粉2克，料酒10毫升

制作

1 锅中注水烧开，倒入洗净的排骨，拌匀，煮至沸，焯去血水后捞出。

2 砂锅注水烧开，放入姜片、陈皮，倒入洗净的绿豆、排骨，淋入料酒，烧开后用小火炖1小时。

3 放入盐、鸡粉，搅拌均匀，至食材入味撒上葱花即可。

功效 本品能养胃润肠、清热解毒、健脾益气，常食可保养肠胃。

红枣

【别名】干枣、美枣、良枣、大枣

【食用方法】煲汤食用

【性味归经】温，甘。归脾、胃、心经

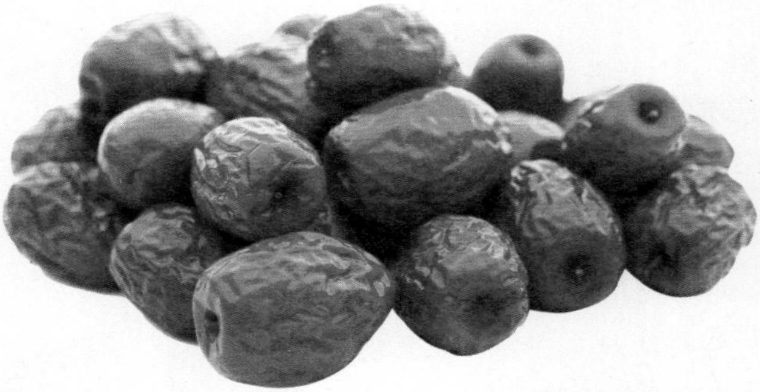

养肠功效

大枣补中益气、养血安神，适用于脾气虚弱、消瘦、倦怠乏力、便溏等症。同时大枣还有保护胃肠黏膜，修复胃肠病损，使胃肠道更好地吸收食物有效成分的功能，从而提高身体的免疫力。

防癌功效

红枣可以促进白细胞的生成，降低血清胆固醇，提高血清蛋白，保护肝脏。红枣中还含有抑制癌细胞、使癌细胞向正常细胞转化的物质。同时鲜枣中丰富的维生素C，可以有效清除体内自由基，起到抗癌的作用。

食用注意

①糖尿病患者不宜多食红枣。鲜枣不宜多吃，否则易生痰、助热、损齿。

②龋齿疼痛、腹部胀满、便秘者不宜常食红枣。

③消化不良、咳嗽、小儿食积等患者不宜常食红枣。

宜

红枣＋黄芪 → 补气养血

红枣＋生姜 → 温中散寒

红枣＋枸杞 → 滋阴明目

忌

红枣＋牛奶 → 影响钙吸收

红枣＋大葱 → 导致消化不良

红枣＋银鱼 → 使人腰腹作痛

桂圆红枣银耳羹

原料

水发银耳150克，红枣30克，桂圆肉25克，食粉3克，白糖20克，水淀粉10毫升

制作

1　银耳切去黄色根部，切碎。

2　银耳加入食粉，焯水，捞出待用。

3　砂锅中注入适量清水烧开，放入桂圆、红枣、银耳，用小火煮30分钟；倒入少许水淀粉，搅拌匀；加入适量白糖，拌匀调味，煮至汤汁浓稠即可。

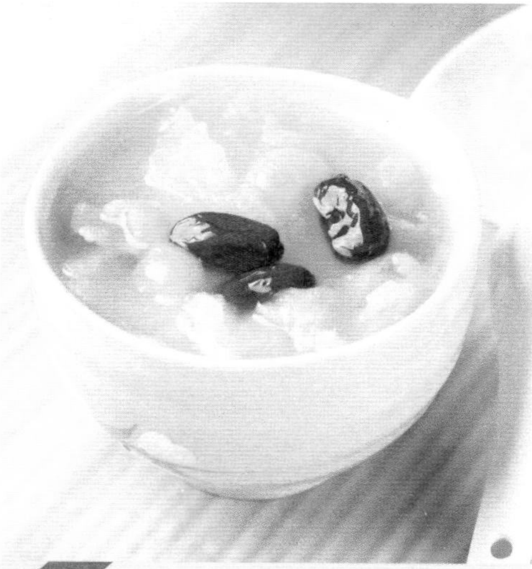

功效　本品能补血安神、润肠通便，经常食用可调理肠胃、滋润皮肤。

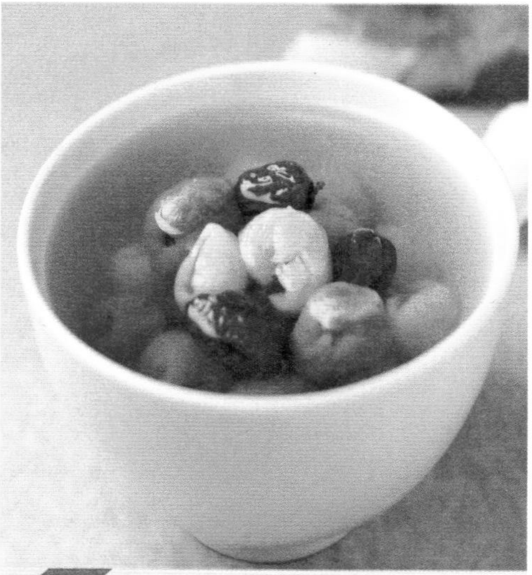

功效　本品能提高免疫力，抑制癌细胞，使癌细胞向正常细胞转化。

红枣荔枝桂圆糖水

原料

红枣6克，荔枝干7克，桂圆肉12克，冰糖15克

制作

1　砂锅中注入清水烧开，倒入洗净的荔枝干、桂圆肉、红枣，烧开后用小火续煮20分钟至材料熟软。

2　加入冰糖，搅拌均匀，用小火续煮5分钟至冰糖溶化。

3　关火后盛出煮好的糖水，装入碗中即可。

山药

【别名】怀山药、淮山药、山薯

【食用方法】煮粥或煲汤

【性味归经】平，甘。归肺、脾、肾经

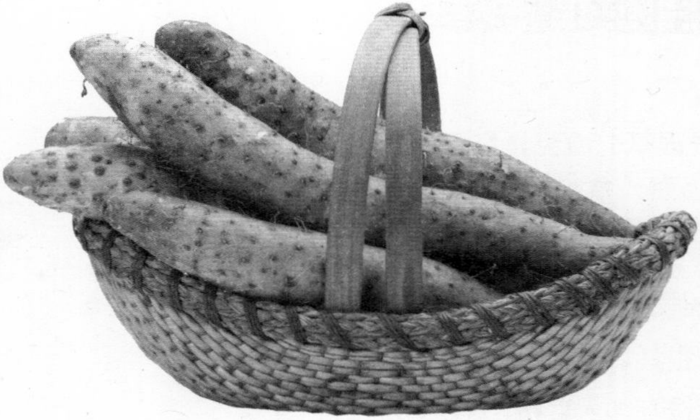

养肠功效

山药具有很好的健脾益胃、助消化的功效。山药含有淀粉酶、多酚氧化酶等物质，有利于脾胃的消化吸收功能，不论脾阳亏或胃阴虚，皆可食用。临床上常与胃肠饮同用治脾胃虚弱、食少体倦、泄泻等病症。

防癌功效

山药具有诱生干扰素的作用，可抑制肿瘤细胞增殖，有一定的抗癌功效。山药的水提取物可消除尿蛋白，可以恢复肾功能。山药多糖能清除多种自由基，提高人体内抗氧化酶系统活性，减少氧化产物含量，对黑色素瘤细胞和肺癌细胞有明显的抑制作用。

食用注意

①糖尿病患者不可过量食用山药。

②山药有较强的收敛作用，所以大便燥结者不宜食用。

③山药皮中所含的皂角素或黏液里含的植物碱，少数人接触会引起山药过敏而发痒，处理山药时应避免直接接触。

宜

山药＋玉米 → 增强人体免疫力

山药＋羊肉 → 补脾健胃

山药＋扁豆 → 提高人体免疫力

忌

山药＋猪肝 → 不利于矿物质吸收

山药＋黄瓜 → 降低营养价值

山药＋菠菜 → 破坏营养元素

茯苓枸杞山药粥

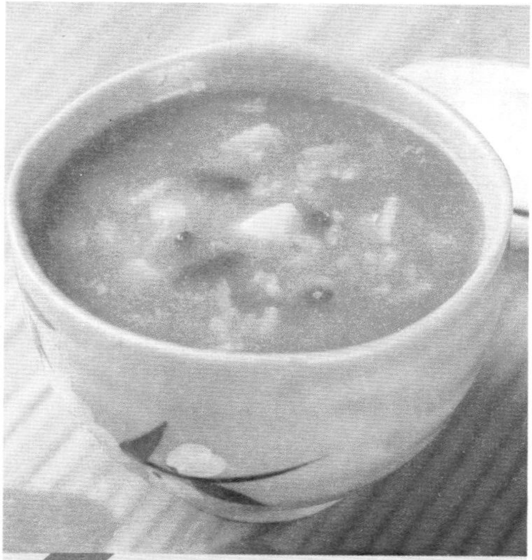

原料

茯苓20克，枸杞15克，山药（干）20克，粳米50克，红糖30克

制作

1 粳米洗净，用清水浸泡半小时；茯苓、枸杞、山药分别洗净，一起放入纱布袋中。

2 锅中放入粳米，加入适量水，放入纱布袋，同煮成粥。

3 待粥将成时，加入适量红糖，续煮至红糖溶化即可。

功效 本品能补肝益肾、健脾养胃、利水渗湿，常食可预防肠癌。

平菇山药汤

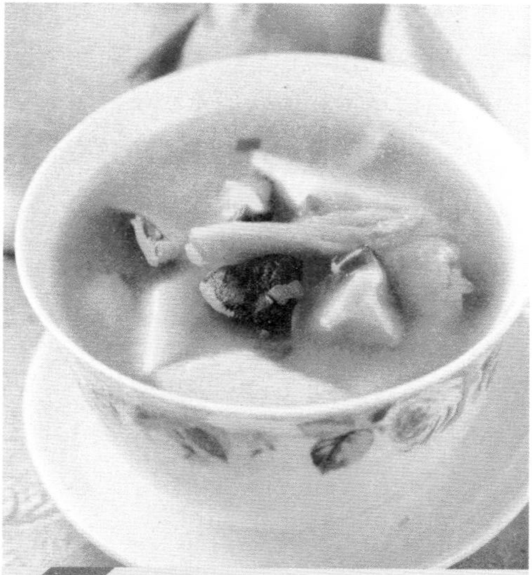

原料

平菇200克，山药150克，葱花适量，盐少许

制作

1 山药洗净去皮，切成块；平菇洗净，切小块。

2 锅置火上，加入适量清水，放入平菇、山药，烧开后转小火续煮约 20 分钟至食材熟烂。

3 加入适量盐调味，最后撒上葱花即可。

功效 本品能健脾益胃、舒筋活络，对癌细胞有很强的抑制作用。

山楂

【别名】映山红果、酸查

【食用方法】煲汤食用

【性味归经】微温，酸、甘。归脾、胃、肝经

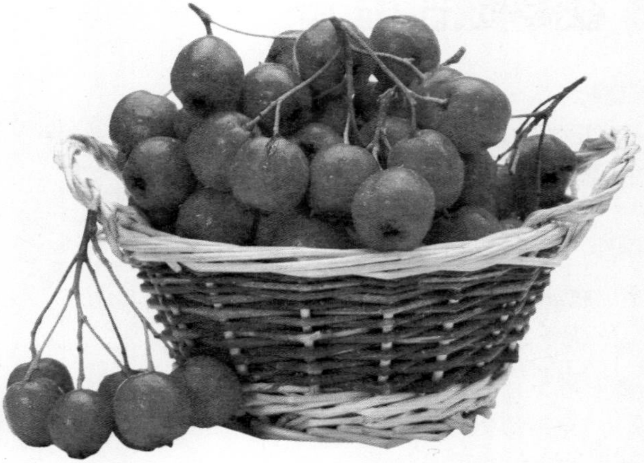

养肠功效

山楂消食化积，行气散瘀，可治泻痢腹痛，还可治各种饮食积滞，尤为消化油腻肉食积滞之要药。山楂还能有效促进胃肠道蠕动，加速新陈代谢，防治便秘，起到调理肠胃的作用。

防癌功效

山楂能增加胃中消化酶的分泌，入胃后能增强酶的作用，促进肉类消化，又有收敛作用，对痢疾杆菌有较强的抑制作用。其所含的黄酮类和维生素C、胡萝卜素等物质能阻断并减少自由基的生成，能增强机体的免疫力，有防衰老、抗癌的作用。

食用注意

①处在换牙期的儿童不宜多食山楂，会损伤牙齿。

②山楂可以促进妇女子宫收缩，故孕妇不可多食，会引发流产。

③脾胃虚弱者慎服山楂，胃酸过多，有吞酸、吐酸者需慎用山楂，胃溃疡患者也应慎用。

宜

- 山楂＋桃仁 → 行气止痛
- 山楂＋枸杞 → 补肝益肾
- 山楂＋蜂蜜 → 开胃消食

忌

- 山楂＋海参 → 不易消化
- 山楂＋猪肝 → 破坏有效成分
- 山楂＋胡萝卜 → 降低营养价值

山楂灵芝香菇汤

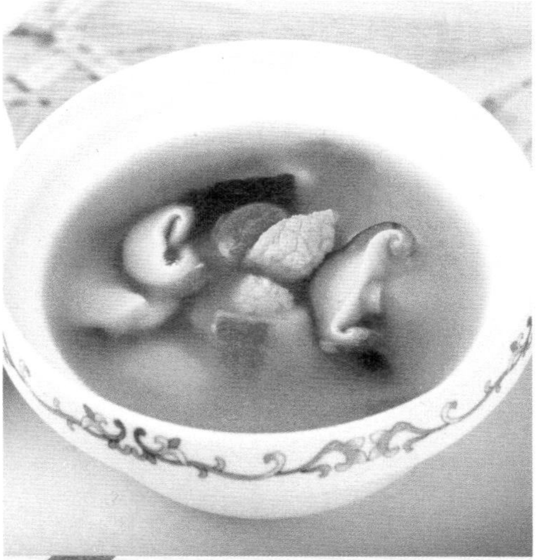

原料

猪瘦肉100克，山楂85克，鲜香菇50克，灵芝3克，盐、鸡粉各少许

制作

1 洗净的山楂切块；洗净的香菇切片；洗净的猪瘦肉切成丁，备用。

2 砂锅中注水烧开，倒入洗净的灵芝，放入香菇片，倒入山楂，搅拌匀，再放入瘦肉丁，轻轻搅拌一会儿，使材料散开，烧开后用小火续煮约20分钟，至食材熟透。

3 加入盐、鸡粉，拌匀，转中火续煮片刻，汤汁入味后盛出即成。

功效 本品能健脾开胃、消食化滞、活血，适宜各种癌症患者食用。

猴头菇山楂瘦肉汤

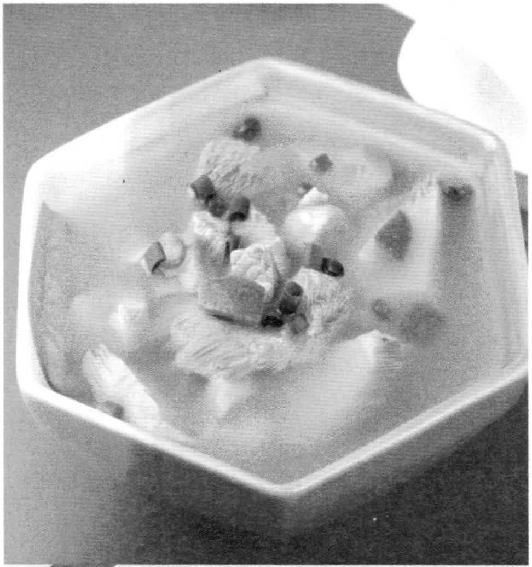

原料

水发猴头菇80克，山楂80克，猪瘦肉150克，葱花少许，料酒8毫升，盐2克，鸡粉2克

制作

1 洗好的猴头菇切成小块；洗净的猪瘦肉切成丁；洗好的山楂切成小块，备用。

2 砂锅注水烧开，放入瘦肉丁、猴头菇、山楂，淋入适量料酒，烧开后小火续煮30分钟至熟。

3 加盐、鸡粉拌匀，撒上葱花即可。

功效 本品能补脾益气、活血化瘀，适宜心血管疾病、胃肠病患者食用。

鸡内金

【别名】肫皮、鸡黄皮、鸡食皮

【食用方法】煮粥或炖食

【性味归经】平，甘。归脾、胃、小肠、膀胱经

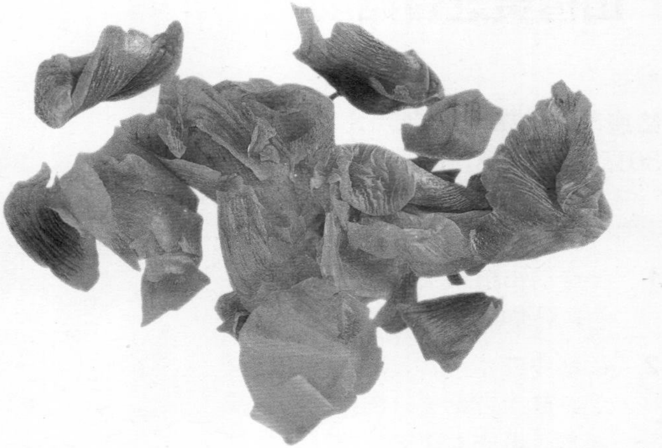

养肠功效

鸡内金可消食健胃，涩精止遗。服用鸡内金可促进胃分泌，促进肠胃蠕动，对各种消化不良的症状都有帮助，可减轻腹胀、肠内异常发酵、口臭、大便不成形等症状。

防癌功效

鸡内金含有胃激素、角蛋白、淀粉酶、多种维生素与微量元素，以及18种氨基酸等，具有抑制肿瘤的作用。口服本品后，胃液分泌量、酸度和消化能力均提高，胃运动加强，排空率加快。

食用注意

①脾虚无积滞者慎用鸡内金。

②凡慢性病和胃气不足者用鸡内金时宜炙用（焙用）。

③鸡内金研末用效果比煎服好。

宜

鸡内金＋山楂 → 消食导滞

鸡内金＋山药 → 健脾消滞

鸡内金＋大米 → 固精止遗

忌

鸡内金＋茶叶 → 破坏药效

鸡内金＋苹果 → 破坏营养成分

鸡内金＋咖啡 → 降低功效

鸡内金红豆粥

原料

红豆40克，粳米30克，鸡内金20克，白糖适量

制作

1　将鸡内金洗净研粉；红豆、粳米洗净，浸泡半小时，待用。

2　把红豆、粳米放入锅内，加入清水适量，武火煮沸后转文火煮至成粥；放入鸡内金粉、白糖适量，拌匀再煮沸即可。

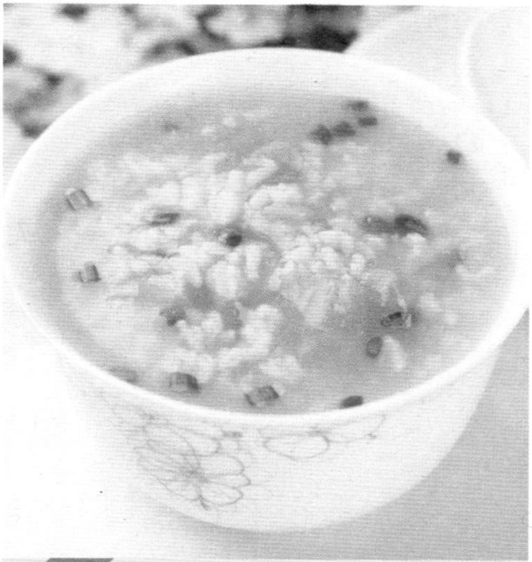

功效　本品能健脾养胃、利湿排石，可改善肠道功能，有助于消化。

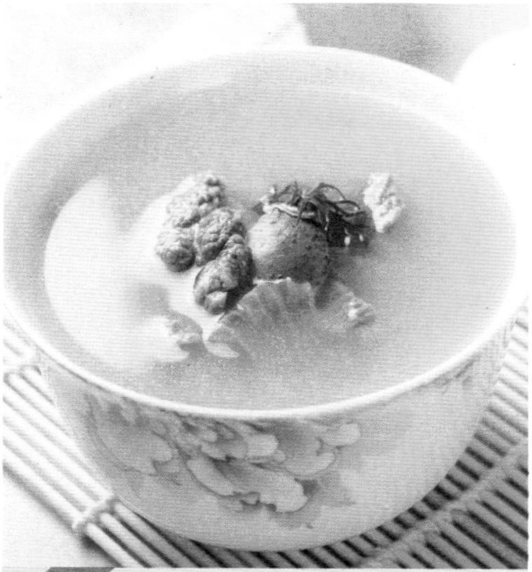

功效　本品能健脾开胃、活血化瘀，常食可调理肠胃，减少肠胃疾病。

鸡内金山楂炖牛肉

原料

鸡内金15克，山楂20克，牛肉80克，盐适量

制作

1　牛肉洗净，切成片；山楂、鸡内金洗净。

2　锅置火上，注入适量清水，放入洗好的鸡内金、山楂，大火烧开，转小火煮15分钟；再倒入牛肉片，续煮片刻，至牛肉熟透。

3　加入适量盐调味即可。

丁香

【别名】丁子香、支解香、雄丁香
【食用方法】泡茶饮用
【性味归经】温，辛。归脾、胃、肺、肾经

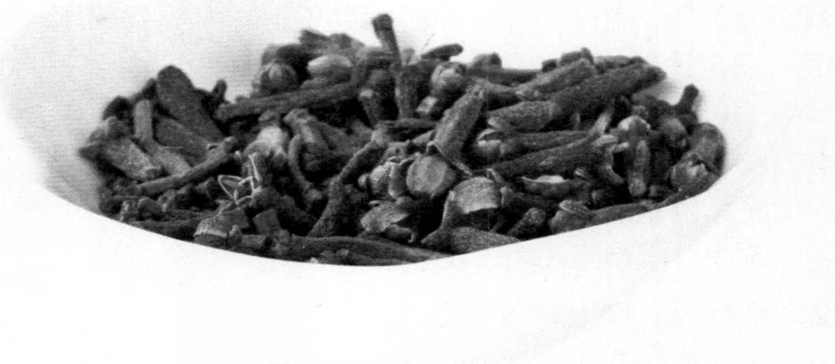

养肠功效

丁香温中降逆、散寒止痛，可以暖脾胃而行气滞，降逆止呕。丁香中含丁香油酚、乙酰丁香油酚等，丁香油酚能使胃黏膜充血，促使胃液分泌，刺激胃肠蠕动，增进食欲。

防癌功效

丁香挥发油中主要成分包括丁香油酚、乙酰丁香油酚等。丁香油中很多成分都具有转向的诱导谷胱甘肽S转移酶的活性，表现了较强的抗菌活性，对致癌物具有解毒作用，临床多用于胃癌、食管癌等属脾胃虚寒、胃气上逆类的癌症。

食用注意

①脾胃虚寒者、呕吐者、热病及阴虚内热者忌服丁香。
②胃热引起的呃逆或兼有口渴、口苦、口干者不宜食用丁香。
③热性病及阴虚内热者忌食丁香。

宜
丁香＋生姜 → 温中止呕
丁香＋白术 → 温补脾胃
丁香＋肉桂 → 温肾助阳

忌
丁香＋白萝卜 → 破坏药效
丁香＋郁金 → 破坏药效

延胡索丁香饮

原料

延胡索15克，丁香10克

制作

1 砂锅中注入适量清水烧开，放入洗好的延胡索、丁香。

2 盖上盖子，用小火煮20分钟，至其析出有效成分。

3 揭盖，略微搅动片刻，把煮好的茶盛出，装入杯中即可。

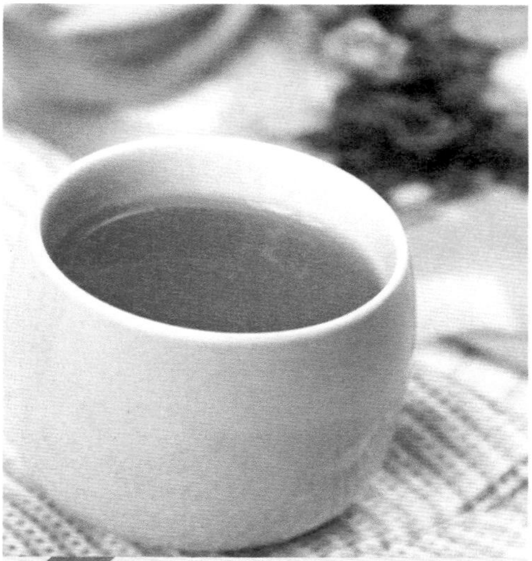

功效 本品能活血散瘀、理气止痛，常饮用可刺激胃肠蠕动，保护肠胃。

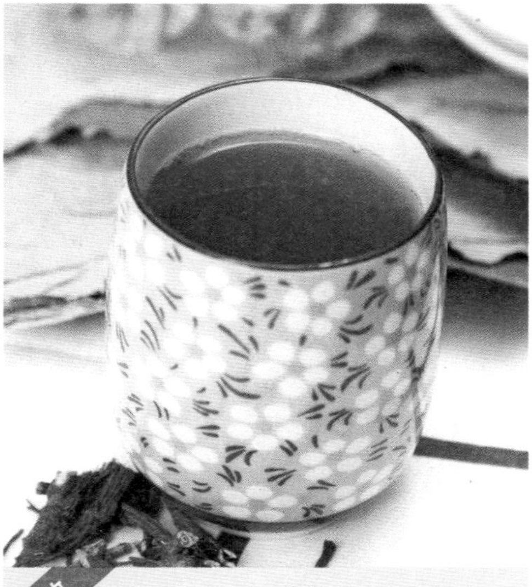

功效 本品能补中益气、开胃消食，增强胃肠蠕动，保护肠道。

人参丁香茶

原料

人参5克，丁香15克

制作

1 砂锅中注入适量清水烧开，放入洗好的人参、丁香，用小火煮至其析出有效成分。

2 略微搅动片刻。

3 把煮好的人参丁香茶盛出，装入杯中即可。

肉桂

【别名】牡桂、紫桂、大桂、玉桂

【食用方法】泡茶或炖食

【性味归经】大热，辛、甘。归肾、脾、心、肝经

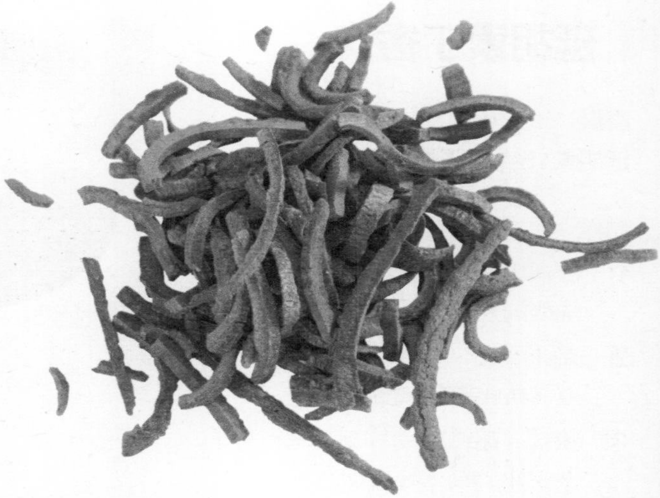

养肠功效

肉桂中的有效成分桂皮油能促进胃肠运动，使胃液分泌量增加、增强消化机能，排除消化道积气、缓解胃肠痉挛性疼痛。另外，肉桂水提物、醚提物对胃溃疡的形成有抑制作用。

防癌功效

肉桂可温补脾肾，尤其适用于大肠癌患者，凡是属于脾肾阳虚型的人群，有腹痛肢冷、便溏无力、五更泄泻、舌体胖大等症状者都适合服用肉桂。

食用注意

①阴虚火旺、血热出血者不宜食用肉桂。

②孕妇慎服肉桂。

③月经过多、咽喉肿痛及其他热病患者应忌食，有失血和遗精病史的人也应禁食肉桂。

宜
- 肉桂＋红糖 → 缓解经期疼痛
- 肉桂＋生姜 → 补火助阳
- 肉桂＋羊肉 → 温中健胃

忌
- 肉桂＋赤石脂 → 降低药性

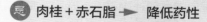

吴茱萸肉桂茶

原料

吴茱萸15克，肉桂10克

制作

1 砂锅中注入适量清水烧开，放入洗好的吴茱萸、肉桂。
2 盖上盖，用小火煮20分钟，至其析出有效成分。
3 揭盖，略微搅动片刻。
4 把煮好的茶盛入杯中即可。

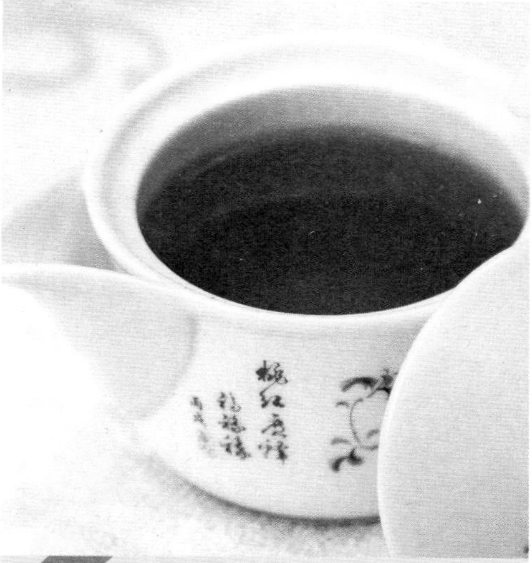

功效 本品能散寒止痛、降逆止呕，可用于治疗头痛或胃脘疼痛等症。

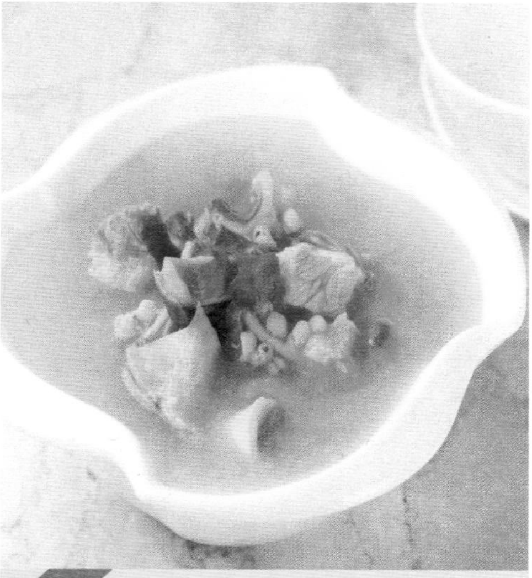

功效 本品温中散寒、健脾益胃，可治疗慢性肠炎，常食能预防肠癌。

生姜肉桂炖猪肚

原料

猪肚块350克，瘦肉丁90克，水发薏米70克，肉桂30克，姜片少许，盐3克，鸡粉2克，料酒10毫升

制作

1 猪肚块、瘦肉丁焯水，待用。
2 砂锅注水烧开，放入姜片、薏米、肉桂，倒入焯过水的材料，淋上料酒提味，煮沸后用小火煲煮约60分钟，至食材熟透。
3 加入盐、鸡粉，拌匀，转中火续煮片刻，汤汁入味后盛出即成。

麦芽

【别名】大麦蘖、麦蘖、大麦芽

【食用方法】煲汤食用

【性味归经】平，甘。归脾、胃、肝经

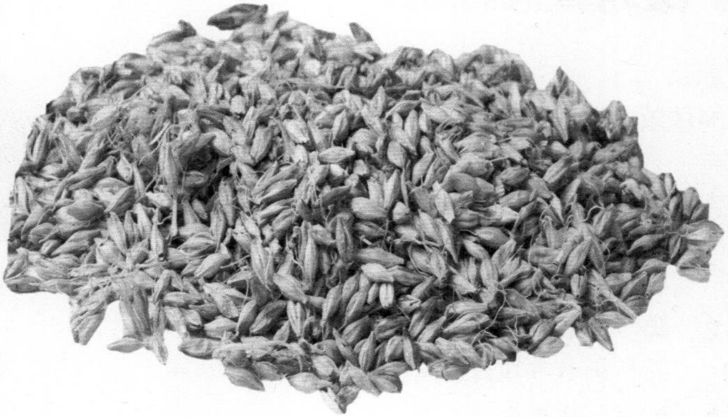

养 肠 功 效

麦芽疏肝醒胃、消食除满、和中下气，其作用为健胃消食。麦芽对胃蛋白酶的分泌似有轻度的促进作用，对增加胃酸的分泌亦有轻度的作用，从而促进食物的消化，加速胃肠蠕动。

防 癌 功 效

麦芽含有丰富的硒元素，缺硒与多种癌症如胃癌、肝癌、宫颈癌、直肠癌、前列腺癌、卵巢癌等发生密不可分。补硒则有利于降低癌症特别是肝癌、前列腺癌、结直肠癌、肺癌的发生率与死亡率。

食用注意

①麦芽以色淡黄、有胚芽者为佳。
②孕妇、无积滞者慎服麦芽，妇女哺乳期禁服。
③久食麦芽伤肾，不可多食。

宜
麦芽＋大黄 → 清热退黄
麦芽＋山楂 → 促进消化
麦芽＋陈皮 → 健脾开胃

忌
麦芽＋鸡内金 → 用于积滞不化
麦芽＋白术 → 用于脾虚食少
麦芽＋神曲 → 用于积滞不化

山药麦芽鸡汤

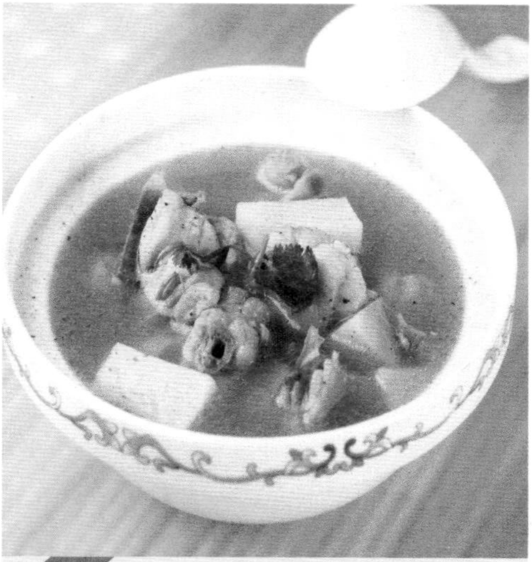

原料

山药200克，鸡肉400克，麦芽20克，神曲10克，蜜枣1颗，姜片20克，盐3克，鸡粉2克

制作

1 洗净的山药去皮切丁。鸡肉斩块，焯去血水，捞出，沥干水分，备用。

2 砂锅中注水烧开，放入蜜枣、麦芽、神曲、姜片，倒入鸡块，大火烧开后用小火续煮 20 分钟。

3 放入山药丁，用小火续煮 20 分钟，至山药熟透；放盐、鸡粉拌匀，略煮片刻，至食材入味即可。

功效 本品能健脾养胃、补肝益肾，适用于脾虚食少、消化不良等症。

山楂麦芽益食汤

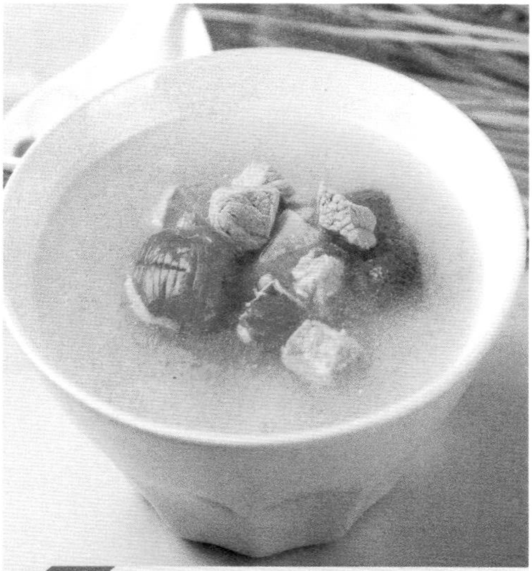

原料

山楂15克，麦芽10克，蜜枣2颗，瘦肉80克，盐适量

制作

1 山楂洗净，去核，切成小块；瘦肉洗净，切块。

2 锅置火上，加入适量清水，然后放入山楂、麦芽、蜜枣、瘦肉，大火煮开，转小火煮至食材熟透。

3 加入适量盐，拌匀调味即可。

功效 本品能活血化瘀、和中下气，有助于排便。

厚朴

【别名】川朴、川厚朴、姜厚朴

【食用方法】泡茶或煲汤

【性味归经】温，辛。归脾、胃、大肠经

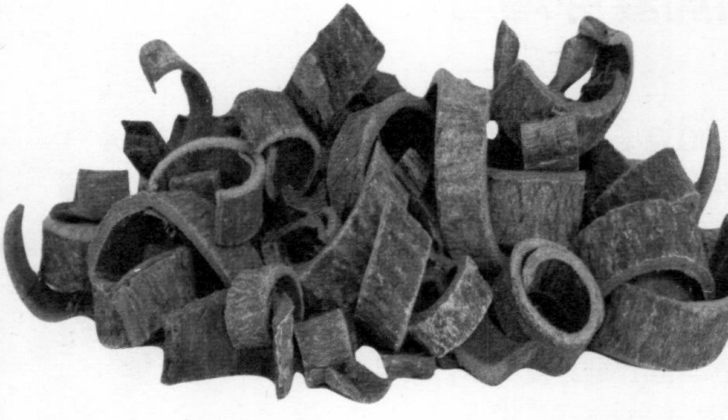

养肠功效

厚朴能行气消积、燥湿除满、降逆平喘，对食积气滞、腹胀便秘等肠胃不适症有食疗作用，对于肠胃有很好的养护功效。

防癌功效

厚朴具有宽中理气、化湿开郁的功效，适用于脾胃虚寒、运化失司、痰凝气滞的胃癌、肠癌等胃肠道肿瘤，症见胸脘胀闷、腹部隐痛、肠鸣便溏、纳呆或呕吐痰涎等。

食用注意

①厚朴以皮厚、肉细、油性足、香气浓的为佳。
②厚朴应置于干燥处保存，防蛀、防霉。
③孕妇忌用厚朴。

宜

厚朴＋苦瓜 → 增强抗病能力
厚朴＋香椿 → 抗菌消炎
厚朴＋白术 → 健脾益胃

忌

厚朴＋鲫鱼 → 降低营养价值
厚朴＋黄豆 → 导致腹泻
厚朴＋黑豆 → 导致腹泻

大黄厚朴茶

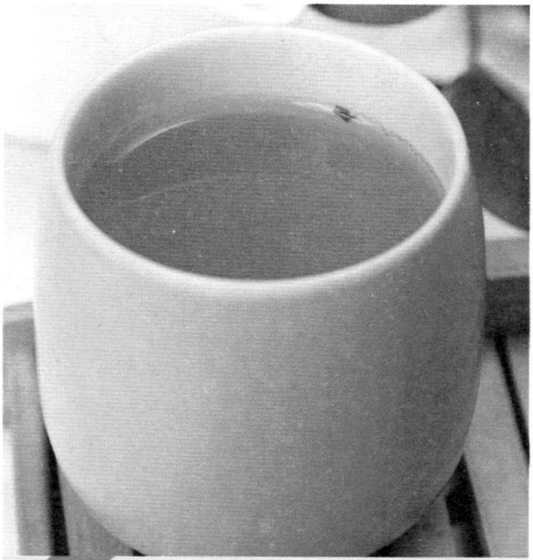

原料

大黄10克，厚朴10克

制作

1 砂锅中注入适量清水烧开，放入洗好的大黄、厚朴。

2 盖上盖，用小火煮20分钟，至其析出有效成分。

3 揭盖，略微搅动片刻。

4 关火后把煮好的茶盛出，装入杯中即可。

功效 本品能泻火凉血、祛瘀解毒，可用于实热便秘、湿热泻痢等症。

山楂白扁豆厚朴汤

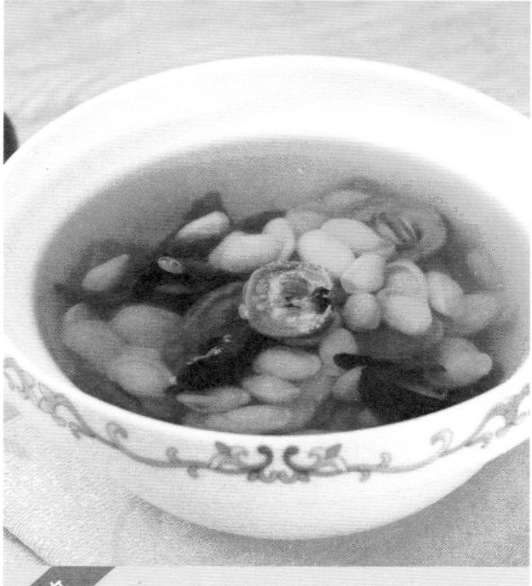

功效 本品能行气消积、活血化瘀，对食积气滞、湿阻中焦等有治疗作用。

原料

白扁豆100克，山楂干20克，厚朴15克，盐少许

制作

1 砂锅注水烧开，倒入洗净的白扁豆，撒上洗净的山楂干、厚朴，煮沸后用小火续煮约40分钟，至材料析出有效成分。

2 加入少许盐，拌匀调味，用中火续煮片刻，至汤汁入味。

3 关火后盛出煮好的汤料，装入汤碗中，待稍微冷却后即可饮用。

麦冬

【别名】忍凌、不死草、麦门冬、忍冬

【食用方法】泡茶或煲汤

【性味归经】微寒，甘、苦。归心、肺、胃经

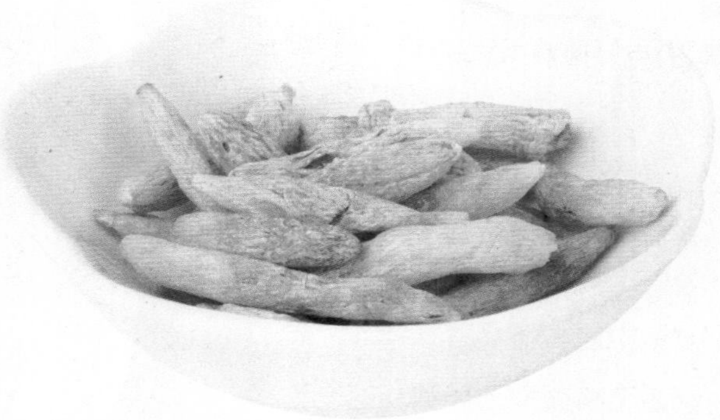

养肠功效

麦冬具有养阴生津、润肺清心的功效，可用于肺燥干咳、虚痨咳嗽、津伤口渴、心烦失眠、内热消渴、肠燥便秘等症，对肠胃具有一定的养护功效。

防癌功效

麦冬能增强网状内皮系统吞噬能力，升高外周白细胞，提高机体的免疫功能。麦冬中的皂苷对艾氏腹水癌有抑癌活性，具有抗辐射作用。

食用注意

①麦冬以肥大、色黄白的为佳。

②置阴凉干燥处保存，防潮。

③脾胃虚寒泄泻、胃有痰饮湿浊及风寒咳嗽者忌服麦冬。

宜

麦冬＋牛奶 → 补益脾胃

麦冬＋元参 → 养阴润肺

麦冬＋沙参 → 清肺凉胃

忌

麦冬＋鲤鱼 → 两者功能不协

麦冬＋鲫鱼 → 两者功能不协

麦冬＋黑木耳 → 易引起胸闷

党参麦冬瘦肉汤

原料

猪瘦肉350克，山药200克，党参15克，麦门冬10克，盐、鸡粉各少许

制作

1 将洗净的猪瘦肉切成瘦肉丁；洗净去皮的山药切丁，备用。

2 砂锅中注入适量清水烧开，倒入洗净的党参、麦门冬，放入瘦肉丁、山药，大火烧开后用小火炖煮约60分钟，至食材熟透。

3 加入少许盐、鸡粉调味，转中火拌匀，续煮至汤汁入味即可。

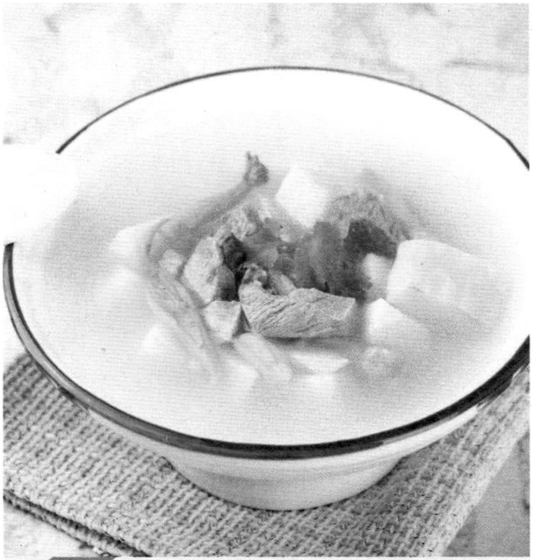

功效 本品能补气润肠、滋阴润肺，能提高免疫功能，常食能养肠防癌。

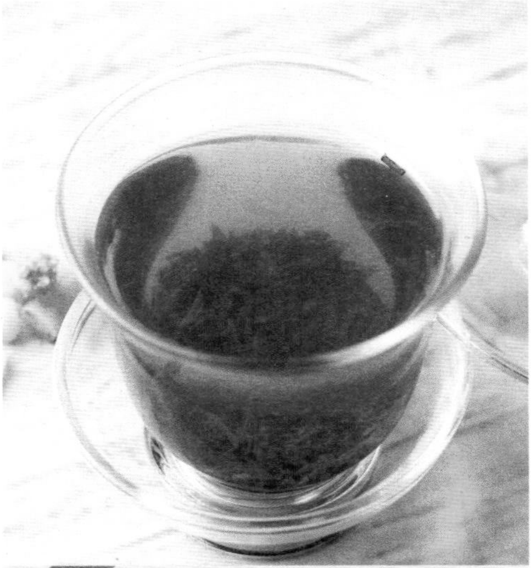

功效 本品能补中益气、清心除烦，可治疗阴虚肠燥、大便秘结等症。

麦冬党参红茶

原料

麦冬、党参各10克，红茶5克

制作

1 砂锅中注入适量清水烧开，放入洗好的麦冬、党参。

2 盖上盖，用小火煮20分钟，至其析出有效成分。

3 红茶用沸水冲泡5分钟，倒入煮好的麦冬党参汁，混合均匀即可。

白术

【别名】于术、冬术、冬白术

【食用方法】煮粥或泡茶饮

【性味归经】温，苦、甘。归脾、胃经

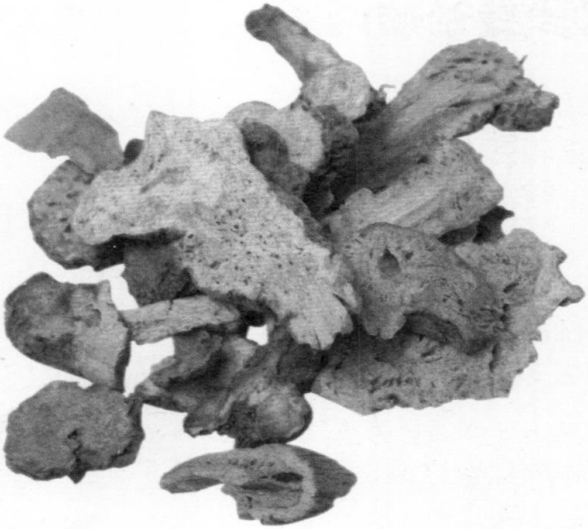

养肠功效

白术可除湿益燥、和中益气，故凡有胃肠消化不良，食欲欠佳，食后腹满，恶食生冷等者，或大病初愈，食欲不振者食之尤宜。

防癌功效

白术有软坚散结之功，重用能消症积化瘀滞，可用于治疗肝硬化、肝癌。白术对瘤细胞有细胞毒作用，能降低瘤细胞的增殖率，减低瘤组织的侵袭性，提高机体抗肿瘤反应的能力，适应肺癌、胃癌、肠癌、肝癌及子宫颈癌等。

食用注意

①挑选白术时以体大、表面灰黄色、断面黄白色、有云头、质坚实者为佳。

②阴虚内热、津液亏耗者慎服白术。

③胃胀腹胀，气滞饱闷者忌食白术。

宜

白术+猴头菇 → 抑制肿瘤

白术+芋头 → 通便解毒

白术+猪肚 → 健脾益气

忌

白术+大葱 → 降低药效

白术+草鱼 → 不利于健康

白术+香菜 → 导致上火

白术猪肚粥

原料

猪肚300克，粳米60克，白术60克，盐适量

制作

1 将猪肚洗净，切成块；白术洗净，装入纱布袋中，待用。

2 砂锅中加入适量清水，放入猪肚块和纱布袋，煮至猪肚熟烂，汤浓，取出纱布袋。

3 将粳米淘洗干净，置于猪肚汤中熬煮成粥，待粥将熟时再加入适量盐调味即可。

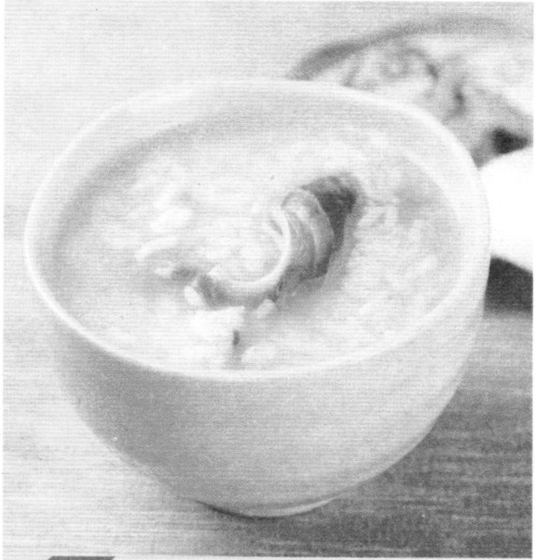

功效 本品能消积化瘀、健脾养胃，常食可提高机体免疫力，预防肠胃病。

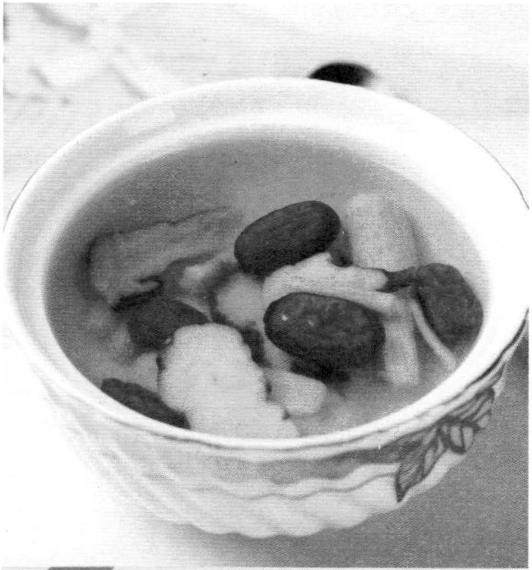

功效 本品可除湿益燥、和中益气，可强脾胃，促进饮食。

党参白术茶

原料

党参10克，白术5克，红枣3枚

制作

1 砂锅中注入适量清水烧开，放入洗好的党参、白术、红枣。

2 盖上盖，用小火煮20分钟，至其析出有效成分。

3 揭盖，略微搅动片刻。

4 关火后把煮好的茶盛出，装入杯中即可。

白芍

【别名】白芍药

【食用方法】炖或煲汤

【性味归经】微寒，甘、酸、苦。入肝、脾、心经

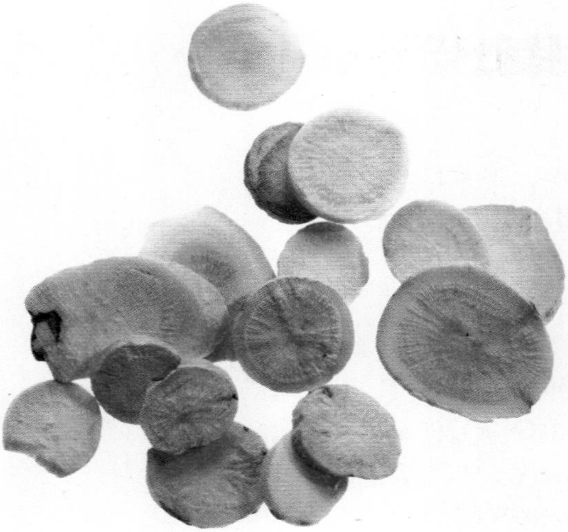

养肠功效

白芍具有养血柔肝、缓中止痛、敛阴收汗的功效，主治胸腹疼痛、泻痢腹痛、自汗盗汗、阴虚发热等症，对肠道有一定的保护作用。

防癌功效

白芍可用于肝癌及胃肠道肿瘤，适用于中、晚期癌症患者，或已广泛转移者的治疗；也适用于癌症患者手术后、放疗后、化疗后的辅助治疗。

食用注意

①白芍以根粗长匀直、质坚实、粉性足、表面洁净者为佳。置干燥处保存，防蛀。

②白芍性寒，虚寒性腹痛泄泻者以及小儿出麻疹期间不宜食用。

③服用中药藜芦者也不宜食用白芍。

宜

白芍＋生姜 → 用于虚寒腹痛

白芍＋乌鸡 → 养血活血

白芍＋乳鸽 → 补虚扶弱

忌

白芍＋藜芦 → 产生不良反应

白芍＋石斛 → 性味相反

白芍＋鳖甲 → 性味相反

佛手瓜白芍瘦肉汤

原料

佛手瓜150克，猪瘦肉150克，白芍10克，蜜枣30克，盐2克，鸡粉2克

制作

1 洗好的佛手瓜切成片；洗净的猪瘦肉切成片，备用。

2 砂锅注水烧开，倒入蜜枣，放入洗净的白芍，加入佛手瓜，放入瘦肉片，搅散，用小火煮20分钟，至食材熟透。

3 放入少许盐、鸡粉，搅拌片刻，至食材入味即可。

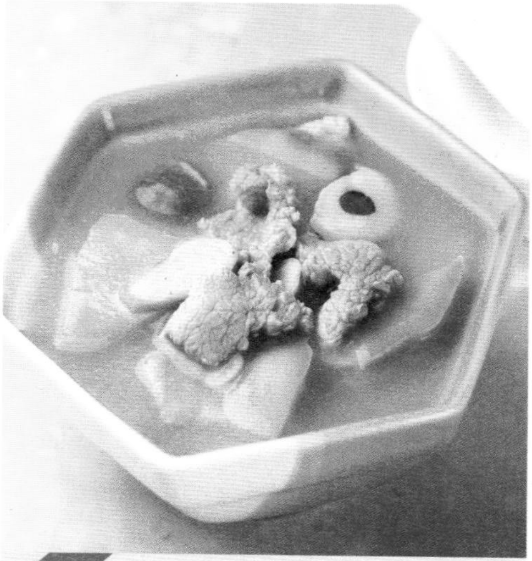

功效 本品能理气和中、养血柔肝，常食对增强人体抵抗力有益。

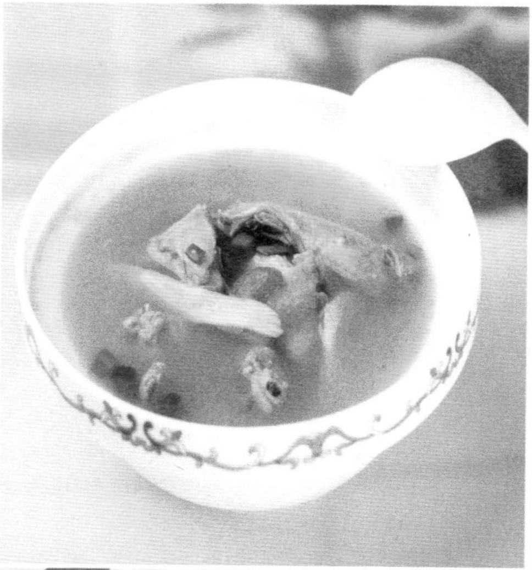

功效 本品能缓急止痛、益气补血，可用于肠癌患者手术后调理身体。

白芍枸杞炖鸽子

原料

鸽肉270克，白芍、枸杞各10克，姜片、葱花各少许，料酒16毫升，盐2克，鸡粉2克

制作

1 锅中注水烧开，倒入鸽肉，加入料酒，煮沸焯去血水，捞出，待用。

2 砂锅注水烧开，倒入鸽子肉，放入白芍、枸杞和姜片，淋入料酒，烧开后用小火炖40分钟至熟。

3 放盐、鸡粉，用锅勺搅匀调味，撒上葱花即可。

甘草

【别名】甜草根、红甘草、粉甘草

【食用方法】泡茶或煲汤

【性味归经】平，甘。归心、肺、脾、胃经

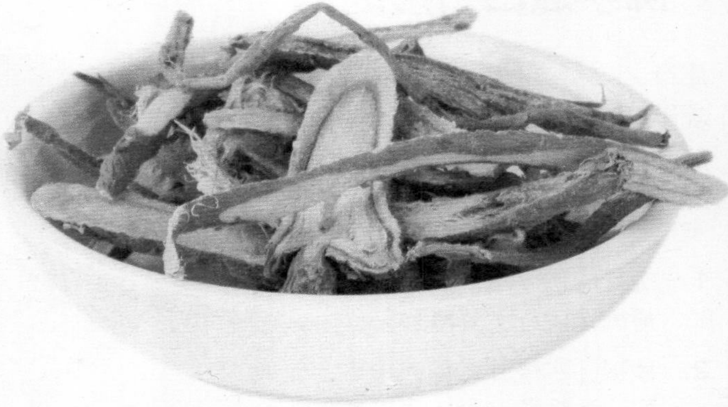

养肠功效

甘草具有抗消化性溃疡作用及缓解胃肠平滑肌痉挛作用，对组胺引起的胃酸分泌过多有抑制作用，可以促进溃疡的愈合。

防癌功效

甘草所含的次酸能阻断致癌物诱发肿瘤生长的作用。甘草次酸衍生物甘草酸钠在临床上用作抗癌药，治疗子宫癌、直肠癌及膀胱癌等。

食用注意

①选购甘草以外皮细紧、色红棕、质地坚实、体重、断面黄白色、粉性足、味道甜者为佳。

②胃炎及胃溃疡患者慎用甘草。

③腹部胀满患者慎用，凡因湿所致的呕恶、水肿等皆不用甘草。

宜

甘草＋韭菜 → 益气壮阳

甘草＋土豆 → 益肾健脾

甘草＋山楂 → 消食健脾

忌

甘草＋黄鱼 → 对身体不利

甘草＋鲫鱼 → 降低营养价值

甘草＋海藻 → 容易中毒

白芍甘草瘦肉汤

原料

瘦肉300克，白芍、甘草各10克，姜片、葱花各少许，料酒8毫升，盐2克，鸡粉2克

制作

1. 处理干净的瘦肉切成丁。
2. 砂锅注入适量清水烧开，放入白芍、甘草和姜片，倒入瘦肉丁，淋入适量料酒，烧开后用小火炖30分钟至药材的药性释放。
3. 放入盐、鸡粉，用锅勺拌匀调味，撒上葱花即成。

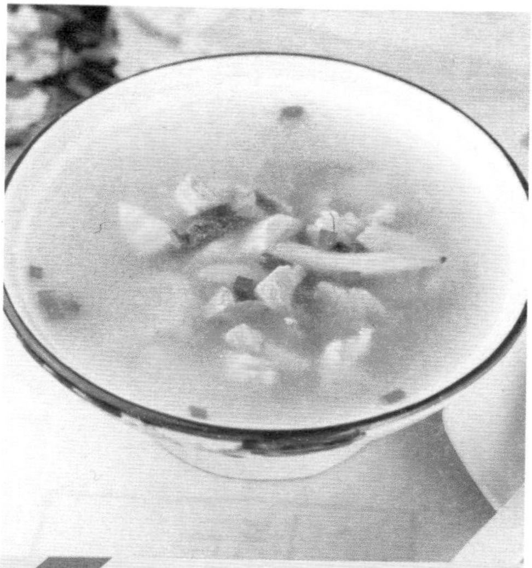

功效

本品能清热解毒，常食能提高免疫力，抑制癌细胞的生长。

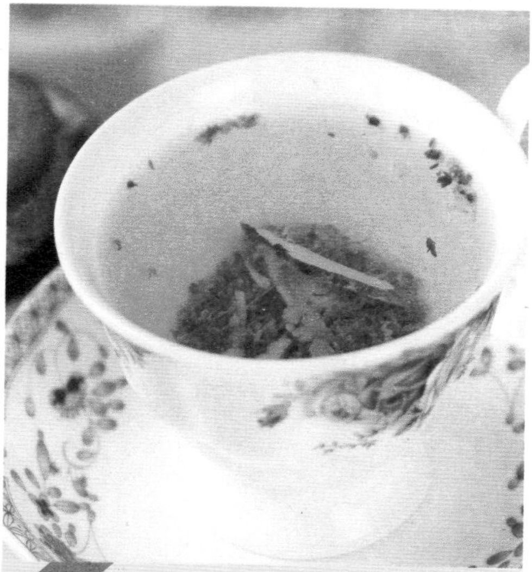

功效

本品能养颜美容、舒缓喉咙，治十二指肠溃疡、胃疼、口臭等症。

桂花甘草茶

原料

桂花4克，甘草3克

制作

1. 取一个茶杯，倒入备好的桂花、甘草，注入适量开水，冲洗一下，滤出水分。
2. 再向杯中注入适量开水至八九分满，泡约10分钟，趁热饮用即可。

鱼腥草

【别名】臭菜、岑草、紫背鱼腥草

【食用方法】泡茶或入菜食用

【性味归经】寒，辛。归肺、胃、肝、膀胱经

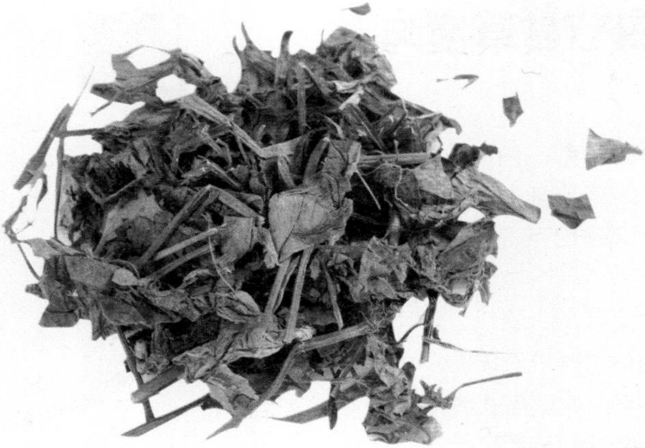

养肠功效

鱼腥草具有清热解毒、消肿疗疮、利尿除湿、清热止痢的功效，可用于习惯性便秘、急性细菌性痢疾等肠道疾病。

防癌功效

鱼腥草能清热止痢，可以用治湿热泻痢。鱼腹草素能增强白细胞吞噬能力并提高血清备解素，以调节机体对肿瘤的防御因素与非特异性免疫力。

食用注意

①选购新鲜鱼腥草，以叶片茂盛、颜色翠绿、鱼腥气浓者为佳。

②久食之，发虚弱，损阳气，消精髓，所以鱼腥草不宜久食。

③鱼腥草性寒，凡属脾胃虚寒或虚寒性病证者均忌食。

宜

鱼腥草＋鸡肉 → 治疗水肿等症

鱼腥草＋猪肺 → 止咳

鱼腥草＋芹菜 → 清热润燥

鱼腥草＋鸡蛋 → 润肺利咽

鱼腥草＋猪肉 → 补益气血

鱼腥草＋粳米 → 消痈排脓

鱼腥草炖鸡蛋

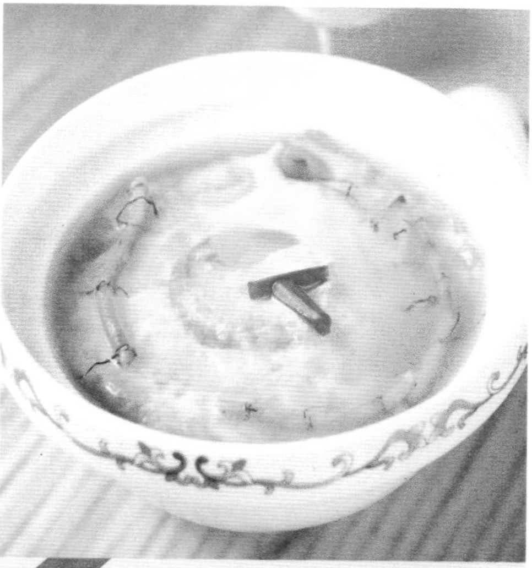

原料

鱼腥草25克，鸡蛋1个，食用油适量

制作

1 洗净的鱼腥草切成段，备用。

2 炒锅注油烧热，转小火，打入鸡蛋，用中火煎至蛋清呈白色，翻转鸡蛋，用小火煎约1分钟至两面熟透，盛出备用。

3 砂锅中注入适量清水烧开，倒入鱼腥草，烧开后用小火续煮约15分钟，倒入煎好的荷包蛋，用中火煮约5分钟至熟即可。

功效 本品能清热解毒、利尿除湿，可用于痔疮便血、脾胃积热等症。

鱼腥草山楂饮

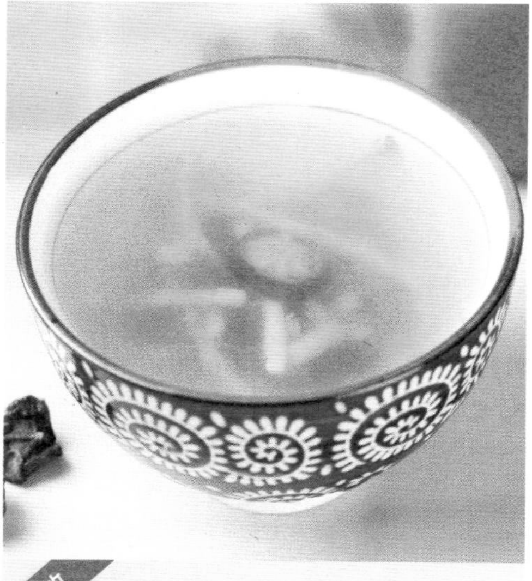

原料

鱼腥草50克，干山楂20克，蜂蜜10克

制作

1 砂锅中注入适量清水烧开。

2 倒入洗净的鱼腥草、干山楂，拌匀，小火炖20分钟，至其析出有效成分。

3 盛出煮好的药茶，装入碗中，加入适量蜂蜜，调匀，待稍微放凉后即可饮用。

功效 本品活血化瘀，对癌细胞生长、增殖和浸润转移均有一定抑制作用。

藿香

【别名】土藿香、排香草、大叶薄荷

【食用方法】煲汤食用

【性味归经】微温，辛。归脾、胃、肺经

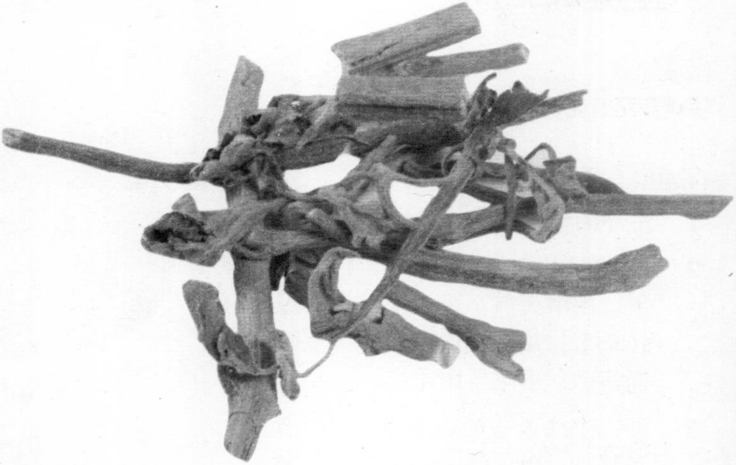

养肠功效

藿香含挥发油，能促进胃液分泌，增强消化力，对胃肠有解痉作用。藿香有防腐和抗菌作用，能够杀菌消炎。此外，藿香还有收敛止泻、扩张微血管而略有发汗等作用。

防癌功效

藿香具有化湿、解暑、止呕的功效，可增加胃液分泌，促进消化作用，可预防癌症。

食用注意

①藿香以茎枝青绿、叶多、香浓者为佳。

②藿香叶偏于发表，藿香梗偏于和中，鲜藿香解暑能力较强，夏季可泡汤代茶。

③阴虚火旺、胃弱欲呕及胃热作呕、中焦火盛热极、温病、热病、作呕作胀的患者禁用藿香。

宜

藿香＋陈皮 → 理气除湿

藿香＋半夏 → 止呕

藿香＋厚朴 → 理气除湿

宜

藿香＋苍术 → 理气除湿

藿香＋白芷 → 解表

藿香＋紫苏 → 化湿解暑

藿香鲫鱼汤

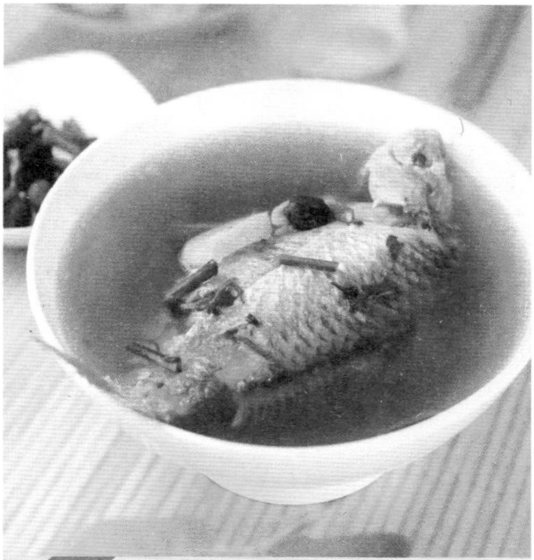

功效 本品能健脾益气、和中止呕，适用于便血、痔疮出血等症。

原料

藿香8克，砂仁6克，鲫鱼400克，盐2克，鸡粉2克，生抽8毫升，料酒10毫升，姜片少许

制作

1 锅中注入适量清水烧开，加入适量生抽、料酒、鸡粉、盐，撒入姜片，放入洗净的藿香、砂仁，搅拌均匀，煮至沸。

2 将煮好的药汤盛出，装入碗中，再放入处理好的鲫鱼，将碗放入烧开的蒸锅中，用中火蒸 20 分钟，至食材熟透即可。

藿香金针菇牛肉丸

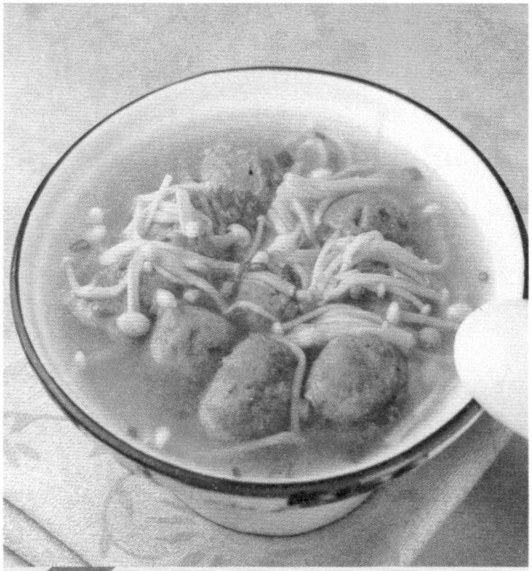

功效 本品有增强机体对癌细胞的抗御能力，常食还能预防肠胃道溃疡。

原料

藿香10克，金针菇120克，牛肉丸250克，姜丝、葱花各少许，盐2克，鸡粉2克，高汤500毫升

制作

1 将藿香装入隔渣袋中，备用。

2 砂锅注水，倒入高汤，放藿香，烧开后用小火续煮 20 分钟。

3 倒入牛肉丸、姜丝，用小火续煮 5 分钟，放入金针菇、盐、鸡粉搅匀；取去隔渣袋，小火续煮 1 分钟，盛入碗中，撒上葱花即可。

败酱草

【别名】苏败酱、遏蓝菜

【食用方法】泡茶饮用

【性味归经】微寒，辛、苦。归大肠、肝、胃经

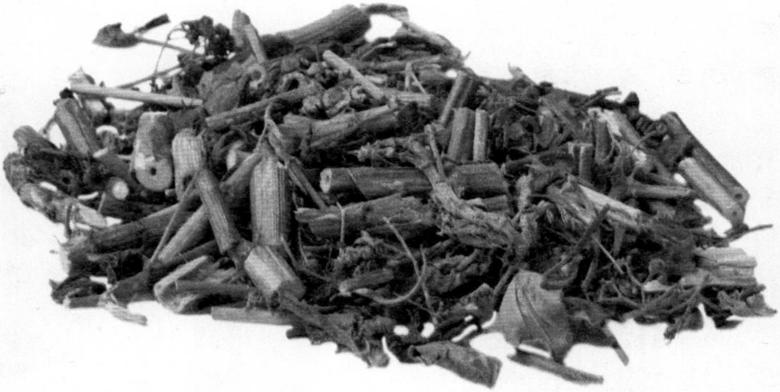

养肠功效

败酱草清热解毒、活血散瘀，清降之中又有行散之性，具有良好的消肿排脓之效。败酱草清热解毒、祛瘀排脓，可以用于阑尾炎、痢疾、肠炎等症的治疗。

防癌功效

败酱草与白花蛇舌草、苦参片、生地榆等配伍，用于结肠癌、直肠癌，对改善下痢脓血等症状有一定作用，对葡萄球菌、链球菌有抑制作用，并有抗病毒作用，能促进肝细胞再生，防止肝细胞变性，有降酶、降絮作用。

食用注意

①脾胃虚弱、食少泄泻者忌服败酱草。

②月经期间、体质虚寒的人忌服败酱草。孕妇慎服。

宜

败酱草＋山楂 → 活血化瘀

败酱草＋仙鹤草 → 消肿散瘀

败酱草＋鸡肉 → 补虚扶弱

宜

败酱草＋当归 → 治疗产后腹痛

败酱草＋香附 → 活血化瘀

败酱草＋五灵脂 → 活血化瘀

薏苡仁败酱饮

原料

薏苡仁20克，败酱草10克

制作

1 砂锅中注入适量清水烧开，放入洗好的薏苡仁、败酱草，用小火煮20分钟，至其析出有效成分。

2 略微搅动片刻，把煮好的饮品盛出，装入杯中即可。

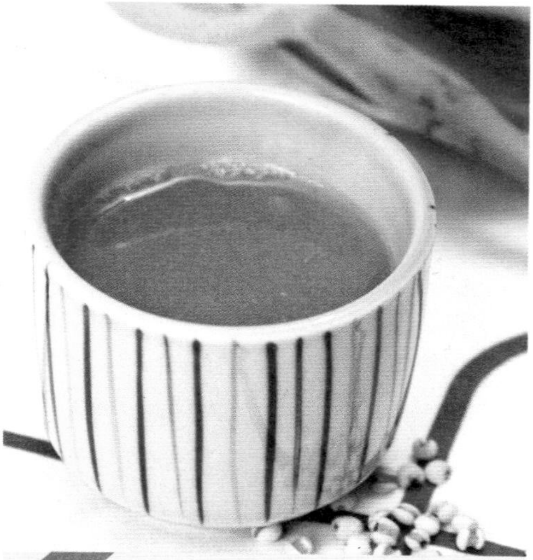

功效 本品能利水渗湿、活血散瘀，适用于结肠癌、直肠癌患者。

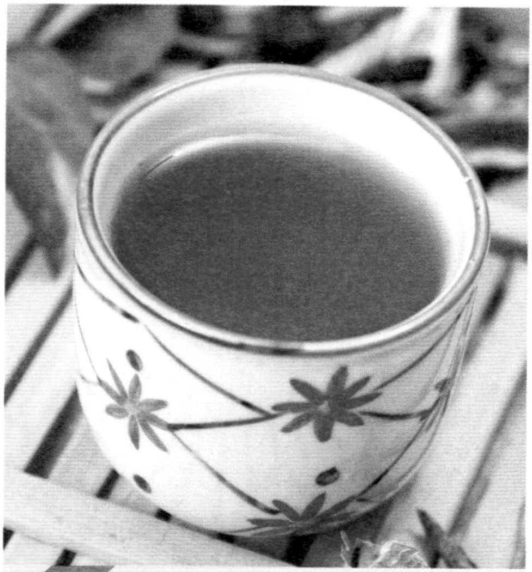

功效 本品能清热解毒、排脓，对高血压、痢疾、咽喉痛等食疗效果较好。

银花连翘败酱茶

原料

金银花5克，连翘3克，败酱草5克

制作

1 砂锅注水烧开，倒入洗净的金银花、连翘、败酱草，煮沸后用小火续煮至其散发出香味。

2 搅拌片刻，盛出煮好的茶，装入茶杯中即成。

牡丹皮桃仁败酱饮

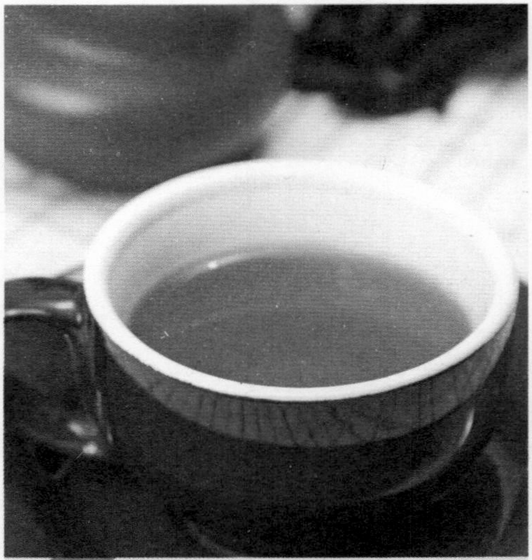

原料

牡丹皮10克，桃仁15克，败酱草10克

制作

1 砂锅注水烧开，倒入洗净的牡丹皮、桃仁、败酱草，煮沸后用小火续煮至其析出营养成分。

2 搅拌片刻，盛出煮好的茶，装入茶杯中即成。

功效

本品能活血祛瘀、润肠通便，可减少有害物质堆积，预防肠癌。

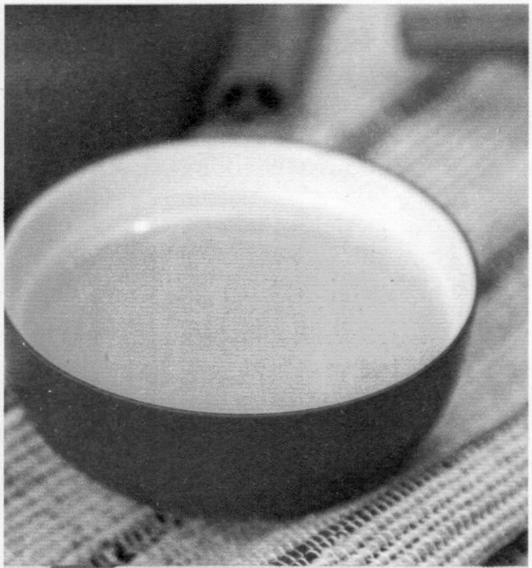

功效

本品能活血化瘀、消肿散结，对改善下痢脓血有一定作用。

蒲公英败酱茶

原料

蒲公英10克，败酱草10克

制作

1 砂锅中注入适量清水烧开，放入洗好的蒲公英、败酱草。

2 盖上盖子，用小火煮20分钟，至其析出有效成分。

3 揭盖，略微搅动片刻。

4 关火后把煮好的茶盛出，装入杯中即可。